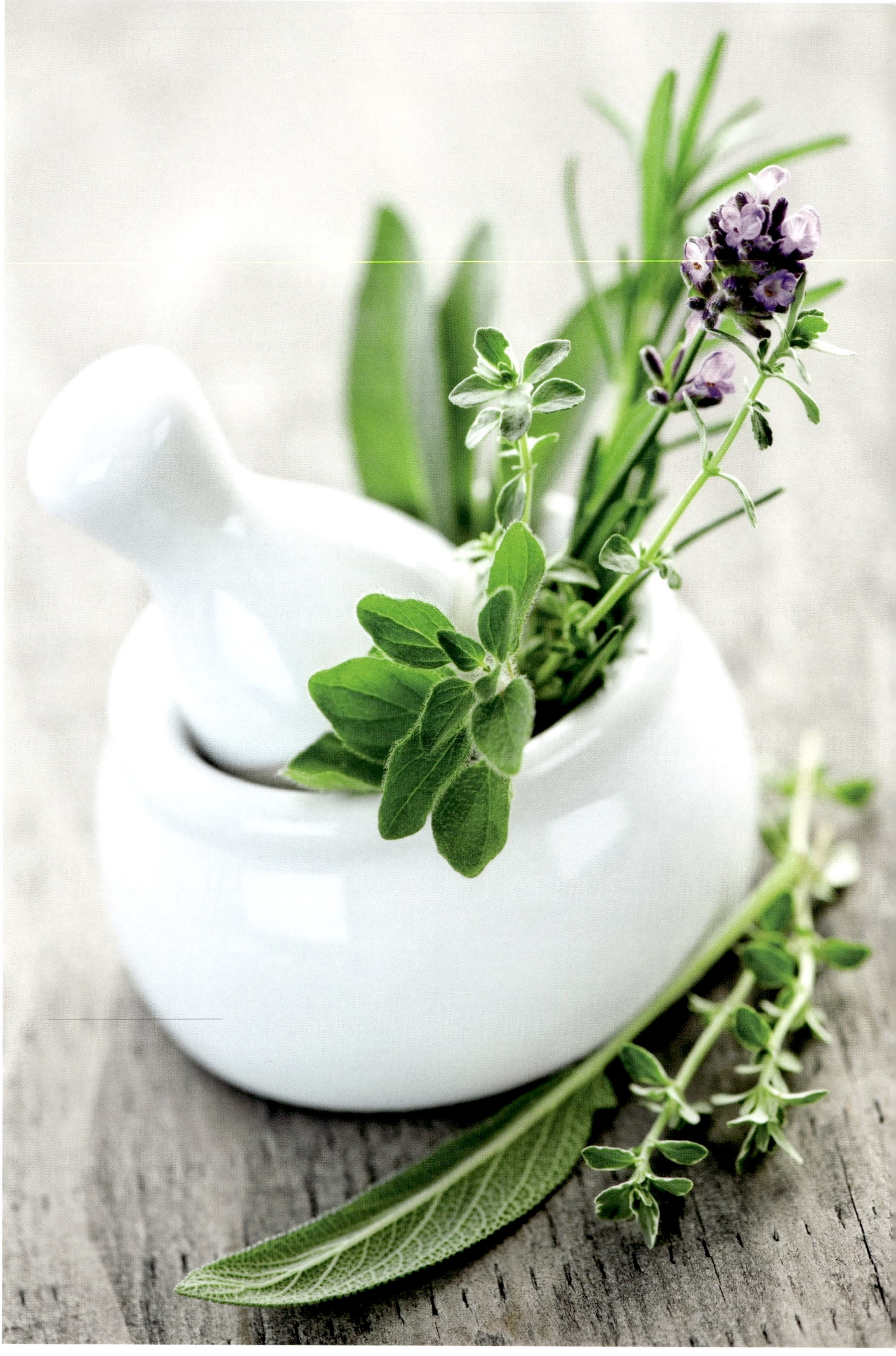

Dr. Luis Aliaga

Schmerzen *natürlich* besiegen

Natürlich heilen ohne Medikamente

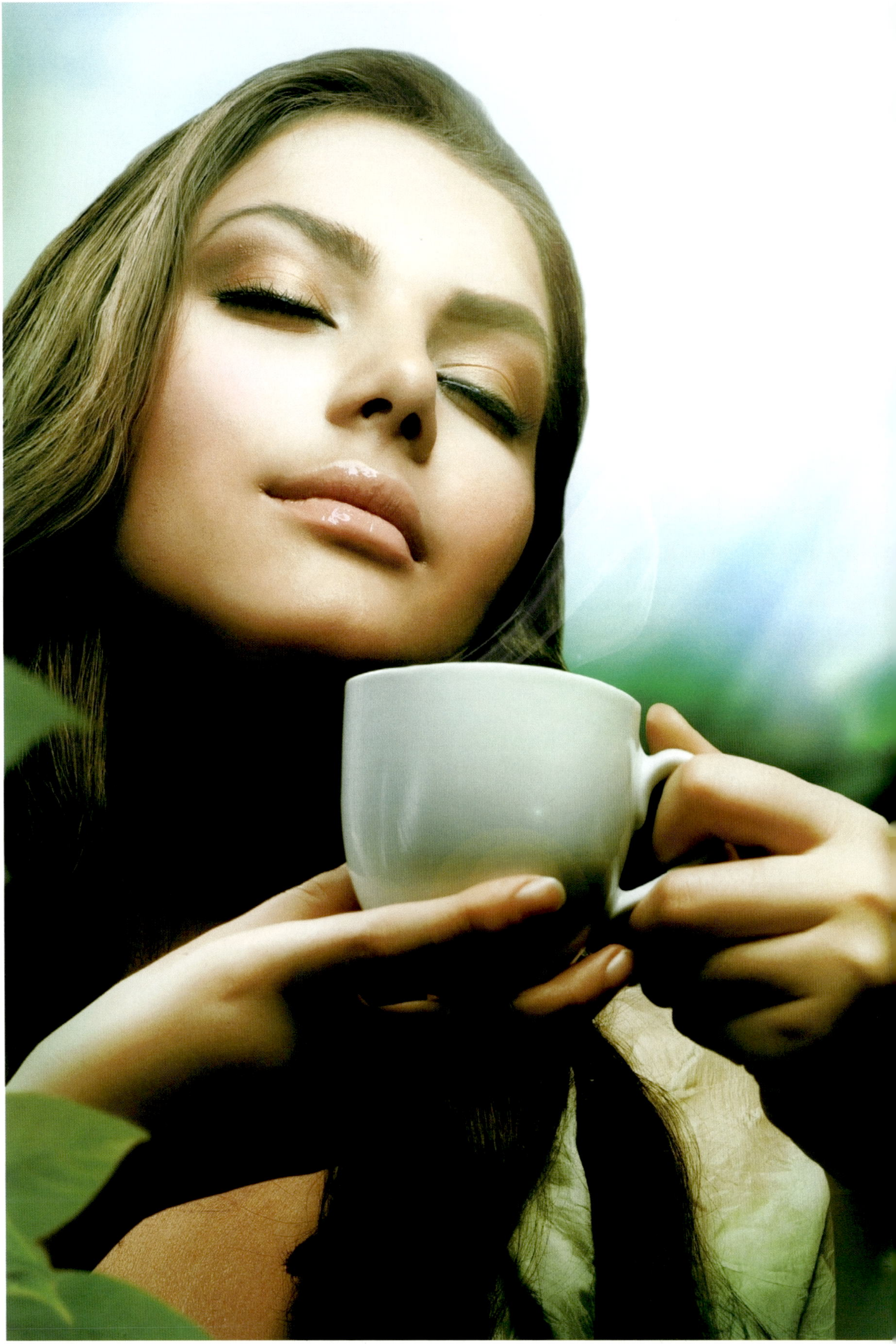

Inhalt

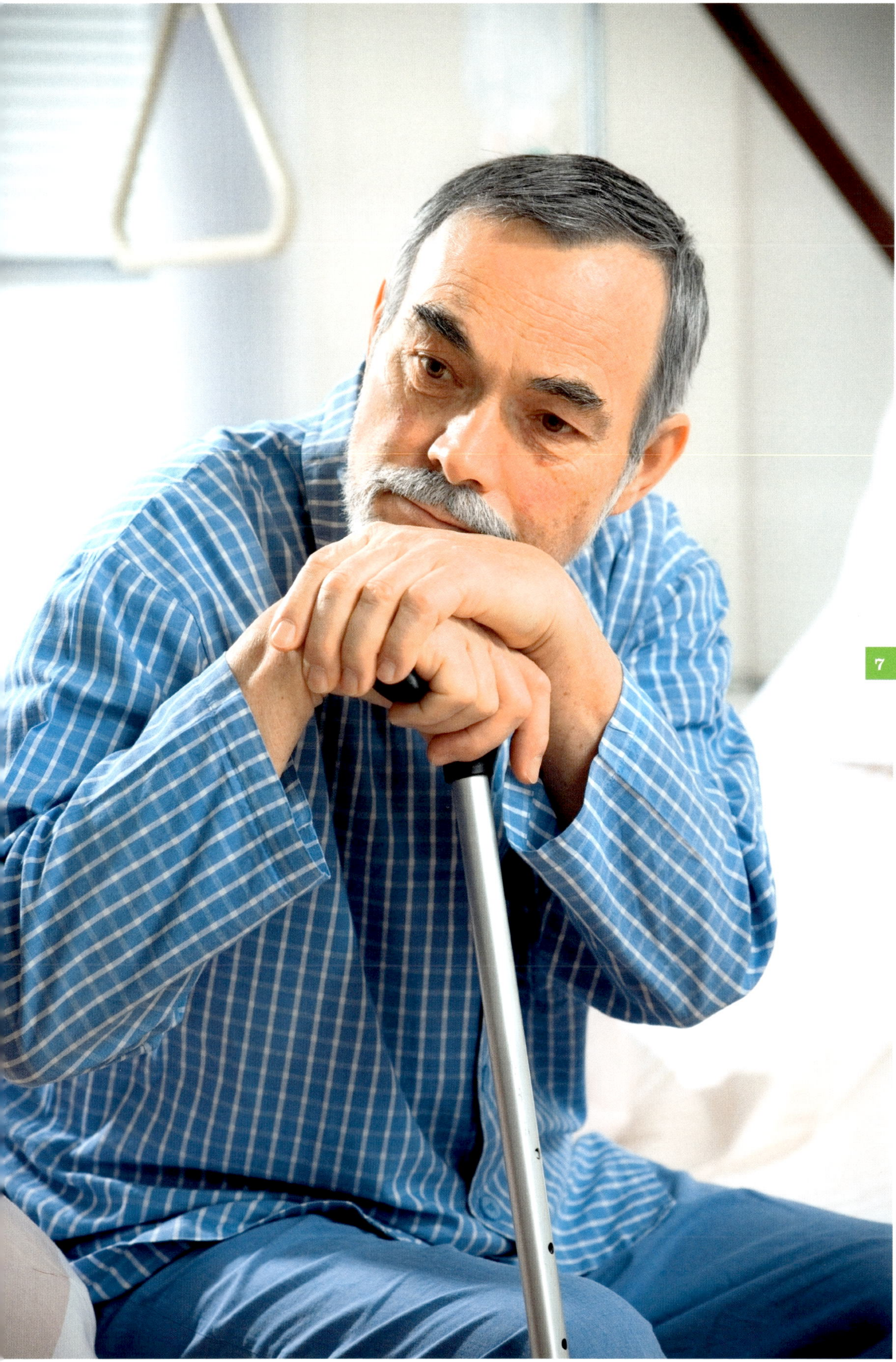

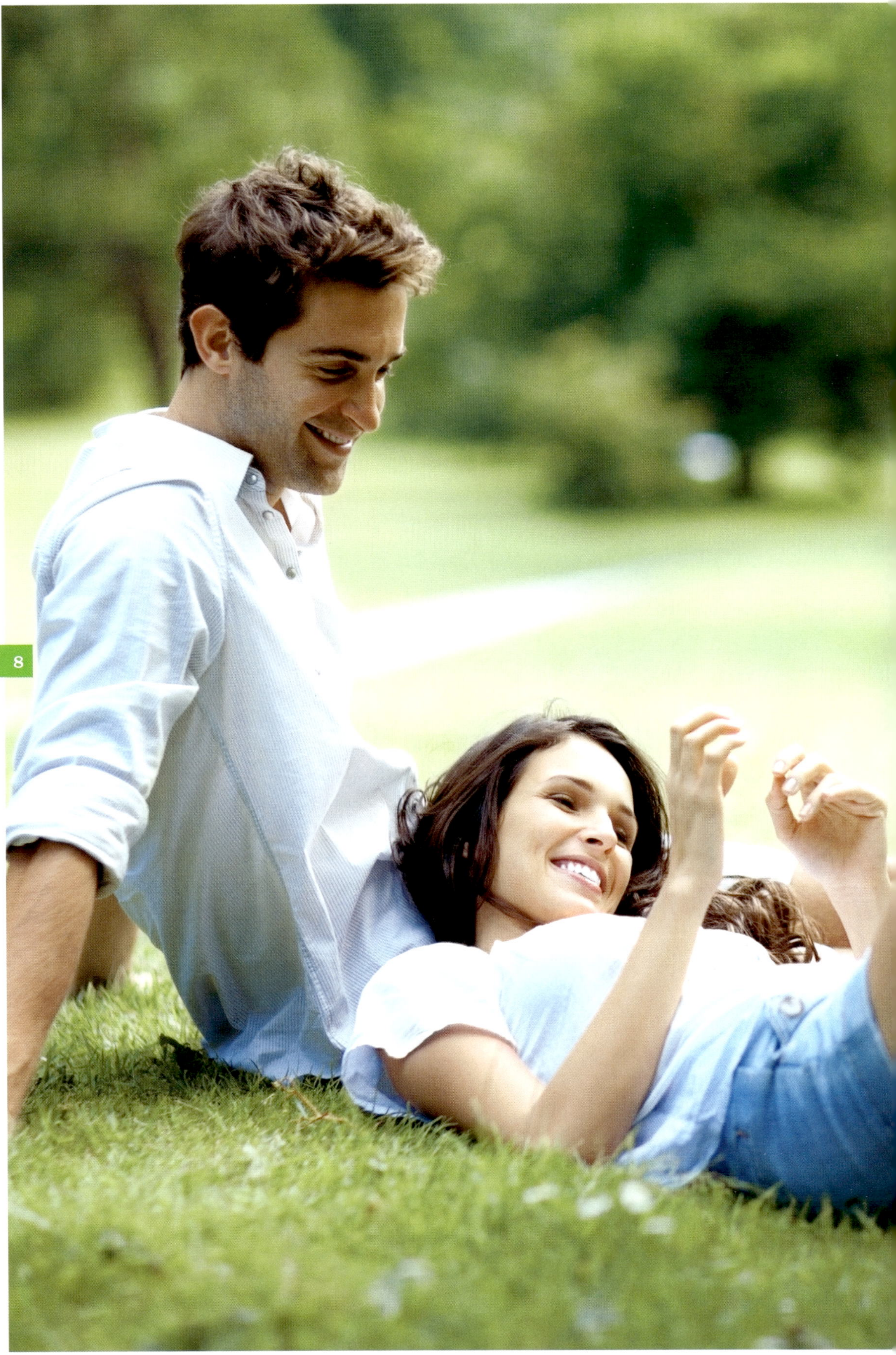

Einleitung

In der einen oder anderen Form begleitet der Schmerz den Menschen schon immer. Im Lauf der Geschichte wurde nach Möglichkeiten gesucht, die verschiedenen Erscheinungsformen von Schmerzen zu lindern – in vielen Fällen und zur Verzweiflung der Betroffenen ohne Erfolg. Im 21. Jahrhundert bezeichnen einige Fachleute die Behandlung von chronischen Schmerzen als den großen Misserfolg der Medizin – in Anbetracht der großen Fortschritte, die hier sonst zu verzeichnen sind – und man sieht darin eines der schwerwiegendsten gesundheitlichen Probleme, von denen die Menschen betroffen sind. Ein großer Prozentsatz leidet unter Schmerzen am Bewegungsapparat und ist mit den Behandlungsmethoden nicht zufrieden. Rund die Hälfte der Bevölkerung lebt mit ständigen Schmerzen an Knochen und Gelenken infolge von Arthrose und rheumatischen Krankheitsbildern, was kein hoffnungsvoller Ausblick ist.

Keiner ist vor Schmerzen sicher. Im Lauf der Geschichte trifft man auf viele berühmte Menschen, angefangen bei Königen bis hin zu Malern, Musikern oder Erfindern, die unter starken Schmerzen litten – z. B. Karl V., der von schweren Gichtanfällen heimgesucht wurde, die ihn körperlich erheblich beeinträchtigten. Ebenso Christoph Kolumbus, der drei Jahre lang von heftigen Schmerzen und seltsamen Symptomen geplagt wurde, bevor er mit 54 Jahren mit reaktiver Arthritis starb. Oder Sergej Rachmaninov, der letzte der romantischen Komponisten, der aufgrund starker Schmerzen durch eine immer wieder auftretende Trigeminusneuralgie mit dem Komponieren fast vollständig aufhörte oder gerade deswegen Konzerte gab, weil die Schmerzen auf der Bühne nachließen. Man denke ebenso an die Migräneanfälle von Sigmund Freud, die Schmerzen von Frida Kahlo oder die Arthritis von Renoir – dies alles sind Beispiele für berühmt gewordene Schmerzen.

Viele der Betroffenen fühlen sich unverstanden, wenn sie über ihre Schmerzen berichten, sowohl von ihrer Familie als auch während des Arztbesuchs. Tatsächlich werden Schmerzen selbst von vielen Ärzten unterbewertet und die Patienten nicht sachgemäß behandelt. Der Grund dafür ist, dass es sich um eine subjektive Wahrnehmung handelt, die oftmals als überdimensioniert eingestuft wird. Die Patienten gehen von einem Facharzt zum anderen und erhalten in den meisten Fällen lediglich ein Rezept mit Entzündungshemmern, mit denen chronische und komplexe Krankheitsbilder nur überdeckt werden.

Nach einigen Studien dauert es bei ungefähr der Hälfte der Patienten etwa

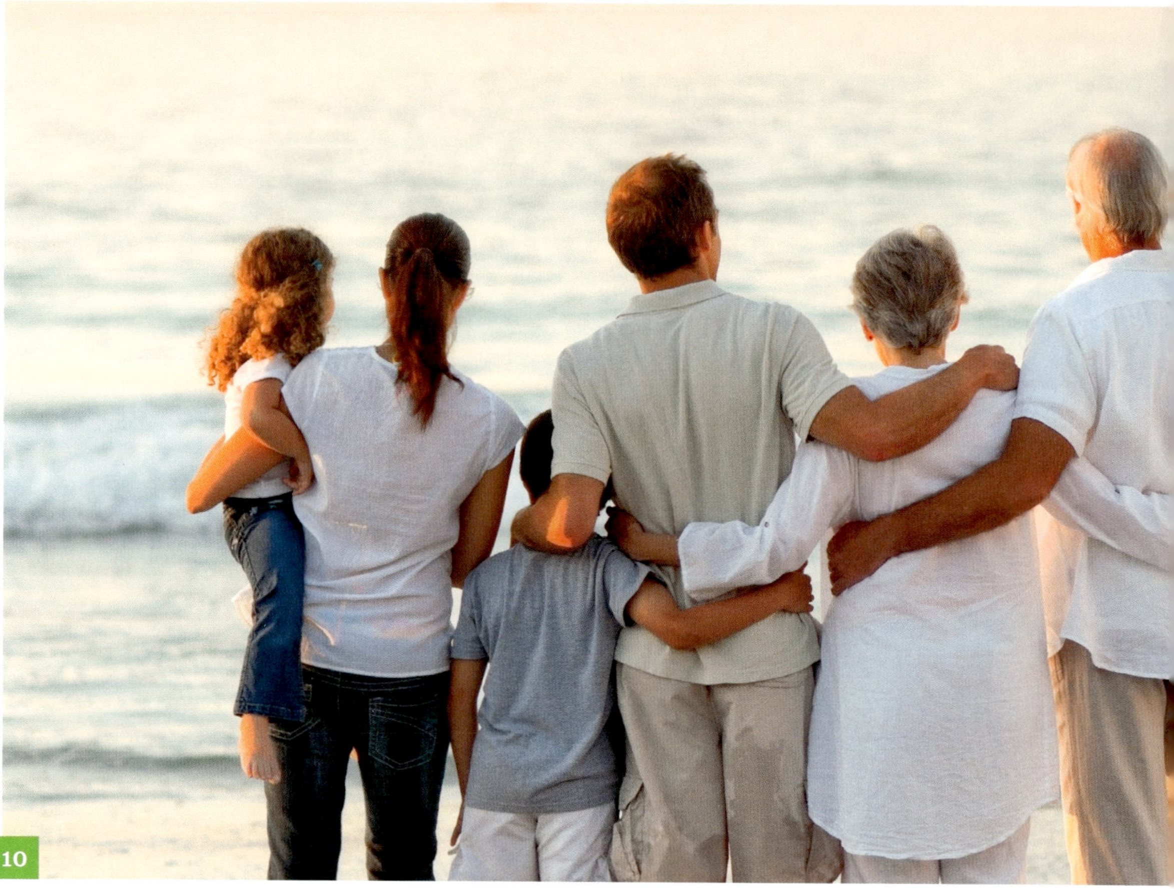

zwei Jahre, bis eine angemessene Behandlung zustande kommt. Behandlungsresistente Patienten müssen für gewöhnlich in eine Schmerzklinik eingewiesen werden, wo sie von Schmerzexperten untersucht und behandelt werden, bevor ein konkretes Krankheitsbild festgestellt werden kann. Wenn ständige Schmerzen über einen längeren Zeitraum als sechs Monate auftreten (chronische Schmerzen), vergrößert sich die Gefahr für psychosoziale und körperliche Behinderungen, wodurch die Lebensqualität wesentlich beeinträchtigt wird.

Aus einer Befragung von rund 5000 Personen in Spanien ging hervor, dass 29 % am Tag zuvor Schmerzen hatten und 43 % in der Woche zuvor. Das Auftreten von Schmerzen nahm dabei mit dem Alter zu, wobei 42 % der Befragten älter als 65 Jahre waren. Im Jahr 2003 wurde unter der Leitung von Professor Paul Langley von der Universität in Minnesota in Europa eine Studie mit rund 50 000 Probanden aus allen europäischen Ländern durchgeführt. Das Ergebnis zeigte, das 19 % der Befragten an chronischen Schmerzen litten. Das entspricht einem Anteil von 75 Millionen Menschen, von denen die meisten älter als 40 Jahre alt sind. In Spanien beläuft sich der Prozentsatz auf 12 %. Liegt es am Lebensstil, an der Sonne oder an der Ernährung?

In den USA sind die am weitesten verbreiteten Schmerzen Rückenschmerzen. Man schätzt, dass etwa 30 %

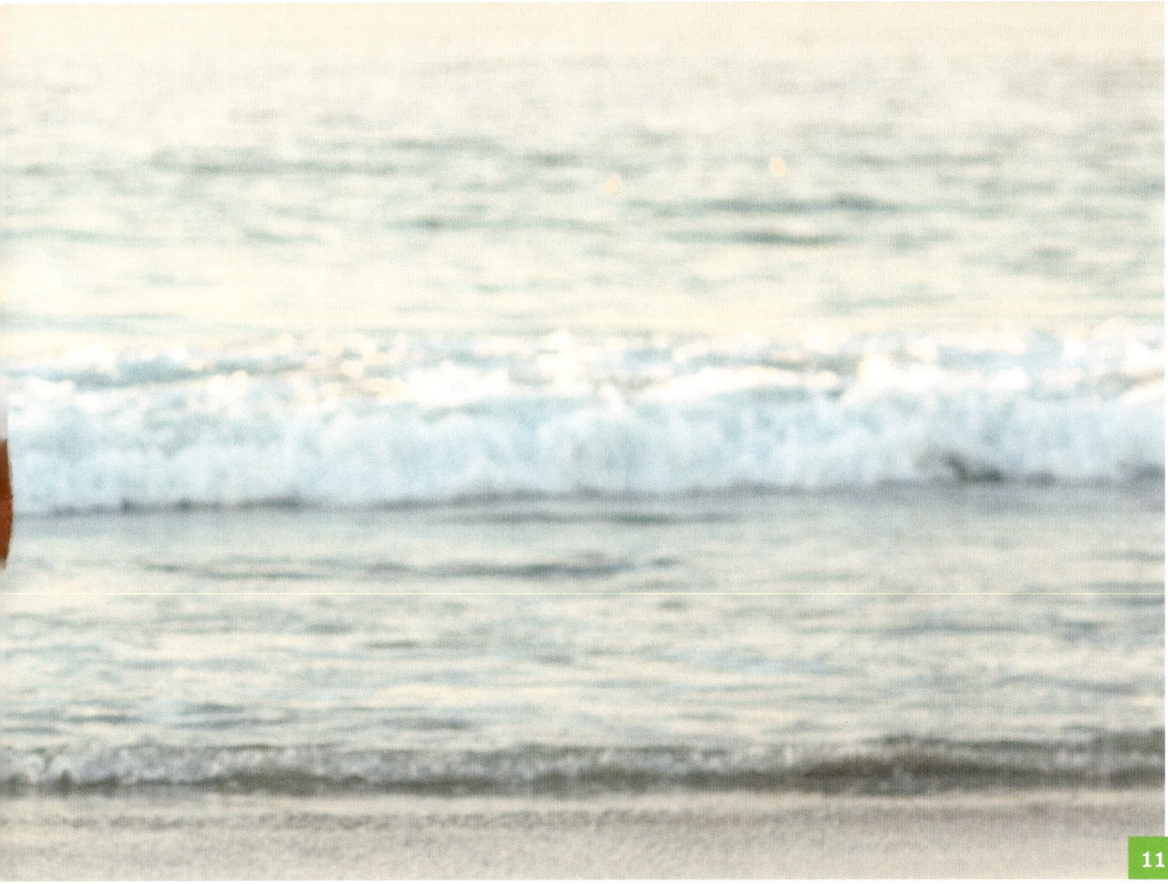

der Bevölkerung chronische Schmerzen haben. Jährlich leiden rund 70 Millionen Nordamerikaner an chronischen Schmerzen und mehr als 50 Millionen werden dadurch teilweise oder vollständig über einen Zeitabschnitt von einzelnen Tagen bis hin zu drei Monaten in ihrem Alltag behindert oder eingeschränkt, oftmals auch für den Rest des Lebens.

Man muss andererseits dabei bedenken, dass die durchschnittliche Lebenserwartung um 1900 bei 31 Jahren lag und etwas weniger als 50 Jahre in den besser entwickelten Ländern. Um 2005 lag sie bei 65 bzw. 80 Jahren. Man schätzt, dass die über 64-Jährigen um 2030 rund 37 % der Bevölkerung ausmachen werden und um 2049 rund 60 %. Der Anteil an altersbedingten Beschwerden wird in den USA wie in Europa stark zunehmen. Der Schmerz, ursprünglich ein wichtiges Alarmzeichen, wird nun eine Krankheit, die behandelt werden muss, damit das Leben lebenswert ist.

Zudem haben Schmerzen eine Fülle von sozioökonomischen Folgen. Der Schmerz ist eines von zehn Krankheitsbildern, die die Gesundheitssysteme besonders beanspruchen, wie Professor Ceri Phillips von der *School of Health Sciences* der Swansea University in Großbritannien festgestellt hat. Die Kosten dafür trägt nicht allein der Patient (für die Arzneimittel, den Zeitaufwand und die Verminderung der Lebensqualität), sondern ebenso die

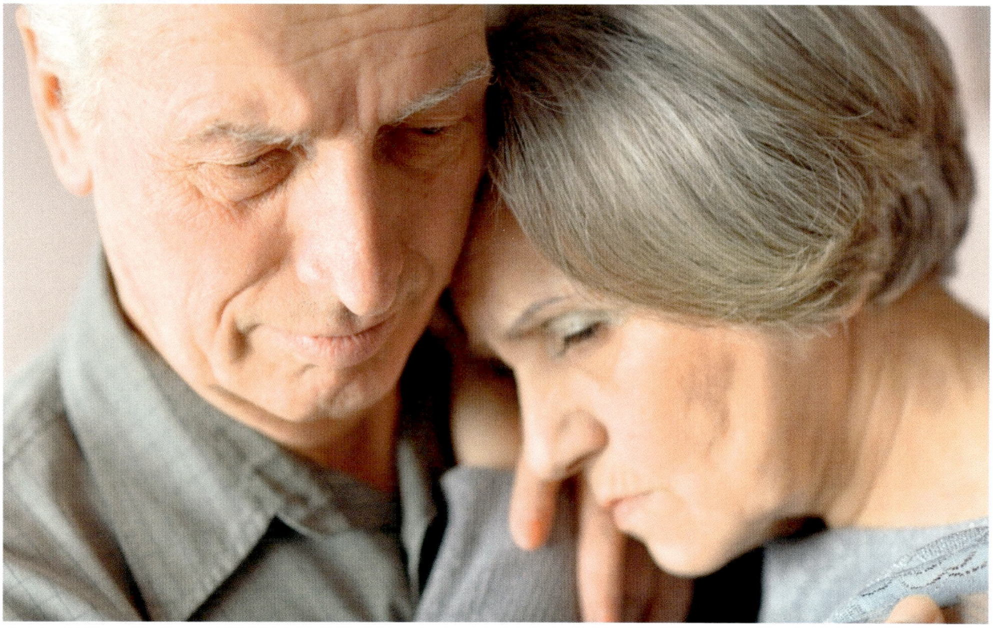

Gesundheitssysteme (Untersuchungen, Therapien, Arztbesuche) und die Gesellschaft allgemein (Verlust von Produktivität am Arbeitsplatz, Stress, Gewinnverlust usw.)

Rückenschmerzen zählen zu den Hauptursachen für ein Fernbleiben vom Arbeitsplatz. Allein in Großbritannien entstehen dadurch Kosten in einer Höhe von 12,3 Milliarden Euro, was 22 % der gesamten Gesundheitsausgaben ausmacht.

Was kann getan werden, um diesem Problem zu begegnen? Die meisten Fachärzte empfehlen körperliche Betätigung (abgestimmt auf den jeweiligen Patienten und unter ärztlicher Betreuung) als beste Maßnahme, um den schmerzbedingten Einschränkungen entgegenzuwirken oder die Funktionalität wiederherzustellen.

Auch wenn der Ausblick für viele Schmerzpatienten nicht besonders hoffnungsvoll sein mag, so ist die Forschung auf diesem Gebiet mittlerweile doch zu großen Erfolgen gelangt. Im Jahr 2010 wurden die Amerikaner David Julius und Linda Watkins zusammen mit dem Israeli Baruch Minke für ihre Studien im Bereich der Schmerzempfindung mit dem *Premio Principe de Asturias de Investigación Científica y Tècnica* ausgezeichnet. Die Jury würdigte die Preisträger, die mit ihrer Forschungsarbeit „ein besseres Verständnis der zellulären und molekularen Grundlagen der verschiedenen Empfindungen, insbesondere der Schmerzempfindung, ermöglichen."

Dass der Schmerz ein wichtiges Thema ist, wird auch an der Existenz einer weltweiten Spezialistenvereinigung ersichtlich, die sich einzig mit dem Phänomen „Schmerz" beschäftigt: Die IASP (*International Association for the Study of Pain*, etwa: Internationale

Gesellschaft für Schmerzforschung) steht für Schmerzpatienten als Anlaufstelle zur Verfügung. Außerdem werden immer mehr Schmerzkliniken eingerichtet, die auf interdisziplinäre Weise nach Behandlungsmethoden für die verschiedenen Schmerzleiden suchen – darunter beispielsweise die von mir geleitete interdisziplinäre Teknon-Schmerzklinik, die sich mit der Diagnose und der Behandlung von chronischen Schmerzen (mit onkologischen und nicht-onkologischen Ursachen) befasst. Sie arbeitet mit verschiedenen Schmerzmitteln und medizinischen Eingriffen, wie auch mit der lokalen Betäubung zum Zweck der Rehabilitation. Mit einer Ausstattung zur vollständigen Untersuchung des Patienten können individuelle Behandlungsmöglichkeiten ermittelt werden, sodass immer mehr Menschen ein schmerzfreies Leben ermöglicht wird.

Zusammen mit dem *Millenium Pain Center* in Chicago verfügen wir als einzige private Einrichtung über eine Ausstattung, die sowohl für die Ursachenforschung wie auch für die klinische Behandlung geeignet ist. So sind wir in der Lage, mit echter Fachkenntnis und viel Erfahrung mit neuesten Behandlungsmethoden wissenschaftlich gegen chronische Schmerzen vorzugehen.

In das vorliegende Buch habe ich mehr als 30 Jahre Erfahrung in der Schmerzbehandlung miteinfließen lassen. Es kam zustande unter der Mitarbeit einiger Mitglieder meines Teams: Dr. Carlos Nebrada, Dr. Antonio Ojeda, Dr. Maria Teresa Vincente wie auch der Journalistin Carlota Máñez. Wir haben uns sehr bemüht, ein schwieriges und komplexes Thema verständlich und unterhaltsam zu formulieren, um sowohl Schmerzpatienten und ihren Angehörigen wie auch allen Interessierten Antworten auf ihre Fragen sowie neue Orientierungsmöglichkeiten zu geben.

Mein Dank gilt meinem Team und Carlota Máñez.

Dr. Luis Aliaga Font
Direktor der Abteilung Anästhesiologie
Koordinator der Schmerzklinik Teknon
www.teknon.es/clinicadolor/equipo.htm
Centro Médico Teknon, Barcelona
(in Zusammenarbeit mit dem
Millenium Pain Center, Chicago)
clinicadolor@teknon.es

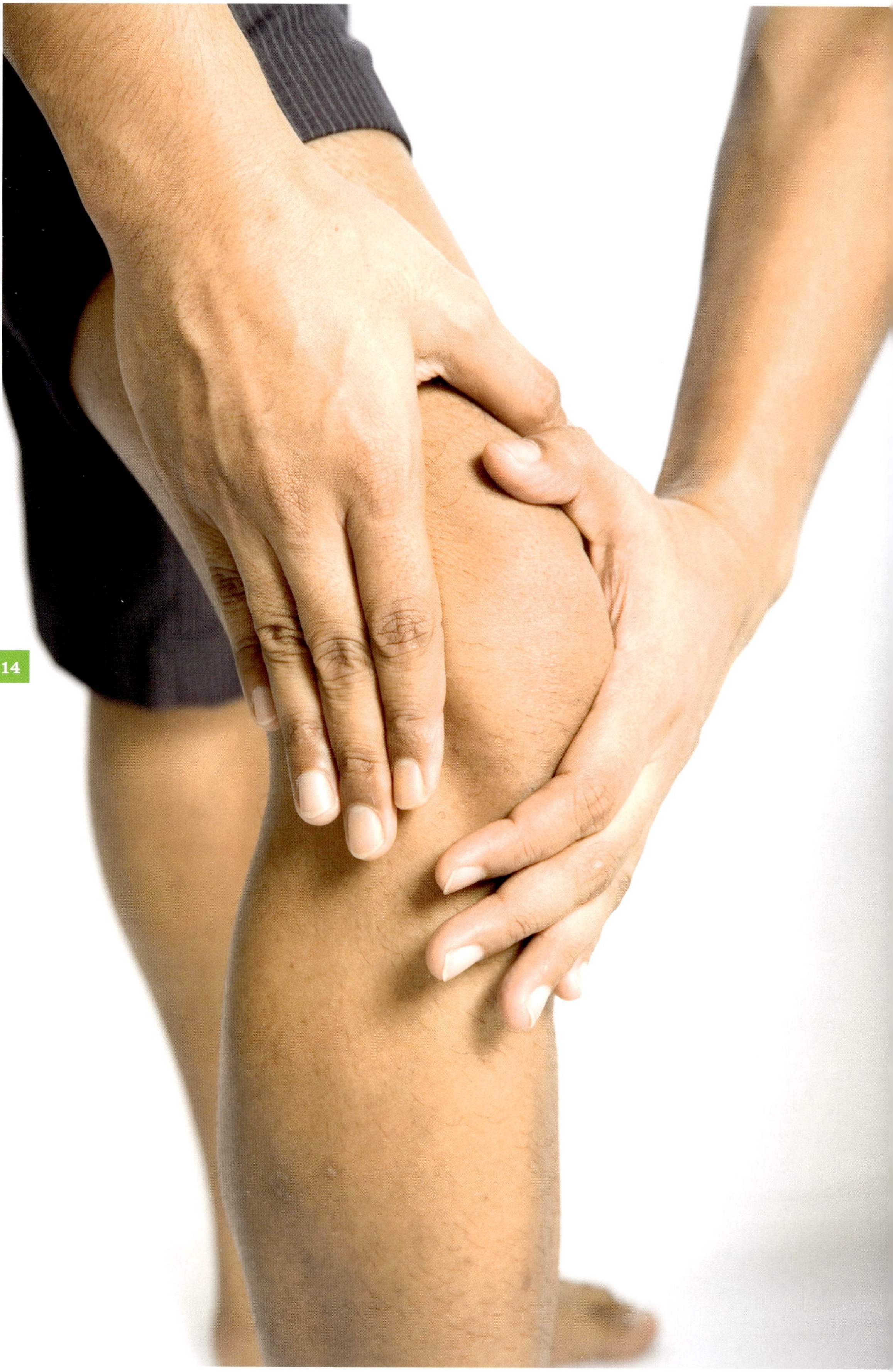

Ein bisschen Theorie

Dr. Antonio Ojeda, Dr. Carlos Nebrada und Dr. Luis Aliaga

Schon immer haben die Menschen Schmerzen empfunden. Auf die eine oder andere Weise haben wir alle in unserem Leben Bekanntschaft mit schmerzhaften Empfindungen gemacht.

Doch was genau ist eigentlich der Schmerz? Es gibt dafür eine Vielzahl an Definitionen. Die Königliche Spanische Akademie beschreibt den Schmerz als belastende und beeinträchtigende Empfindung in einem Körperteil durch innere oder äußere Ursachen. Diese Definition nimmt Bezug auf den Schmerz als physische wie auch emotionale Gegebenheit. Eine weltweit gültige Definition stammt von der *International Association for the Study of Pain* (IASP, etwa: Internationale Gesellschaft für Schmerzforschung), die den Schmerz als „sensorische und emotional unangenehme Erfahrung, verbunden mit einem vorliegenden Gewebsschaden oder in Folge dieses Schadens" bezeichnet. Um diese Definition besser zu verstehen, muss auf zwei Aspekte eingegangen werden, die den Schmerz ausmachen: den sensorischen, der die Wahrnehmung des Schmerzes betrifft, und den affektiven oder reaktiven, der mit dem damit in Zusammenhang stehenden Leiden verbunden ist.

Die verschiedenen Formen von Schmerz können unterschiedlich klassifiziert werden. Oftmals sind diese Einteilungen nicht besonders eingängig und nur schwer verständlich. Am üblichsten ist die Unterteilung in akuten und chronischen Schmerz. Diese Unterscheidung übersteigt den zeitlichen Faktor bei weitem, zumal jede Definition etliche Variablen beinhaltet, von denen jede eine jeweils gegebene Größe darstellt.

Der akute Schmerz ist von grundlegender Bedeutung für das Überleben, da er als Alarmzeichen eines biologischen Systems eine Beschädigung unseres Organismus meldet. Schmerz entsteht, wenn ein schädlicher Impuls eine Serie von Reaktionen auslöst, die als Ziel die Erhaltung der Unversehrtheit unseres Körpers haben. Diese Reaktionen erstrecken sich von schnellen Schutzreflexen, wie z. B. das Zurückziehen des entsprechenden Körperteils oder eine Muskelkontraktion, bis hin zur endokrinen Produktion von stimulierenden Hormonen wie dem Adrenalin, das uns in den Zustand versetzt, schnell vor einem Feind fliehen zu können. Akuter Schmerz lässt nach, sobald die Ursache behoben ist und hält nicht länger an als sechs Monate.

Bei chronischem Schmerz jedoch besteht keine Schutzfunktion mehr und der Schmerz wird zum Problem. Er selbst wird zur Krankheit oder zumindest zu einem Teil davon. Nach der IASP spricht man von chronischen Schmerzen, wenn sie länger als sechs

und hängt ab von emotionalen Faktoren wie zurückliegenden Erfahrungen, von der Persönlichkeit und vom soziokulturellen Umfeld.

Wie lokalisieren wir den Schmerz?

Die Lokalisierung des Schmerzes hängt ab von der Art des Schmerzes. Ein nozizeptiver Schmerz auf der Körperoberfläche, der durch die Nozizeptoren der Haut, der Schleimhäute oder dem Unterhautgewebe wahrgenommen wird, kann schnell und einfach geortet werden. Ein tiefer gelegener nozizeptiver Schmerz der Nozizeptoren des Stütz- und Bewegungsapparates kann meistens nicht eindeutig zugeordnet werden. Er fühlt sich dumpf an und breitet sich bei zunehmender Intensität weiter aus. Ein nozizeptiver Schmerz der Eingeweide ist auf eine Beschädigung eines inneren Organs zurückzuführen. Er ist diffus, streuend und nur sehr schwer zu lokalisieren. Für gewöhnlich wird er von weiteren Symptomen begleitet, z. B. von Schweißausbrüchen, Übelkeit oder einer veränderten Herzfrequenz (durch die Stimulation des vegetativen Nervensystems).

Dabei handelt es sich um einen streuenden Schmerz, der in einem anderen Bereich auftritt als die Verletzung selbst (z. B. Schmerzen in der Schulter bei einem Herzinfarkt). Die Ursache ist vermutlich das gemeinsame Eintreten von Nervenfasern in das Rückenmark, weshalb das zentrale Nervensystem den Schmerz an zwei Stellen lokalisiert.

Diese Form des Schmerzes darf nicht verwechselt werden mit Projektionsschmerzen, bei denen ein Nerv an zentraler Stelle gereizt und der Reiz auf ein anderes Organ bezogen wird. Eine Verletzung an zentraler Stelle wird also in der Peripherie des Nervs wahrgenommen. Dies geschieht z. B. bei einer Reizung des Ischiasnervs, der in Form von Schmerzen im unteren Bereich der Extremitäten gespürt wird. Grund dafür ist das Stauchen einer Nervenwurzel in der aufsteigenden Wirbelsäule.

Treten Schmerzen häufig auf?

Schmerzen sind der häufigste Anlass für einen Arztbesuch. Die verschiedenen Studien belegen eine Bandbreite zwischen 19 % und 81 % der untersuchten Patienten, die auf die unterschiedlichen Methoden, Definitionen und Bezugsgrößen beim Messen zurückzuführen ist.

Auch bei Studien zu chronischen Schmerzen kommt es zu starken Abweichungen. Die verschiedenen Berichte belegen, dass zwischen 17 % und 40 % der Bevölkerung betroffen sind. Ungeachtet der statistischen Schwankungen stellen chronische Schmerzen ein ernsthaftes gesellschaftliches Problem dar, das nicht nur die Wirtschaft, sondern ebenso die zwischenmenschlichen Beziehungen im Umfeld des Patienten belastet und durch stärkeres Leiden eine zunehmende Verschlechterung seines Gesundheitszustands bewirkt.

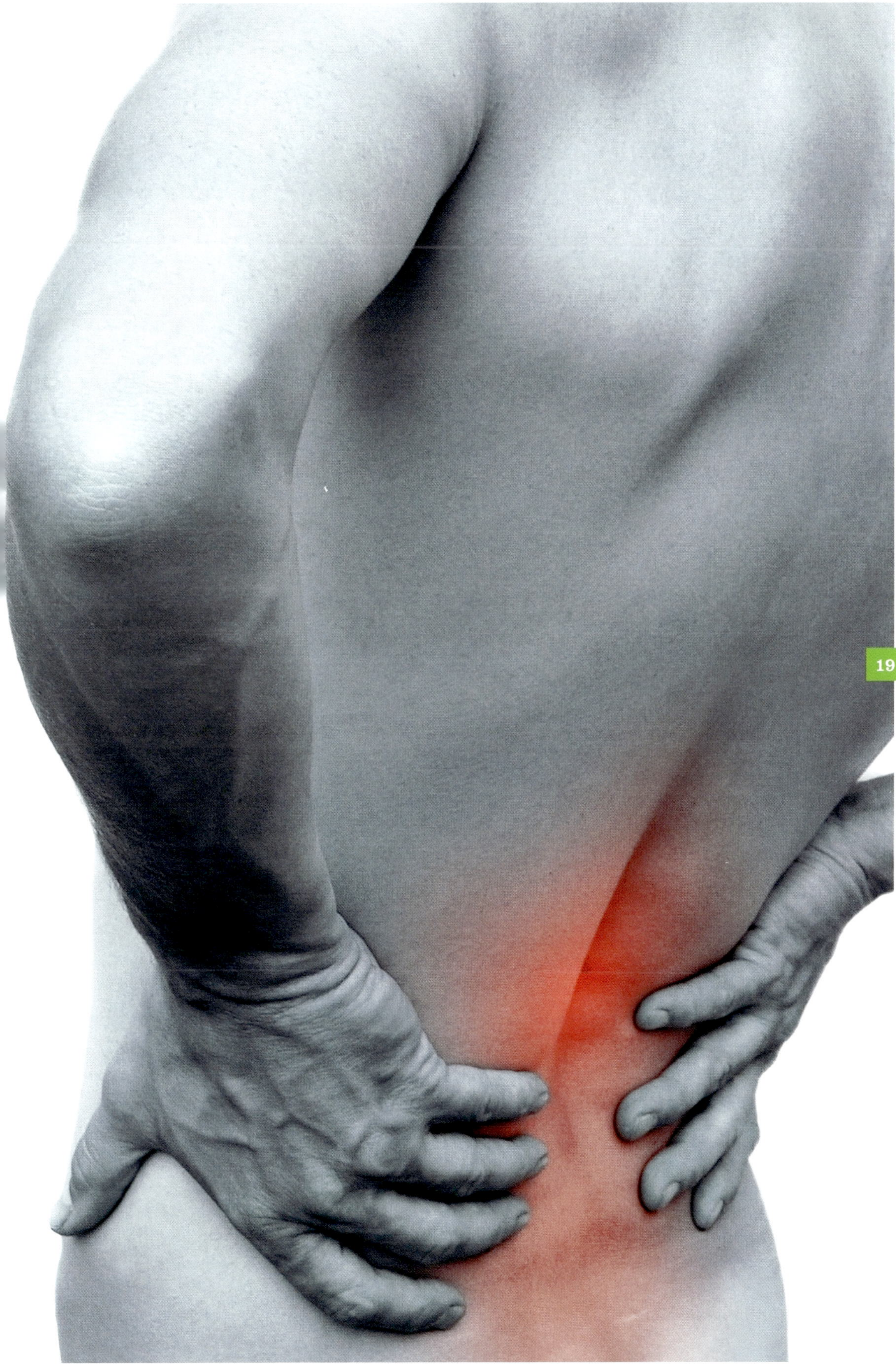

Eine Lösung dieses Problems ist nicht in Sicht, darüber hinaus wird es zumeist unterbewertet und fehlbehandelt.

Sind Schmerzen subjektiv?

Die Wahrnehmung von Schmerz ist komplex. Sie beinhaltet nicht nur biologische Abläufe in Folge einer Verletzung, sondern ebenso emotionale Aspekte, die von Person zu Person unterschiedlich sind und von der Persönlichkeit, zurückliegenden Erfahrungen und soziokulturellen Faktoren abhängen. Daher ist Schmerz stets subjektiv und variabel, in Abhängigkeit von der Person und der Art des Schmerzes.

Aus klinischen Studien ist ersichtlich, dass Männer und Frauen Schmerzen unterschiedlich wahrnehmen. Frauen sind z. B. anfälliger für bestimmte chronische Schmerzsyndrome wie Fibromyalgie (Faser-Muskel-Schmerz) oder Migräne. Sie reagieren empfindlicher auf festsitzende Schmerzen und suchen häufiger einen Arzt auf. Wie bereits erwähnt, haben auch zurückliegende Schmerzerfahrungen einen Einfluss. Sie sind entscheidend für die unterschiedliche Schmerzwahrnehmung, ebenso wie der Gemütszustand und die Rolle in der Familie. Außerdem haben vermutlich auch hormonelle Faktoren eine wichtige Bedeutung. Demnach hängt Schmerzempfindung auch von der Zugehörigkeit zu einer Volksgruppe ab. Auch bei Kindern ist eine unterschiedliche Schmerzwahrnehmung festzustellen. Sie nehmen Gewebsschäden als wesentlich schmerzhafter wahr als Erwachsene. Je nach Alter haben Kinder keine oder nur geringe Schmerzerfahrung und fühlen bestimmte Schmerzen möglicherweise zum ersten Mal im Leben. Ganz unabhängig vom Grad der Verletzung können sie ihnen wie die stärksten jemals im Leben empfundenen Schmerzen erscheinen. Aus sensorischer Sicht ist dieser Unterschied auf die noch nicht erfolgte Ausreifung des kindlichen Nervensystems zurückzuführen, das noch nicht gelernt hat, zwischen schmerzhaften und schmerzfreien Impulsen zu unterscheiden. Einen weiteren Faktor stellt die sogenannte „neuronale Plastizität" dar, die in der Fähigkeit der Neuronen besteht, sich an bestimmte Situationen anzupassen. Kinder haben eine vergleichsweise hohe neuronale Plastizität, durch die schmerzhafte Impulse als nur leicht oder gar nicht schmerzhaft wahrgenommen werden, Gewebsverletzungen keine Schmerzen auslösen und ein und derselbe Reiz verschiedene Arten von Schmerzen auslösen kann.

Kinder nehmen den Schmerzreiz bei einer Gewebsverletzung viel intensiver wahr.

Kann man Schmerzen erben?

Anfang 2005 veröffentlichte die renommierte Zeitschrift *Human Molecular Genetics* die Ergebnisse einer international durchgeführten Forschungsarbeit unter der Leitung von Dr. L. Davidenko von der Universität von North-Carolina in den USA. Darin wurde über die Identifizierung eines Gens berichtet, dessen verschiedene Varianten (Haplotypen) die Schmerzempfindlichkeit sowie die Ausbildung einer schmerzhaften chronischen Erkrankung des Kiefergelenks beeinflussen. Dieses Gen verschlüsselt das Enzym Catechol-O-Methyltransferase, das an der Produktion der wichtigen Neurotransmiter Adrenalin, Noradrenalin und Dopamin beteiligt ist. Die Bedeutung dieses Forschungsergebnisses liegt in der Möglichkeit, Menschen mit einer erhöhten Neigung zu chronischen Schmerzen neue Behandlungsmethoden zu bieten und diesen vorzubeugen. Außerdem wurde dadurch der genetischen Erforschung von Schmerzen eine Tür geöffnet, in der Hoffnung, noch weitere Gene isolieren zu können, die mit chronischen Schmerzen in Verbindung stehen.

Schmerzen im Verlauf der Geschichte

Der Schmerz ist untrennbar mit dem Menschen verbunden, es gibt ihn seit Anbeginn der Menschheit und der Verlauf seiner Geschichte ist höchst komplex. Dazu müssen wir nur einen Blick in das erste Buch des Alten Testaments werfen. Im dritten Kapitel der Schöpfungsgeschichte steht geschrieben: „Und du wirst deine Kinder unter Schmerzen gebären." Oder betrachten wir die erste der vier edlen Wahrheiten, die die Grundlage des Buddhismus bilden. Darin wird dargelegt, dass das Leiden oder der Schmerz untrennbar mit dem Leben verbunden sind, von Geburt an bis zum Tod.

Für die ersten Menschen waren nur durch äußere Einwirkung verursachte Schmerzen, wie z. B. durch Verletzungen, verständlich. Durch Krankheit ausgelöste Schmerzen waren nicht fassbar und wurden als Strafe der Götter betrachtet oder mit Besessenheit durch Dämonen oder böse Geister erklärt. So wurden äußerliche Schmerzen mit Pflanzen, Tierblut, Kälte oder Wärme behandelt, innerliche Schmerzen mit magischen Ritualen oder durch Verstopfen der Öffnungen, durch die die Geister eindringen konnten.

In alten Kulturen, wie z. B. der assyrisch-babylonischen, der ägyptischen und der hebräischen, hatten Schmerzen eine religiöse Bedeutung und wurden als Vergiftung durch böse Geister oder als Strafe Gottes betrachtet, was bis zum Aufkommen des Christentums andauerte. Im alten China hingegen wurden Schmerzen auf einen Verlust des Gleichgewichts zwischen Ying und Yang zurückgeführt, das als im Herzen angesiedelt betrachtet wurde. Bereits um 2600 v. Chr. stellte der legendäre chinesische Kaiser Huang Di Schmerzmittel und Betäubungsmittel aus Heilpflanzen wie Haschisch her und setzte Akupunkturnadeln ein.

In Indien erachtete man den Schmerz als Resultat von unerfüllten Wünschen und lokalisierte ihn in der Seele.

Hier begegnen wir erstmals der psychologischen Komponente des Schmerzes.

Schon seit mehreren Tausenden von Jahren wurden immer wieder Schriften mit Hinweisen auf den Schmerz und seine Behandlung verfasst. Vermutlich schon um 4000 v. Chr. setzten die Sumerer im alten Mesopotamien eine Pflanze der Heiterkeit ein, womit möglicherweise der Schlafmohn gemeint war. Dies wäre der erste historische Hinweis auf die Verwendung von Opium. Ebenso in sumerischen Inschriften aus Nippur (2250 v. Chr.) werden Heilpflanzen zur Behandlung von Schmerzen genannt. Und im Papyrus Ebers (1150 v. Chr.), dem bedeutendsten erhaltenen pharmakologischen Traktat des alten Mesopotamiens, wird die Verwendung von Opium zur Behandlung der Kopfschmerzen des Gottes Ra detailliert beschrieben.

Auch bei den alten Griechen liegen archäologische Nachweise über den Genuss von Opium während der Trojanischen Kriege (1200 v. Chr.) vor. Die griechischen Gelehrten dachten bereits darüber nach, was der Schmerz eigentlich ist und wie er entsteht. Nach Aristoteles gelangt der Schmerz über die Haut ins Blut und zum Herzen. Nach seiner Ansicht besteht er in einer Beeinträchtigung der Lebenswärme des Herzens, die wiederum durch das Gehirn verursacht wird. Diese Theorie war mehr als 23 Jahrhunderte gültig.

Hippokrates (460 – 377 v. Chr.), der Vater der Medizin und großer Arzt des antiken Griechenlands, erklärte den Schmerz mit einer Beeinträchtigung des Gleichgewichts, in dem sich der Organismus normalerweise befindet und das im Herzen angesiedelt ist. Um dieses Ungleichgewicht zu behandeln, empfiehlt er einen *„sponja sumnifera“*, einen mit Opium, Bilsenkraut und Alraune getränkten Schwamm. Außerdem beschreibt er die Verwendung von Silberweidenrinde (die eine Vorstufe des Wirkstoffs von Aspirin enthält) zur Linderung von Geburtsschmerzen.

In griechischer Zeit wurde zur Behandlung von neuralgischen Beschwerden ebenso der Einsatz von Fischen (wie dem Aal) beschrieben, die elektrische Stromstöße erzeugen konnten. Hier nimmt die Reizstromtherapie ihren Anfang.

Im antiken Rom schließlich lieferte Galen (130 – 200) eine vorzügliche Beschreibung des Nervensystems und brachte den Schmerz unmittelbar mit dem Gehirn in Verbindung.

Im 11. Jahrhundert wies der große persische Arzt Avicenna darauf hin, dass die Schmerzrezeptoren im vorderen Bereich des Gehirns zu finden sind und verordnete zur Schmerzbehandlung häufig Opium. Er starb im Jahr

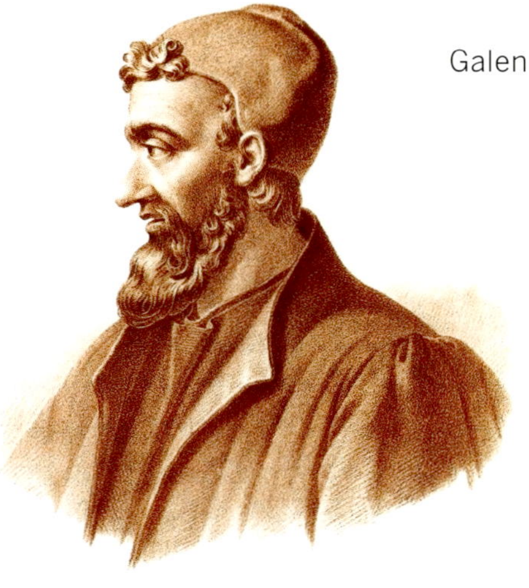

Galen

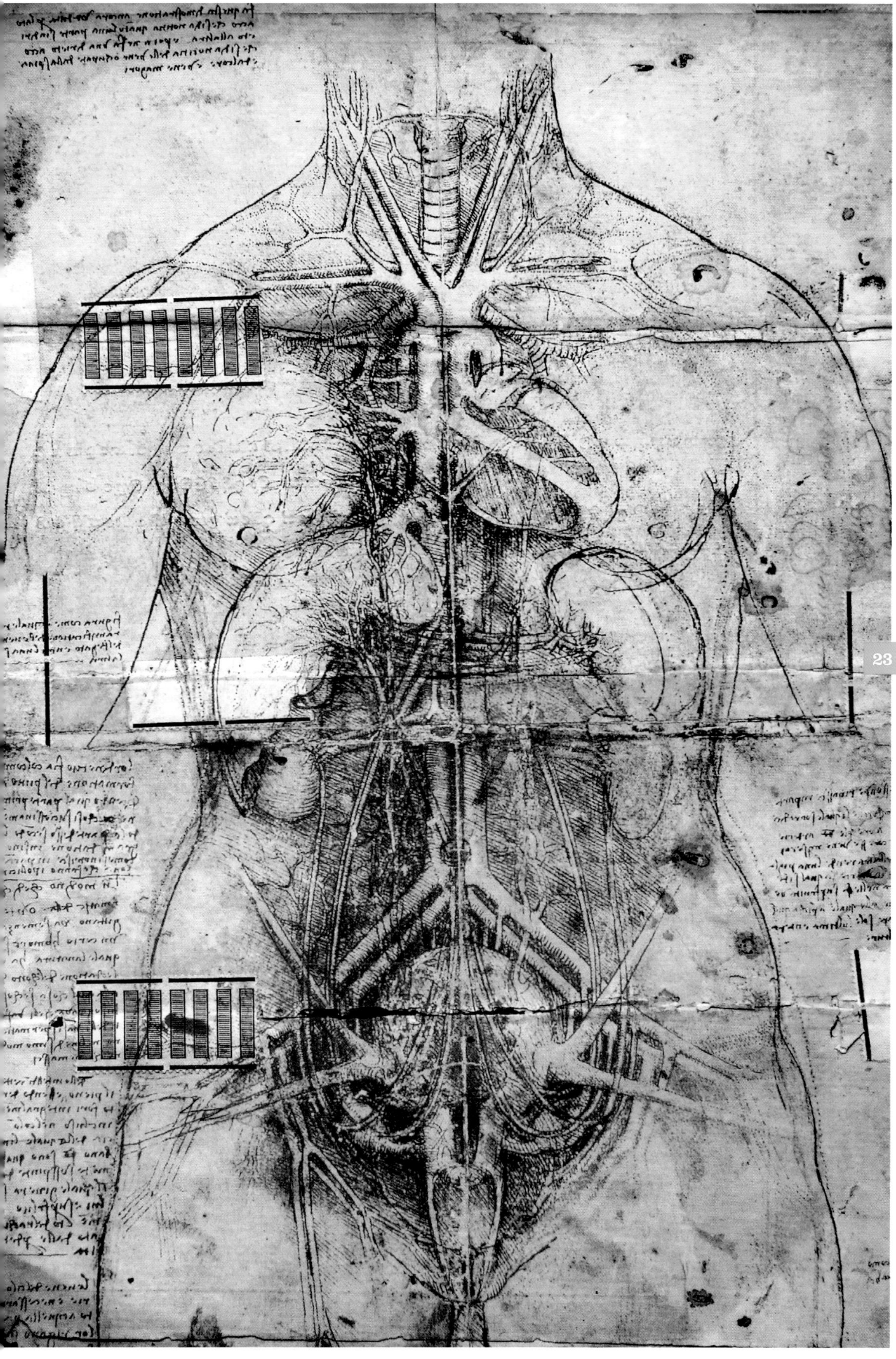

1037, vermutlich aufgrund übermäßigen Genusses dieses Mittels. Ebenso unterteilte Avicenna die verschiedenen Schmerzmittel in einzelne Gruppen, wobei er Opium als besonders stark und kaltes Wasser sowie Eis als weniger effizient einstufte. Bei ihm nimmt die Cryoanalgesie (Schmerzbehandlung mithilfe von Kälte) ihren Anfang.

Werfen wir einen Blick auf die präkolonialen Zivilisationen des amerikanischen Kontinents. Hier sind vor allem die Inkas zu erwähnen, die in der Zeit um 400–700 die Blätter des Kokastrauches zur Schmerzlinderung verwendeten. Dies kann als Beginn der Lokalanästhesie betrachtet werden. Die Mayas setzten den Stechapfel (eine Pflanze, die Scopolamin und Atropin enthält) unter der Geburt ein. Schmerz war für sie gleichbedeutend mit dem Tod.

In der Renaissance bestätigte Leonardo da Vinci die Vermutung von Galen und lieferte eine anatomische Beschreibung des menschlichen Nervensystems, das er mit dem Schmerz in Verbindung brachte. Auch Descartes bestätigte die Theorie von Galen. In seinem Buch *L'homme* (Der Mensch) von 1664 erklärt er, dass der Schmerz durch ein System von feinen Fäden geleitet wird. Damit widerspricht er der Theorie von Aristoteles.

Während der Blüte der Wissenschaften (insbesondere der Anatomie, der Physik und der Chemie) im 18. Jahrhundert wird der Schmerz nicht länger rein empirisch betrachtet, sondern er wird zu einem wissenschaftlich untersuchten Phänomen. Dadurch wird der Weg bereitet für die moderne Anästhesie und die pharmakologische Schmerztherapie.

Die Geschichte der Schmerzbehandlung geht also Hand in Hand mit der Geschichte der modernen Anästhesie. Dies schlägt sich nieder in den verschiedenen Definitionen für dieses Fachgebiet. Die Amerikanische Gesellschaft für Anästhesiologie (ASA, *American Society for Anesthesiologists*) beispielsweise beschreibt sie als medizinische Behandlungsform zur Schmerzlinderung während der Patientenpflege vor, während und nach chirurgischen Eingriffen.

Mit der Fortentwicklung der modernen Chemie und dem Wissen über die Gase erhält die Anästhesie einen entscheidenden Entwicklungsschub. Noch bis ins 18. Jahrhundert hinein wurde Distickstoffmonoxid (Lachgas) als Gas mit tödlicher Wirkung betrachtet. 1796 entdeckte der Apothekerlehrling und Chirurgiegehilfe Humphry Davy die schmerzstillende Wirkung dieses Gases. Es wurde zu Vergnügungszwecken bei Festen eingesetzt und daher von der Wissenschaftswelt nicht ernst genommen.

Am 30. März 1842 entfernte der Landarzt und Zahnarzt Crawford Williamson Long in Georgia (USA) eine Geschwulst im Nacken eines Freundes. Er verabreichte ihm Äther und konnte den Eingriff schmerzfrei vornehmen. In dieser Zeit ging in gesellschaftlichen Kreisen das Gerücht um, Dr. Long würde seine Patienten in Lebensgefahr bringen, weshalb seine Methode zunächst keine Anerkennung fand. Gleichzeitig setzte Horace Wells das

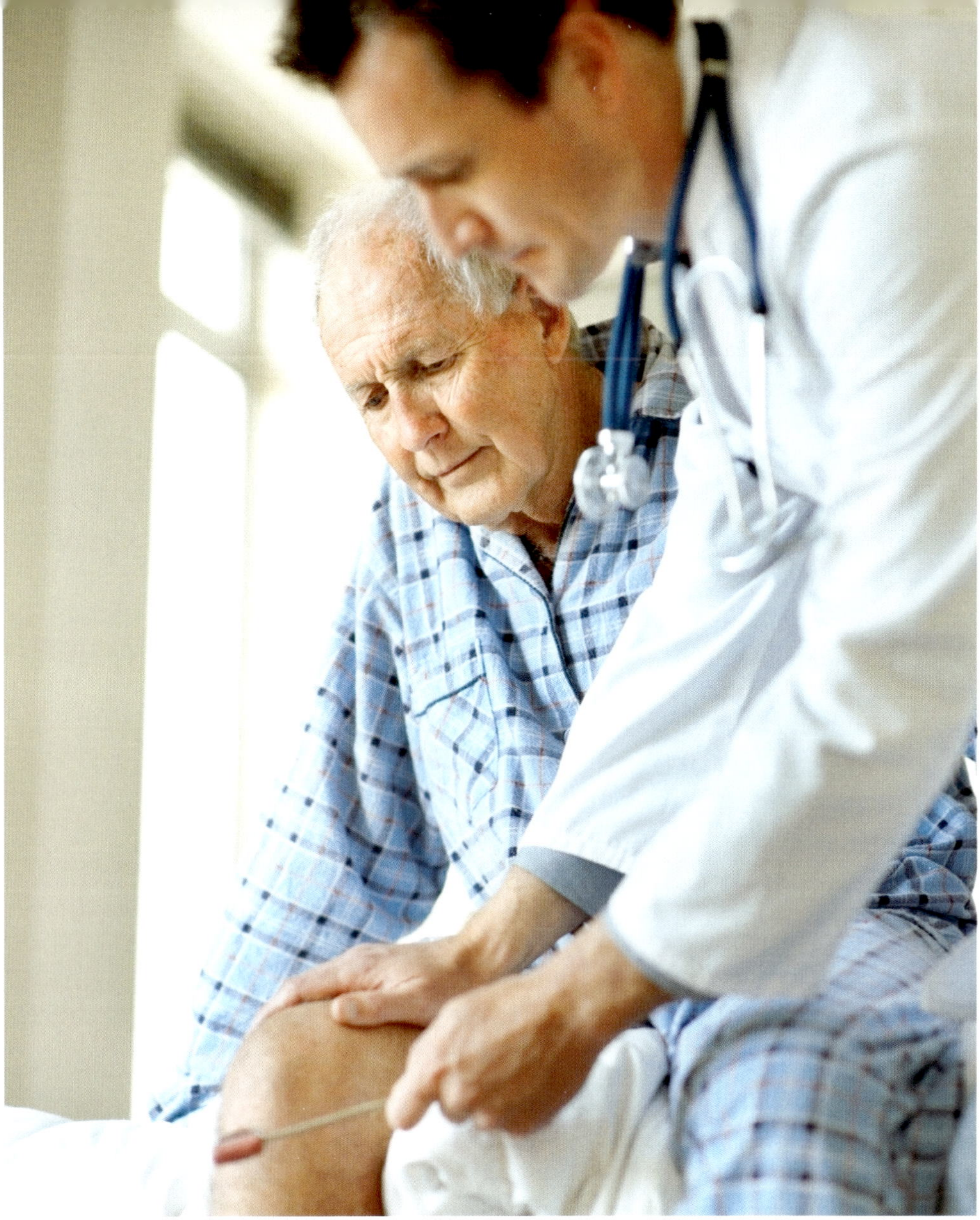

Lachgas als Anästhetikum ein. Er machte die schmerzhemmende Wirkung dieses Gases in der Öffentlichkeit bekannt und führte Selbstversuche durch. Am 11. Dezember 1844 zog ihm sein Assistent John Riggs einen Zahn, ohne dass Wells sich beklagte. Nachdem ein öffentlich durchgeführtes Experiment gescheitert war, verlor Wells seine Glaubwürdigkeit. Sein Schüler Dr. William Thomas Green Morton führte am 16. Oktober 1846 im Massachusetts General Hospital in Boston den ersten erfolgreichen öffentlichen Eingriff unter Anwendung eines anästhetischen und schmerzhemmenden Gases durch (in diesem Fall mit Äther). Dies wird historisch als Geburtsstunde der Anästhesie betrachtet und Dr. Morton erfuhr von den Wissenschaftlern seiner Zeit hohe Anerkennung. In der Folge wurde der Irrtum in den USA jedoch aufgedeckt und der 30. März 1842 zu Ehren von Dr. Long als Beginn der Anästhesie gefeiert.

Im 19. Jahrhundert gelang es dem deutschen Apotheker Friedrich Sertürner (1783–1841), aus Opium eine Substanz zu isolieren, die er nach Morpheus, dem griechischen Gott des Traumes, „Morphin" nannte. Er erprobte die Substanz zunächst an Tieren, die nach der Anwendung in tiefen Schlaf fielen.

1859 isolierte Albert Niemann das Kokain aus den Blättern des Kokastrauches. Dieser Wirkstoff wurde zunächst als lokal angewendetes Betäubungsmittel eingesetzt. Leonard Corning stellte 1885 ein Betäubungsmittel aus gelösten Kokainkristallen her und entwickelte eine Spinalanästhesie, bei der der Wirkstoff im Bereich der Wirbelsäule eingespritzt wurde. 1898 entwickelte auch Dr. August Bier eine Spinalanästhesie unter Verwendung von Kokain und 1899 stellte Felix Hofmann bei der Firma Bayer Acetylsalicylsäure (Aspirin®) her. Etwas später, um 1904, wurde das erste Lokalanästhetikum hergestellt: das Novocain. 1921 setzte der spanische Wundarzt Fidel Pagés die Lokalanästhetika zur Periduralanästhesie ein.

Die Schmerzforschung ist heutzutage ein wichtiger Wissenschaftszweig.

Dr. John Bonica vertrat die Ansicht, dass der Schmerz interdisziplinär angegangen werden sollte. Sein Aufruf und sein Engagement waren von grundlegender Bedeutung. 1953 veröffentlichte er eine Sammlung von Texten, die sich ausschließlich mit der Behandlung von Schmerzen befassten und 1960 entschloss er sich, die erste multidisziplinäre Schmerzklinik in Seattle zu gründen, die für viele andere in der ganzen Welt mustergültig ist.

1965 legten Patrick D. Wall und Ronald Melzack ihre Theorie vor, bei der Schmerzentstehung, -wahrnehmung und -hemmung in einem Modell zusammengefasst werden und das Nervensystem als Modulator von Sinnesinformationen ausgewiesen wird. Sie konnten die Schmerzwege aufzeigen und mit ihren Arbeitsergebnissen die Existenz von zentralem und peripherem Nervensystem veranschaulichen.

Auch heute ist die Schmerzforschung von großer wissenschaftlicher Bedeutung und fördert wichtige Ergebnisse zutage, wie z. B. die Erkenntnisse über die NMDA-Rezeptoren (entscheidend für die Funktionsweise des Lernens und vermutlich für das Verständnis des Krankheitsbilds der Schizophrenie) oder die Rolle bestimmter Gene für das Entstehen verschiedener chronischer schmerzhafter Prozesse.

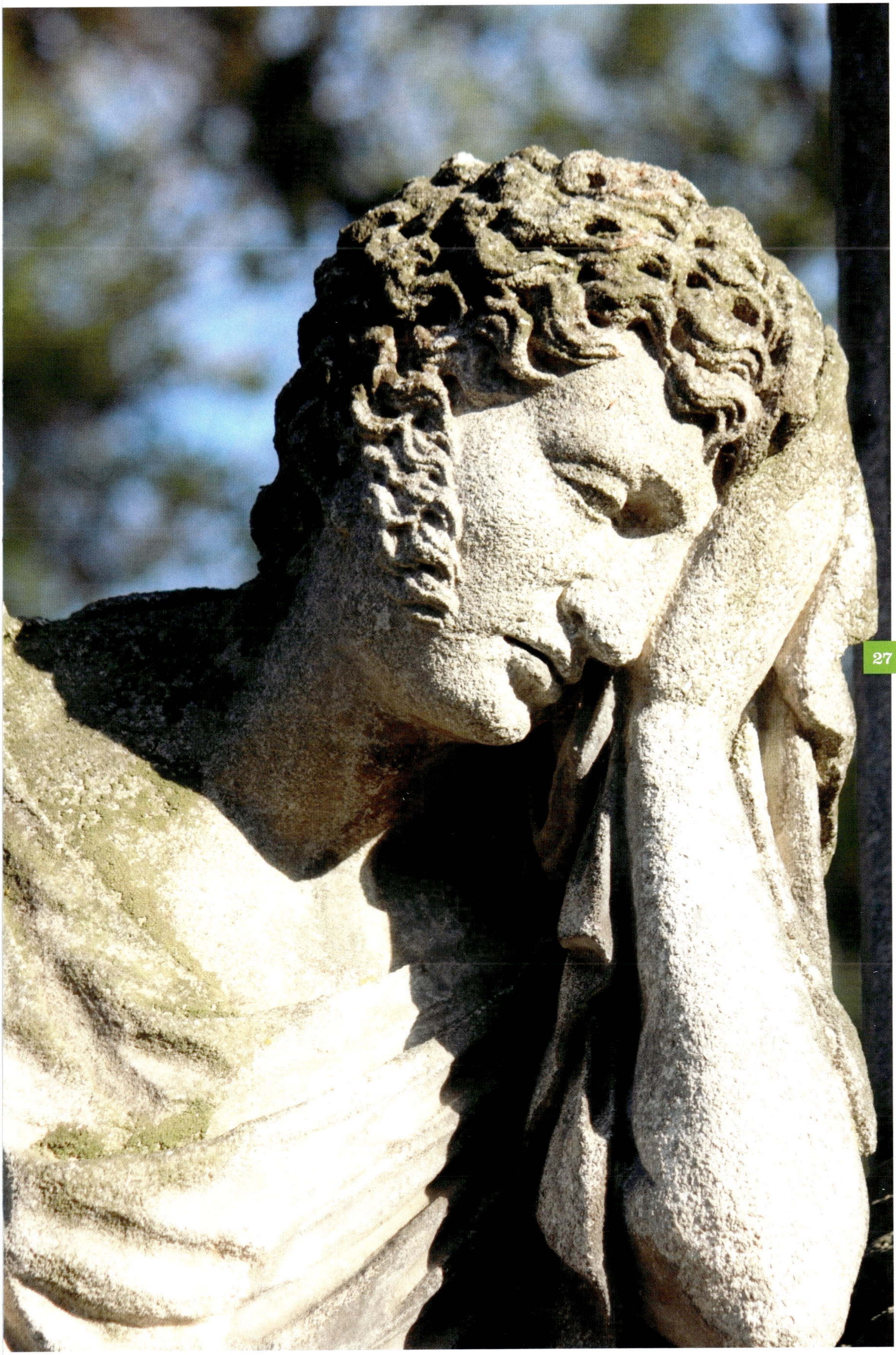

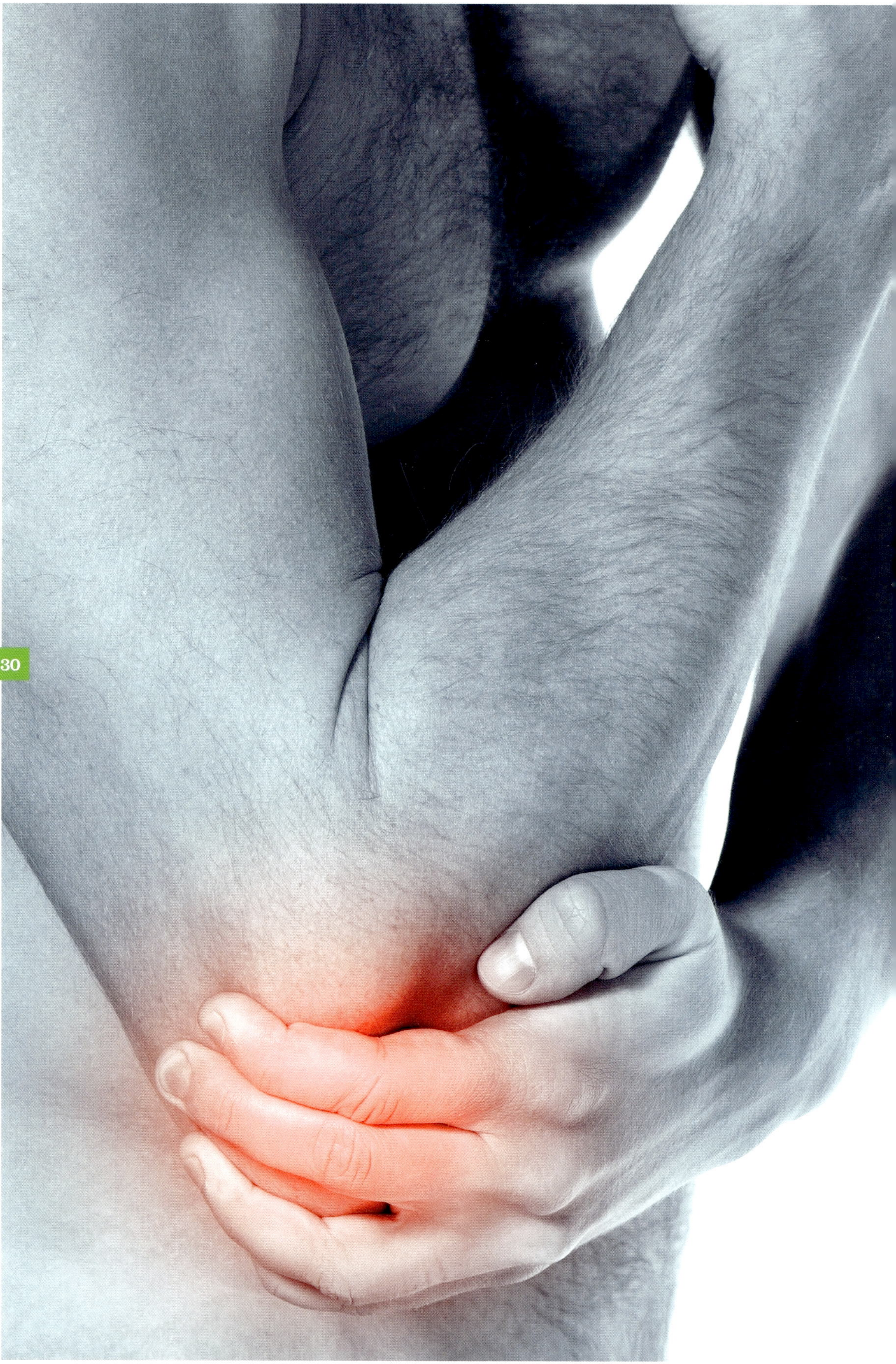

eine Reizanpassung und bewirkt, dass der Organismus in erhöhter Alarmbereitschaft für vergleichbare Situationen mit potenziellen Verletzungsgefahren verbleibt. Nach Ablauf des Zeitraums für die Alarmbereitschaft unter Ausbleiben einer Verletzung der betreffenden Gewebsbereiche klingt die Übersensibilisierung wieder ab. Der Organismus kehrt in den Zustand der Normalität zurück und die Nozizeptoren benötigen stärkere Reize, um aktiviert zu werden (Normalisierung der Reizschwelle).

Wenn dieser Vorgang länger anhält und seine Schutzfunktion verliert, die Verletzung der betroffenen Gewebsbereiche also behoben ist, wird er zu einem Mechanismus, der für den chronischen Schmerz verantwortlich ist.

An dieser Stelle muss der Begriff der „neuronalen Plastizität“ erklärt werden. Sie besteht in der Fähigkeit des Nervensystems, die Verbindungen zwischen den Neuronen umzubauen, um sich verschiedenen Situationen anzupassen. Der Begriff entstammt der Werkstofftechnik und nimmt Bezug auf die Formbarkeit der Nervenzellen (ähnlich den Metallen), um sich auf Veränderungen einzustellen, denen sie unterworfen werden. Dieses Phänomen, wie gleichermaßen die Sensibilisierung, hat eine Schutzfunktion und tritt normalerweise nach einer Nervenverletzung auf, wenn andere Neuronen die Funktion der beschädigten Nervenfasern übernehmen.

Die Sensibilisierung kann peripher (in den Nerven der Haut, der Muskeln oder den Eingeweiden) oder zentral (im Gehirn und der Wirbelsäule) erfolgen. Früher wurde der zentral verursachten Sensibilisierung bei der Entstehung von chronischen Schmerzen eine größere Bedeutung zugemessen und man erachtete lediglich die Ursache für den chronischen Schmerz für zentral und die periphere Sensibilisierung für zweitrangig. Aktuelle Studien zeigen jedoch, dass gerade die periphere Sensibilisierung hierbei eine wichtige Rolle spielt.

Mittlerweile ist bekannt, dass die periphere Sensibilisierung nach der Einwirkung von Entzündungsstoffen auf die peripheren Nozizeptoren oder nach einer Gewebsverletzung eintritt und eine schmerzhafte Übersensibilität an der entzündeten Körperstelle herbeiführt („primäre Hyperalgesie“). Davor glaubte man, dass ein einmal aufgetretener Schmerzreiz wieder nachlassen müsste. Mittlerweile konnte gezeigt werden, dass es peripher zu neuronaler Plastizität kommen kann, weshalb die Nozizeptoren selbst bei stark abgeschwächtem Schmerzreiz oder gar aufgrund starker Umweltbelastung überreagieren können. Das verletzte Gewebe wandelt sich vom Rezeptor für schädliche mechanische Reize (Mechanorezeptor mit hoher Reizschwelle; Mechanorezeptor = Sinneszelle zur Umwandlung mechanischer Kräfte in Nervenerregung) in einen Rezeptor für unschädliche Reize (Mechanorezeptor mit niedriger Reizschwelle).

Dies ist bedeutsam für die klinische Praxis, da viele chronische Schmerzzustände mit einer oder mehreren Sequenzen von akuten transitorischen Schmerzen ihren Anfang nehmen.

Welcher Mechanismus für die Umwandlung eines akuten Schmerzustands nach der akuten Phase in eine Hyperalgesie verantwortlich ist, konnte mithilfe einiger Versuchsreihen an Ratten ermittelt werden. Dabei wurde festgestellt, dass ein Enzym mit der Bezeichnung Proteinkinase C (in seiner Epsilon-Isoform, also PKC-e) eine entscheidende Rolle spielt.

Bestimmte Umstände können eine Übersensibilität begünstigen, z. B. die Wiederholung von Bewegungen mit schmerzhaften Auswirkungen, was dazu führen kann, dass selbst harmlose Bewegungen Schmerzen nach sich ziehen. Ebenso können Stress bewirkende Umwelteinflüsse, wie z. B. Lärm, eine fortdauernde Hyperalgesie auslösen, wie Tierversuche an Ratten gezeigt haben. Tiere unter Lärmeinfluss zeigten eine wesentlich höhere Neigung zu Hyperalgesie als jene, die nicht dem Lärm ausgesetzt waren. Interessant ist, dass diese Form der Hyperalgesie identisch ist mit jener, die durch Entzündungen ausgelöst wird. Es wurde mehrfach nachgewiesen, dass Stress bereits für sich allein eine erhöhte Ausschüttung von Entzündungsstoffen nach sich zieht, was eine Hyperalgesie auslösen kann.

Eine Überempfindlichkeit des peripheren Nervensystems (alle Nerven außerhalb von Gehirn und Rückenmark) kann eine Überempfindlichkeit des zentralen Nervensystems nach sich ziehen, auch wenn der dafür verantwortliche Gewebsschaden mit dem zentralen Nervensystem in keinem unmittelbaren Zusammenhang steht. Meistens sind chronische Schmerzen auf diesen Mechanismus zurückzuführen. Er entsteht durch funktionale, strukturelle sowie biochemische Veränderungen auf der Ebene von Rückenmark und Gehirn und löst eine übermäßige Schmerzempfindlichkeit aus.

Die neuronale Plastizität ist ausschlaggebend für die zentrale Sensibilisierung. Die Veränderungen in den Neuronen führen zu einer veränderten Funktionsweise. Auf Zellebene ist ein Anstieg der Reizbarkeit der Zellmembran festzustellen, von denen diese Zellen umgeben sind. Die Kommunikation zwischen den Neuronen geht schneller vonstatten und die Aktivität der inhibitorischen (hemmenden) Neuronen geht zurück (die übertragenen Signale werden in geringerem Maße gehemmt). Die Folge davon ist eine Steigerung oder Verstärkung des Schmerzreizes.

Die Mechanismen, die zu einer zentralen Sensibilisierung führen, sind grundlegend für das Verständnis von Schmerzsyndromen wie der Neuropathie, der Migräne, dem Reizdarmsyndrom, der Fibromyalgie (Faser-Muskel-Schmerzen) usw. Hierbei kommt es zu einer übermäßigen Reaktion auf völlig harmlose Reize und einer Überempfindlichkeit in Bereichen fernab der ursprünglichen Gewebsschädigung. Die Schmerzauswertung ist beeinträchtigt und unterscheidet nicht mehr zwischen unschädlichen und schädlichen Reizen. Die Behandlung dieser Überempfindlichkeit ist die große Herausforderung der heutigen Medizin.

Bereits seit mehr als 25 Jahren ist der Einfluss der zentralen Sensibilisierung auf die Entstehung von chronischen

Schmerzen wissenschaftlich erwiesen. Clifford F. Woolf zeigte als Erster, dass ein wiederholter Schmerzreiz zu einer veränderten Funktionalität auf der Ebene des Rückenmarks führen kann (erneut wird hier der Begriff der neuronalen Plastizität verwendet). In Tierversuchen erzeugte er durch Wärmezufuhr eine leichte Entzündung und löste danach an einer anderen Stelle (fernab des Gewebsschadens) harmlose Reize aus, die zu einer Schmerzreaktion führten. Neuere Studien ergaben, dass es dabei nicht nur zu Veränderungen im Bereich des Rückenmarks kommt, sondern ebenso im Gehirn.

Damit eine Sensibilisierung zustande kommt, muss der Reiz stark sein und lange anhalten. Er darf nicht nur auf einem einzigen Übertragungsweg übermittelt werden, sondern es müssen zahlreiche molekulare Vorgänge ausgelöst werden.

Bei einer zentralen Sensibilisierung treten folgende funktionalen Beeinträchtigungen auf: gesteigerte Spontanaktivität (elektrische Aktivität einer Nervenzelle ohne äußere Signale), Absinken der Reizschwelle und Anstieg der Reizaufnahme. Die Ursache dafür besteht in drei Mechanismen: Anstieg der Erregbarkeit der Zellmembran, wirksamere synaptische Reizübertragung oder Verminderung der hemmenden Signale.

Die Beschreibung der Beeinträchtigungen auf molekularer Ebene würde den Rahmen dieses Buches sprengen. Dennoch soll hierauf ein Blick geworfen werden, um die verschiedenen medizinischen Behandlungsmöglichkeiten besser zu verstehen. Am wichtigsten ist hierbei die Konzentration der NMDA-(N-Methyl-D-Aspartat) und AMPA-Rezeptoren (Alpha-Amino-3-Hydroxy-5-Methyl-4-Isoxazol-Propionsäure) sowie deren Reizschwelle. NMDA und AMPA sind Glutamate (Salze und Ester der Glutaminsäure, eine Aminosäureverbindung) mit erregender Wirkung auf das zentrale Nervensystem. Außerdem liegt eine verminderte Aktivität der hemmenden Rezeptoren vor, auch bekannt als GABA (Gamma-Aminobuttersäure) und eine geringere Produktion von Glycin, das ebenfalls als inhibitorischer Neurotransmitter wirkt. In der Folge kommt es zu einer verstärkten synaptischen Reizübertragung, einer gesteigerten Erregbarkeit der Zellmembranen und einer Enthemmung der Neuronen.

Auch wenn in der Erforschung von chronischen Schmerzen mittlerweile große Erfolge erzielt wurden, so sind die damit verbundenen molekularen Prozesse noch nicht vollständig geklärt. Erst nach einem umfassenden Verständnis dieser Vorgänge können gezielte Behandlungsmethoden entwickelt und Schmerzpatienten besser versorgt werden. Die Entwicklung neuer Techniken und die Fortschritte in der Forschung erlauben einen hoffnungsvollen Blick in die Zukunft.

Damit eine Sensibilisierung zustande kommt, muss der Reiz stark sein und lange anhalten.

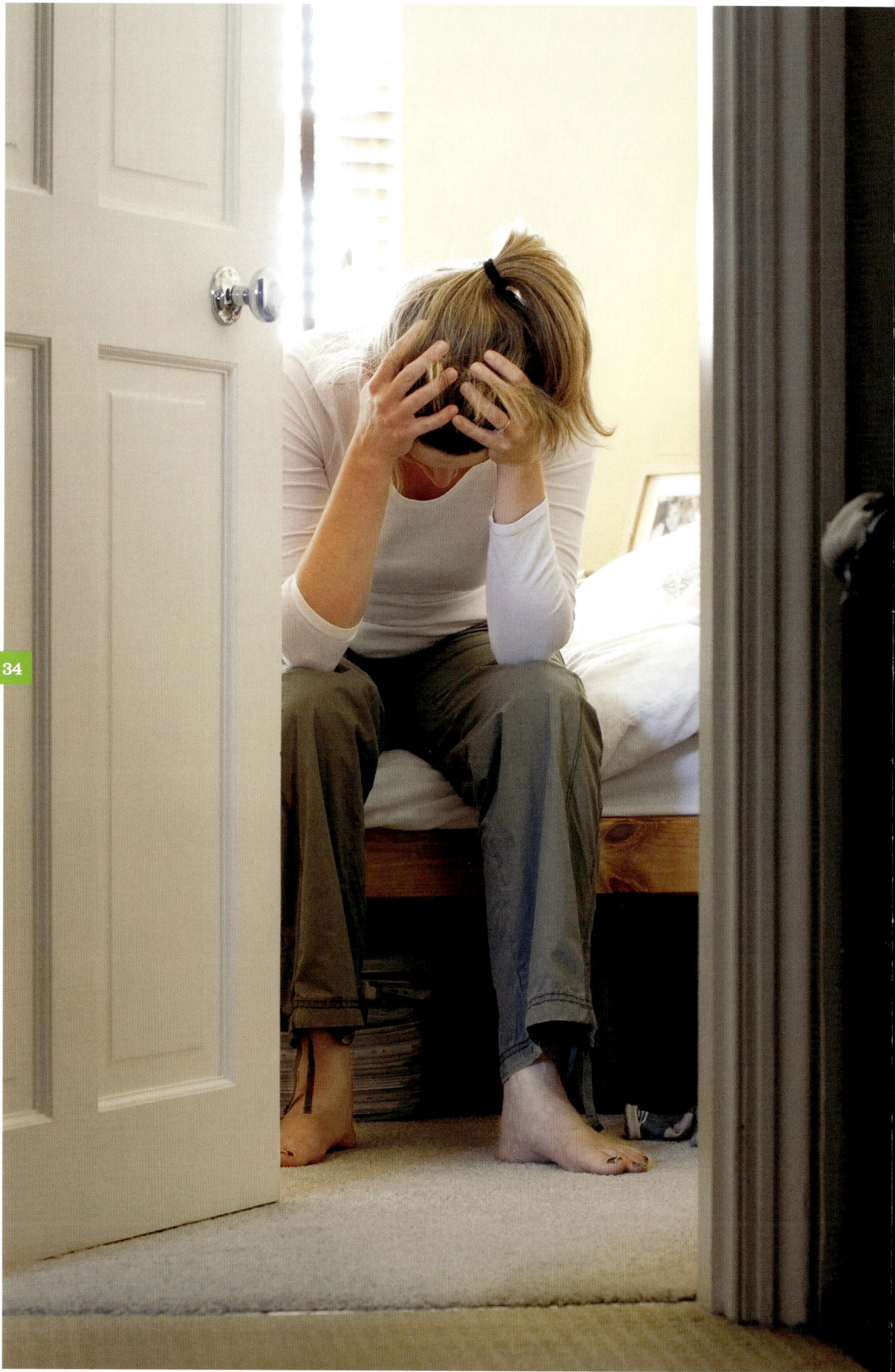

Die psychischen Folgen chronischer Schmerzen

Dr. Maria Teresa Vicente, Dr. Luis Algada

Der Schmerz ist ein Wahrnehmungsvorgang, der in Abhängigkeit von der Gemütsverfassung, den Umweltbedingungen, der sozialen Unterstützung und den ökonomischen Verhältnissen das Leben des Einzelnen beeinflusst. Die medizinische Praxis zeigt, dass die meisten Patienten insbesondere Schmerzen fürchten, für die es keine Erklärung gibt. Eine Diagnose erleichtert es, den Schmerz anzunehmen und sorgt für ein geringeres Leiden.

Chronische Schmerzen ziehen Probleme und Behinderungen nach sich, die am besten mithilfe einer biopsychischen Übersicht anschaulich gemacht werden können.

Chronische Schmerzen und Depressionen

Aus wissenschaftlichen Studien geht hervor, dass speziell Menschen mit chronischen Schmerzen für Depressionen und Angstzustände anfällig sind.

Nach der Studie *Pain in Europe* (Schmerzen in Europa – eine Studie,

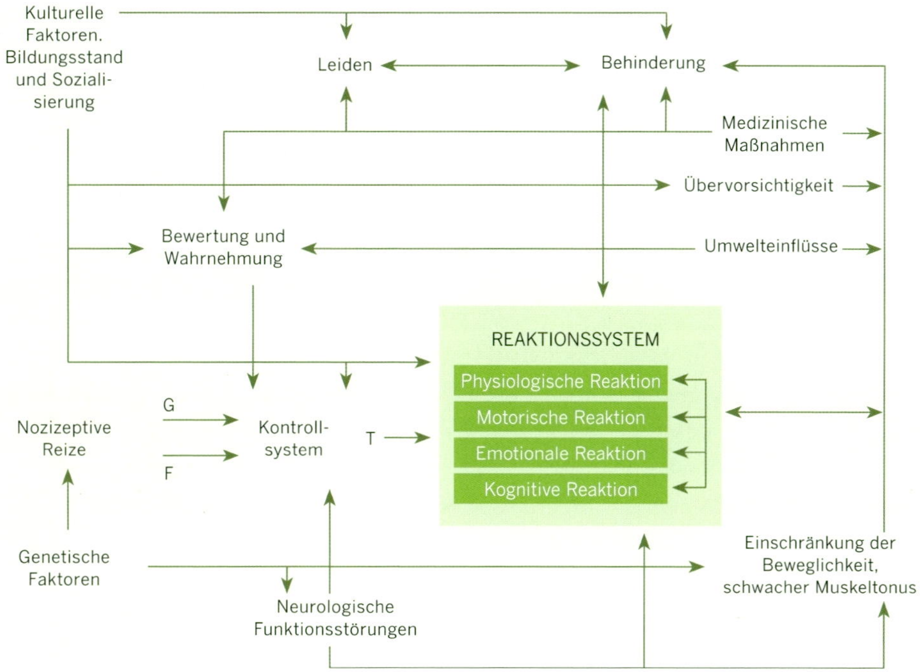

die in den Jahren 2002 und 2003 von der NFO World Group durchgeführt wurde) leiden nach einem innereuropäischen Vergleich insbesondere in Spanien viele Menschen an Depressionen, die mit Schmerzen in Zusammenhang stehen: einer von zehn leidet unter chronischen Schmerzen, d. h., dass etwa jede vierte Familie davon betroffen ist. Rund 29 % der Schmerzpatienten leiden als Folge täglicher Schmerzen an Depressionen. Depressionen sind nicht die einzige emotionale Auswirkung von chronischen Schmerzen. Es kann ebenso zu Angstzuständen, Schuldgefühlen, Wutausbrüchen und Verständnislosigkeit kommen.

Der Prozentsatz unter den Patienten mit chronischen Schmerzen, bei denen Symptome von Depression auftreten, ist im Vergleich zu Personen mit anderen chronischen Krankheiten recht hoch. Besonders anfällig sind Menschen mit geringem Tatendrang, geringer Geschicklichkeit oder Begabung und mangelnder Erfüllung sowie mit einer hohen kognitiven Reizbarkeit und Abhängigkeit von äußeren Umständen.

Unter Depression versteht man eine negative emotionale Reaktion des Erkrankten unabhängig von lebensnotwendigen Ereignissen. Den Erfahrungen von Prof. Ricardo Manzanera von der Medizinischen Fakultät des Imperial College in London zufolge wird man bei der intensiven Betreuung depressiver Patienten mit häufig auftretenden Schmerzen konfrontiert. Hinzu kommen Schlafstörungen, sexuelle Probleme, Erschöpfungszustände sowie ein stark schwankender Appetit. Die Behandlung mit verschiedenen Schmerzmitteln und Entzündungshemmern bleibt oftmals ohne Erfolg und überdeckt dagegen die zugrunde liegende Depression, was zu schweren Nebenwirkungen und Komplikationen führen kann.

Wer unter chronischen Schmerzen leidet, ist besonders anfällig für Depressionen.

Nach heutigem Wissensstand können Depressionen auf einen Mangel an Neurotransmittern, insbesondere Noradrenalin und Serotonin, zurückgeführt werden, die beide für die Regulierung sowohl der Stimmung als auch der Schmerzempfindung von grundlegender Bedeutung sind. Durch diesen Mangel wird ebenso die Schmerzschwelle herabgesetzt, da die schmerzhemmenden Faktoren in ihrer Funktionalität eingeschränkt sind.

Mit dem Aufkommen der antidepressiven trizyklischen Arzneimittel (sie sorgen für eine verbesserte Verfügbarkeit der Neurotransmitter Serotonin, Noradrenalin und Dopamin im Gehirn) und ihrem Einsatz bei Depressionen konnte beobachtet werden, dass diese über ihre antidepressive Wirkung hinaus ebenso die mit den Depressionen in Zusammenhang stehenden Schmerzen linderten. Das lässt auf einen Zusammenhang zwischen schmerzhaften Vorgängen und emotionalen Schwankungen schließen. Mittlerweile wird davon ausgegangen, dass bei Depressionen und Schmerzen neurobiologische Gemeinsamkeiten bestehen.

Es ist wichtig, dass der Patient sich selbst mit den Auswirkungen der verschiedenen Behandlungsmethoden beschäftigt und unter Einbeziehen der Familie und des behandelnden Arztes zu einer Entscheidung gelangt. Aus vielen Untersuchungen geht hervor, dass Schmerzen das psychische Leiden verschlimmern, was wiederum zu stärkeren Schmerzen führt. Es handelt sich also nicht um ein ausschließlich medizinisches Krankheitsbild, sondern ein gleichermaßen biopsychologisches. Als solches sollte es auch behandelt werden. Eine rein medizinische Behandlung ist nicht ausreichend. Sie sollte unbedingt durch eine psychologische Therapie ergänzt werden, was leider nicht sehr oft geschieht – obwohl die Wirksamkeit von psychologischen Behandlungsmethoden bei diesem komplexen Krankheitsbild anhand zahlreicher Studien längst erwiesen ist.

Bei der Betrachtung von Schmerzen gibt es zwei Hauptrichtungen. Für die eine läuft alles im Kopf ab, für die andere ist es ein Phänomen des Körpers. Eine Studie, die von Chantal Berna an der Universität Oxford durchgeführt wurde, zeigt, dass Schmerz eine Mischung aus beidem ist. Bei einer niedergeschlagenen Person ist die Fähigkeit zur Stimmungsregulation gleichermaßen ausgehebelt wie die Schmerzregulation. Dadurch entstehen eine stärkere Beeinträchtigung und ein tieferes Leiden. Ebenso wird die Schmerzempfindung durch Angst oder Wut verstärkt.

Sozioökonomische Auswirkungen von Schmerz

Die Fachärzte haben schon mehrfach darauf hingewiesen, dass der Schmerz eine große Beeinträchtigung der Betroffenen bedeutet, wie auch ihrer Familien. Rund 19 % der Schmerzpatienten haben in der Folge ihres Leidens ihre Anstellung verloren und 16 % waren gezwungen, den Arbeitsplatz zu wechseln. In der Europäischen Union führen Schmerzbeschwerden zu durchschnittlich 15 Tagen Arbeitsverlust pro Jahr und Person. Da die Bevölkerung zunehmend älter wird, ist in den kommenden Jahren mit einem Anstieg an Schmerzfällen aufgrund chronischer Schmerzen des Bewegungsapparates mit degenerativen Ursachen zu rechnen. Die dadurch entstehenden ökonomischen Folgen machen neue Herangehensweisen und neue Diagnosemethoden erforderlich. Hierin besteht die Aufgabe der Schmerzkliniken, deren Arbeit unter diesen Voraussetzungen wichtiger ist als je zuvor.

Die Bedeutung der Psychologie bei der Schmerzbehandlung

Die Psychologie bietet verschiedene Ansätze, die die Behandlung von Schmerzpatienten enorm erleichtern. Sie ist für die Patienten eine große Hilfe, indem sie ihnen eine Änderung des Lebensstils unterbreiten und eine positive Einstellung gegenüber dem

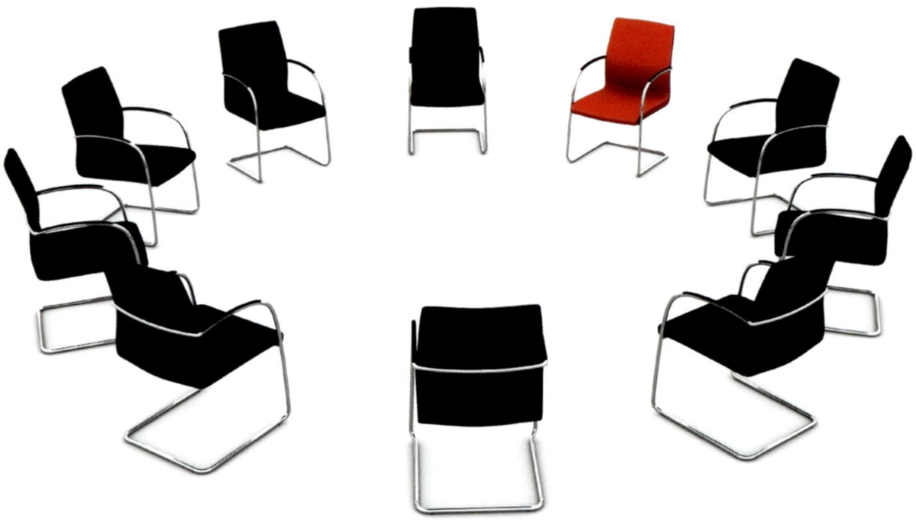

Schmerz nahelegen. Daher haben Psychologen in einer Schmerzklinik eine wichtige Aufgabe. Darüber hinaus liefern sie für die anderen Fachbereiche der Schmerzbehandlung wichtige Informationen. Sie tragen dazu bei, dass die Auswirkungen der individuellen Schmerzwahrnehmung, insbesondere im Hinblick auf deren psychosoziale Komponente, besser verstanden werden und können diese positiv beeinflussen.

Viele Patienten sind überrascht, bei der Behandlung von chronischen Schmerzen auf einen Psychologen zu treffen – halten sie dieses Krankheitsbild doch, wie so viele Menschen, für rein körperlich begründet. Wie wir bereits gesehen haben, beinhaltet der Schmerz eine bedeutsame psychologische Komponente, weshalb sie bei den ersten Untersuchungen oftmals mit folgenden Äußerungen konfrontiert werden: „Wir versuchen herauszufinden, in wieweit der Schmerz Ihr Leben beeinflusst", oder: „Wir möchten Ihnen helfen, den Schmerz besser zu ertragen." Letztendlich ist eine psychologische Behandlung chronischer Schmerzpatienten sinnvoll, weil der Schmerz auf die Betroffenen selbst und ihr soziales Umfeld einen großen Einfluss hat und eine Verschlimmerung der Symptome bis hin zur Handlungsunfähigkeit bewirken kann. In diesem Zusammenhang sind auch die Familienmitglieder wichtig, die viele hilfreiche Informationen liefern können. Am besten wird ein Gespräch im Familienverband durchgeführt, um unterschiedliche Sichtweisen gegeneinander abwägen zu können. Dadurch kann ein umfassender Einblick gewonnen werden, der die Zusammenhänge besser beleuchtet.

Grundsätzlich bieten Gruppengespräche bei der psychologischen Behandlung von chronischen Schmerzpatienten viele Vorteile. Die Patienten können mit gleichermaßen Betroffenen in Kontakt kommen, wodurch das Gefühl der Isoliertheit und der

Schwerpunkte zur psychologischen Beurteilung von Schmerzpatienten

- Chronologie des Schmerzproblems
- Bereits erfolgte Behandlungsmethoden und deren Auswirkungen
- Ermittlung des Befindens vor dem Auftreten des Schmerzproblems
- Wie erklärt sich der Patient die Schmerzen (Ideen, vorgefasste Meinungen)?
- Wie aktiv ist der Patient?
- Welche Vorteile und Nachteile haben chronische Schmerzen?
- Welche Vorgeschichte und welche Auswirkungen haben die Schmerzen?
- Welches Ziel soll die Behandlung haben?
- Ermittlung der Grundlagen für einen geeigneten Behandlungsplan, abgestimmt auf die Bedürfnisse und die Eigenschaften des Patienten
- Ermittlung der Zwischenergebnisse bei der Behandlung
- Ist der Patient mit der Behandlung und den erzielten Erfolgen zufrieden?
- Ist die Familie mit der Behandlung und den erzielten Erfolgen zufrieden?
- Überwachung der erzielten Erfolge

Schwerpunkte bei der Behandlung von Schmerzpatienten

- Der Patient sollte den Schmerz zumindest teilweise als handhabbar betrachten und sich einer Entmutigung oder gar Verzweiflung widersetzen.
- Aufzeigen der Beziehungen und Wechselwirkungen von Gedanken, Gefühlen und Lebenswandel und deren Einfluss auf das körperliche Befinden
- Unterstützung des Patienten bei seiner aktiven Rolle während der Behandlung, um für die Anwendung von Lösungsmöglichkeiten selbst Verantwortung zu tragen
- Vermittlung von Strategien und Kompetenzen, um dem Schmerzproblem zu begegnen, mit dem Ziel, die Lebensqualität zu verbessern
- Unterstützung der persönlichen Erwartungen und einer positiven Selbstwahrnehmung in Bezug auf die Erfolge während der Behandlung
- Unterstützung des Patienten zur Verhinderung eventueller Rückfälle sowie zur Vorbeugung und Lösung von Komplikationen
- Unterstützung bei der Verfestigung von Behandlungserfolgen

Hilflosigkeit abnimmt. Außerdem können sie dabei von den Erfahrungen profitieren, die andere Menschen bei der Auseinandersetzung mit dem Schmerz gemacht haben. Der Psychologe dient hierbei als Gesprächsleiter und zur Unterstützung des Einzelnen und der Gruppe, um chronische Schmerzen besser zu ertragen.

Die Beurteilung und Behandlung chronischer Schmerzen muss gut auf die betroffene Person abgestimmt sein, mehr als auf die Schmerzen selbst. Auf Seite 39 werden die Schwerpunkte aufgelistet, die für eine psychologische Behandlung chronischer Schmerzpatienten von grundlegender Bedeutung sind.

Kognitive Verhaltenstherapie zur Schmerzbehandlung

Unter den psychologischen Behandlungsformen hat sich die kognitive Verhaltenstherapie bei Schmerzpatienten besonders bewährt. Sie sorgt für Schmerzlinderung, ist wirksam bei Angstzuständen sowie Depressionen und ermöglicht eine gesteigerte Aktivität und eine bessere Lebensqualität.

Vor Beginn der Therapie sollte der Patient mit ihren Grundlagen vertraut gemacht werden. Wichtig ist die Erläuterung des Zusammenhangs von Gefühlen und Schmerzempfinden. Ziel der Therapie ist es, Gefühle und Verhalten verstehen zu lernen und dementsprechend in den Griff zu bekommen. Davon hängt der Erfolg der Behandlung entscheidend ab. Sehen wir uns die zur Schmerzbehandlung am meisten angewendeten Techniken der kognitiven Verhaltenstherapie einmal genauer an.

Atmung und Entspannung

Mithilfe der Atmung kann der Patient sich an die Kontrolle des Schmerzes herantasten. Sie ist der erste Schritt zur Entspannung, mit der der Teufelskreis von Angst-Schmerz-Angst durchbrochen werden kann. Entspannung ist genau betrachtet keine Therapie, setzt aber dennoch eine gewisse Aufmerksamkeit für die Bedürfnisse von Körper und Geist voraus. Ihre besondere Wohltat besteht darin, dass sie eine Einflussnahme auf die psychophysiologischen Vorgänge und die Schmerzempfindung erlaubt und dadurch zu mehr Lebenskraft, innerer Ruhe und einem besseren Kontrollvermögen verhilft. So können Depression und Angstzustände bekämpft werden, die mit den chronischen Schmerzzuständen verbunden sind. Die Entspannung vermindert den Muskeltonus, durch den der Schmerz zumeist verstärkt wird. Zunächst sollte dem Patienten dieser Teufelskreis erklärt werden. Die Entspannungstechnik kann er auch zu Hause anwenden.

Biofeedback

Die Methode des Biofeedback (BF) bei der Schmerzbehandlung ist vergleichsweise neu, sie wird seit Ende der 60er-Jahre angewendet. Grundlage des BF ist die Annahme einer unwillkürlichen physiologischen Reaktion auf ein konkretes klinisches Problem. Dazu ist ein elektronisches Gerät erforderlich, mit dem die Reaktionen des Körpers sichtbar oder hörbar gemacht werden können. Es dient der Dokumentation von Herzfrequenz, Temperatur und der Aktivität bestimmter Muskeln. Durch diese Rückkopplung soll der Patient eine verbessere Kontrolle erlangen. Die Wirksamkeit der BF-Methode zur Linderung der Beschwerden von Schmerzpatienten ist durch zahlreiche Studien belegt. Insbesondere bei Spannungskopfschmerzen, Cluster-Kopfschmerzen, Migräne, Halsschmerzen, Kiefergelenkschmerzen, Schulterschmerzen, Rückenschmerzen, dem myofaszialen Schmerzsyndrom, rheumatischer Arthrithis, Schmerzen bei Krebserkrankungen wie auch bei Phantomschmerzen hat sie sich bewährt. Sie ermöglicht eine Regulierung der physiologischen Reaktion. Dadurch wird die Fähigkeit geschult, die Faktoren von Schmerzlinderung zu beeinflussen. Diese Faktoren sind z. B. die Erwartung von Linderung, von eigener Leistungsfähigkeit oder die Wahrnehmung von Kontrolle. Der Einfluss auf diese Faktoren wird bei der BF-Therapie meistens nicht unmittelbar bewertet, sondern kommt im Rahmen einer umfassenden Behandlung zum Tragen.

- **Steuerung der Aufmerksamkeit:** Wenn der Schmerz die Aufmerksamkeit auf sich zieht, wird er stärker. Aufmerksamkeit ist ein psychologischer Vorgang, der beeinflusst werden kann. Der Patient lernt einige Übungen, mit denen er seine Aufmerksamkeit kontrollieren kann.
- **Kognitive Umstrukturierung:** Aufgenommene Informationen werden von uns mehr oder weniger fehlerhaft aufgenommen, d. h. wir denken gewissermaßen verzerrt. Diese Art zu denken kann zu sehr pessimistischen Schlussfolgerungen führen („Ich halte es nicht mehr aus!", „Ich bin zu nichts zu gebrauchen!"). Es besteht ein direkter Zusammenhang zwischen pessimistischen Gedanken und dem Schmerzempfinden. Ziel der Behandlung ist, diesen Verzerrungsmechanismus für den Patienten aufzudecken und ihm zu zeigen, wie er funktioniert.
- **Problemlösung:** Wie anstrengend unser Leben ist und wie viel Stress wir haben, hängt u. a. von unserer Fähigkeit ab, Probleme zu lösen. Bei Patienten mit chronischen Schmerzen kann Stress zu einer Verschlimmerung der Beschwerden führen. Bei dieser Methode werden Probleme definiert und es wird nach möglichen Lösungen gesucht.
- **Kontrolle der Emotionen:** Die Patienten lernen, ihre Emotionen zu erkennen und zu erklären, wodurch sie entstehen. Sie lernen sich also selbst besser kennen, um die Emotionen zu kontrollieren, durch die die Schmerzen stärker werden.
- **Benennen von Werten und Setzen von Zielen:** Was ist uns im Leben wichtig und welche Ziele haben wir? Die bei der Therapie gewonnenen Erkenntnisse sollen hierbei zu einer zielgerichteten Lebenseinstellung führen.

- **Zeitmanagement**: Schmerzpatienten fällt der Alltag schwerer und sie benötigen für ihre Tätigkeiten mehr Zeit. Daher verzichten viele Patienten in ihrem Tagesablauf auf befriedigende Aktivitäten und erfüllen Tag für Tag nur ihre Pflichten. Mit dem Zeitmanagement soll der Tagesablauf besser organisiert werden, damit ebenfalls Zeit für befriedigende Beschäftigungen zur Verfügung steht.
- **Sport, Körperhaltung und Maßnahmen für einen guten Schlaf**: Viele Patienten lassen sich davon abhalten, Sport zu treiben. Dabei kann nicht genug betont werden, dass körperliche Bewegung sehr wichtig ist. Ebenso wirken sich eine gesunde Körperhaltung und ein guter Schlaf positiv aus und beeinflussen das Schmerzleiden.

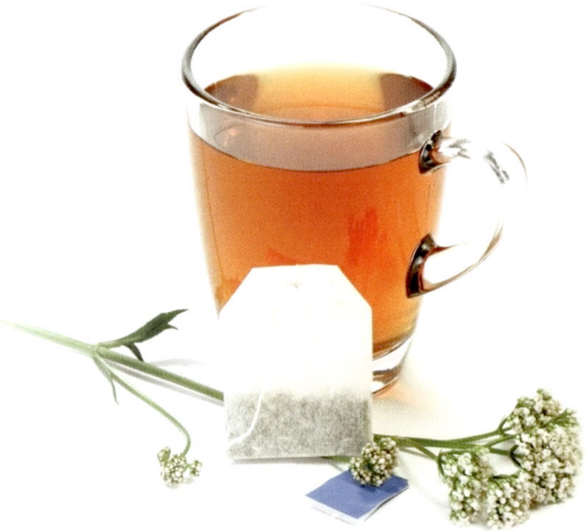

Schlafstörungen

Chronische Schmerzen und Schlafstörungen scheinen untrennbar miteinander verbunden zu sein. Schmerzen können die Betroffenen aus dem Schlaf reißen und das Ein- und Durchschlafen erschweren. Auch Depressionen als Folgeerscheinung von chronischen Schmerzen können einen erholsamen Schlaf behindern. Einige Studien haben gezeigt, dass Depressionen den Schlaf oftmals stärker beeinträchtigen als die Schmerzen selbst.

Auch eine Behandlung mit Schmerzmitteln kann zu Schlafstörungen führen. Die Einnahme von Opiaten und Corticoiden kann einen gestörten Rhythmus von Schlafen und Wachen nach sich ziehen. Gleichermaßen wirken sich nichtsteroidale Entzündungshemmer (NSAP = nichtsteroidale Antiphlogistika) unterschiedlich auf das Schlafverhalten aus.

Der erste Schritt bei Schmerzpatienten mit Schlafstörungen besteht in der genauen Auswertung der Symptome und des Schlafverhaltens. Auch familiäre Vorbelastungen dürfen nicht außer Acht gelassen werden, wenn die Ursachen zweifelsfrei festgestellt werden sollen.

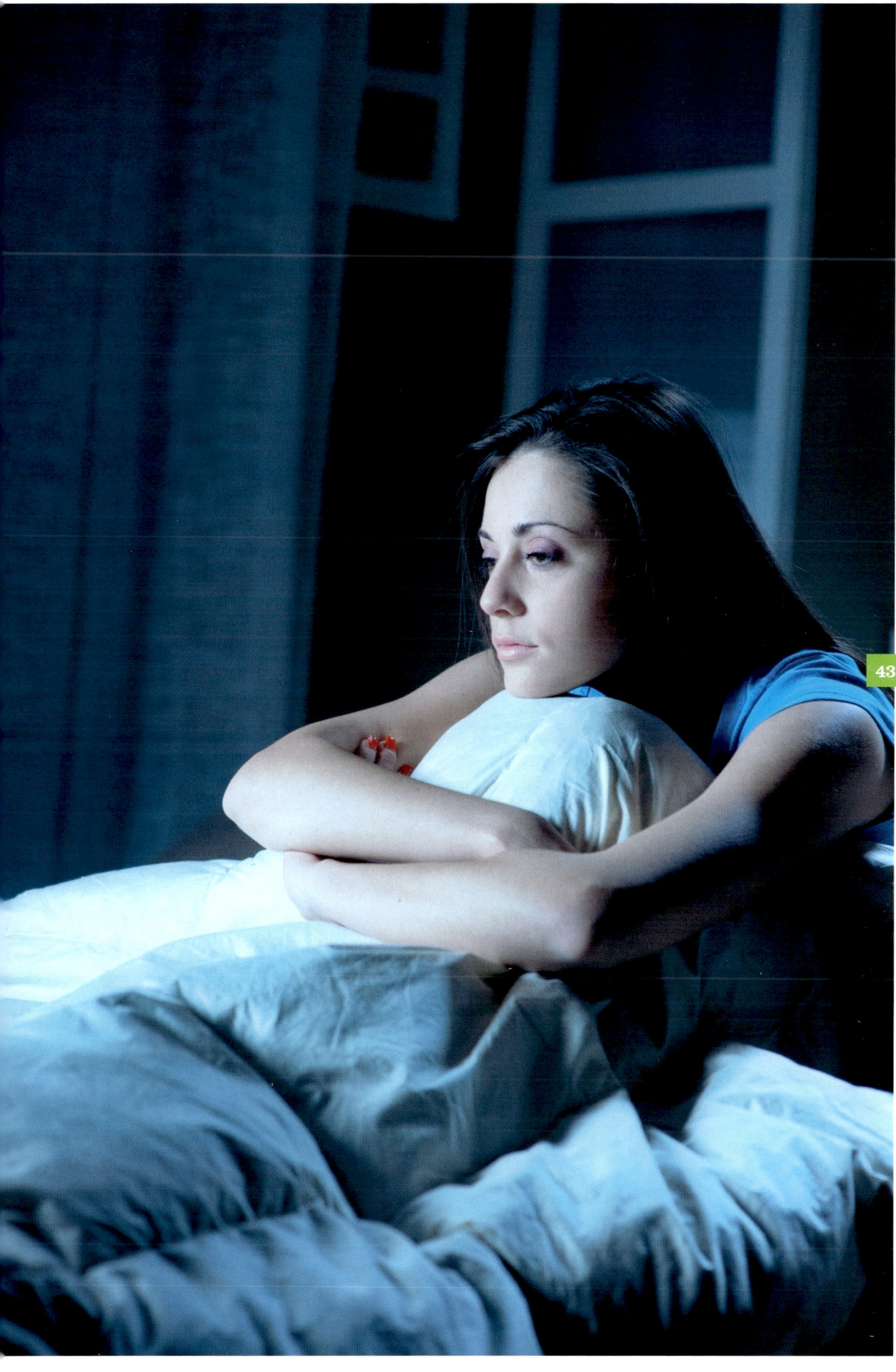

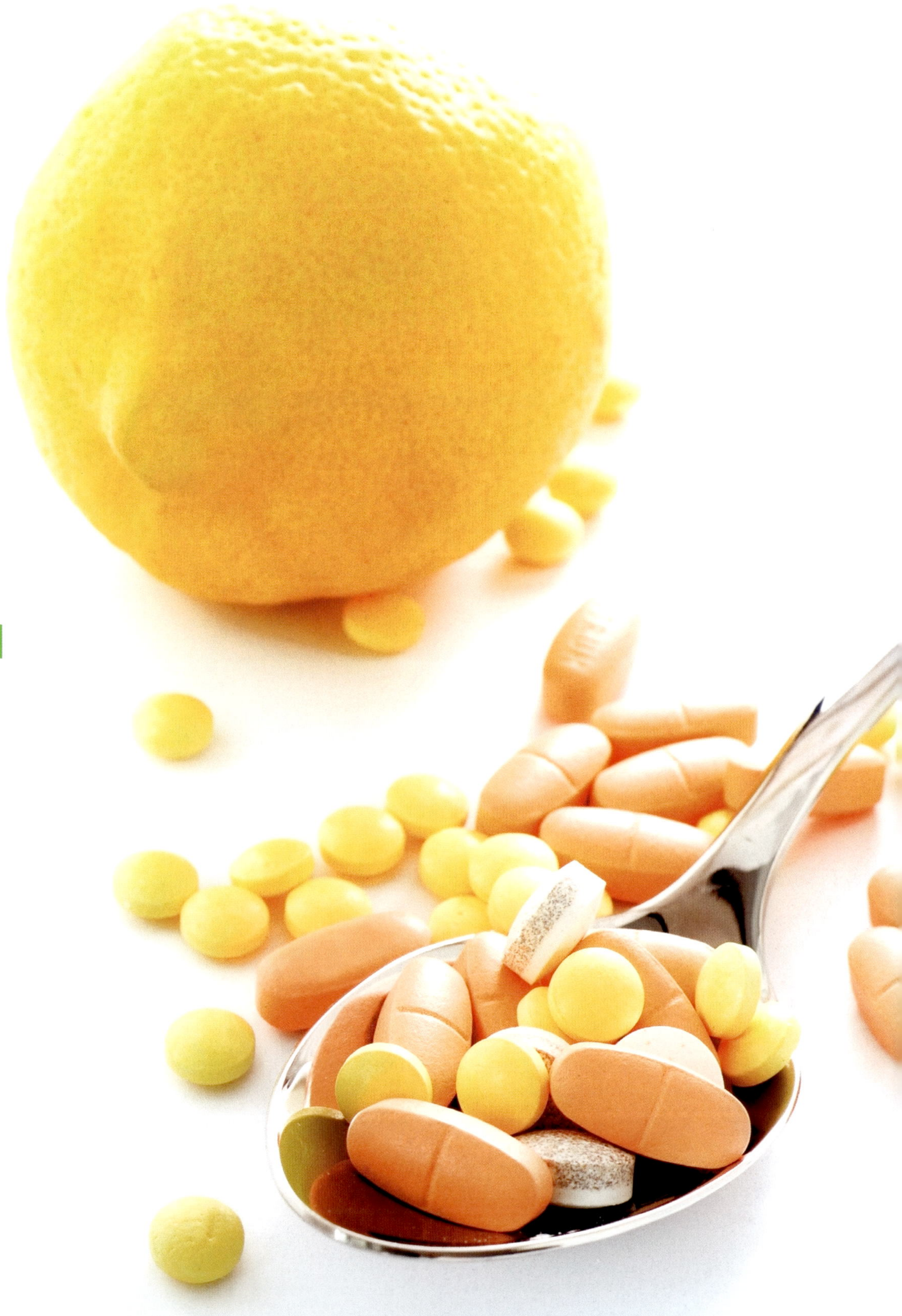

Der Placebo-Effekt

Dr. María Teresa Vicente, Dr. Luis Aliaga

Placebos haben keine medizinische Wirkung. Werden sie jedoch in der Überzeugung eingenommen, dass es sich um ein wirkungsvolles Medikament handelt, können sie durchaus heilsam sein. Dabei handelt es sich um das Phänomen des Placebo-Effekts.

Der Begriff „Placebo“ geht auf die erste Person Singular, Indikativ Futur, des lateinischen *placere* zurück, was „gefallen, behagen, zusagen“ bedeutet. Wörtlich übersetzt heißt es „Ich werde gefallen“. Wenn jemand von der Wirksamkeit eines Medikaments oder einer Behandlung überzeugt ist, wird er oder sie mit großer Wahrscheinlichkeit eine Linderung des Leidens erfahren, insbesondere wenn es sich um Schmerzen handelt.

In der Medizin wird dieser Begriff seit der Mitte des 20. Jahrhunderts verwendet, etwa zeitgleich mit dem Aufkommen von Arzneimitteln, deren Wirksamkeit nachgewiesen werden kann. Es war die Epoche, in der man mit der Verabreichung von Antibiotika begann, deren Wirkungsweise ganz leicht im Labor nachvollzogen werden konnte. Im Gegensatz dazu waren der Medizin auch andere Wirkstoffgruppen bekannt, deren Wirksamkeit wissenschaftlich nicht nachvollzogen werden konnte, die bei einem breiten Spektrum von Krankheiten aber dennoch Linderung oder Heilung brachten. Diesen gab man die Bezeichnung „Placebos“. In diesem Sinne lohnt es sich, die Aufmerksamkeit auf jene Arzneimittel zu lenken, die vor dem Zeitpunkt dieser Definition verwendet wurden, wie z. B. Salben, Heilpflanzen, Balsame und Ähnliches. Letztendlich handelt es sich hierbei nicht einfach um Placebos, sondern um Arzneimittel mit heilender Wirkung.

Mittlerweile ist der Placebo-Effekt von der Wissenschaftswelt nicht nur anerkannt, sondern er wird gezielt bei der Erprobungsphase von Arzneimitteln eingesetzt, bevor diese in den Handel kommen. Es ist interessant, dass dieser Begriff im gleichen Moment auftaucht, in dem wirksame Medikamente verfügbar sind, und so die wissenschaftliche Bestimmung der Arzneimittelwirksamkeit im Vergleich mit Placebos geschieht. In der Dokumentation der Erprobung des bekanten Arzneimittels Viagra ist zu lesen: „Im klinischen Versuch wurde Viagra an mehr als 3700 Männern getestet. [...] Bei 60 – 70 % wurden gute Resultate erzielt, im Vergleich dazu führte die Einnahme eines Placebos (Tabletten ohne Wirkstoff) bei 25 % zum Erfolg.“ Die Studie zeigt also, dass das Placebo bei jedem vierten Mann gleichermaßen effizient war.

Abgesehen von der Rolle der Placebos in der heutigen Wissenschaft und

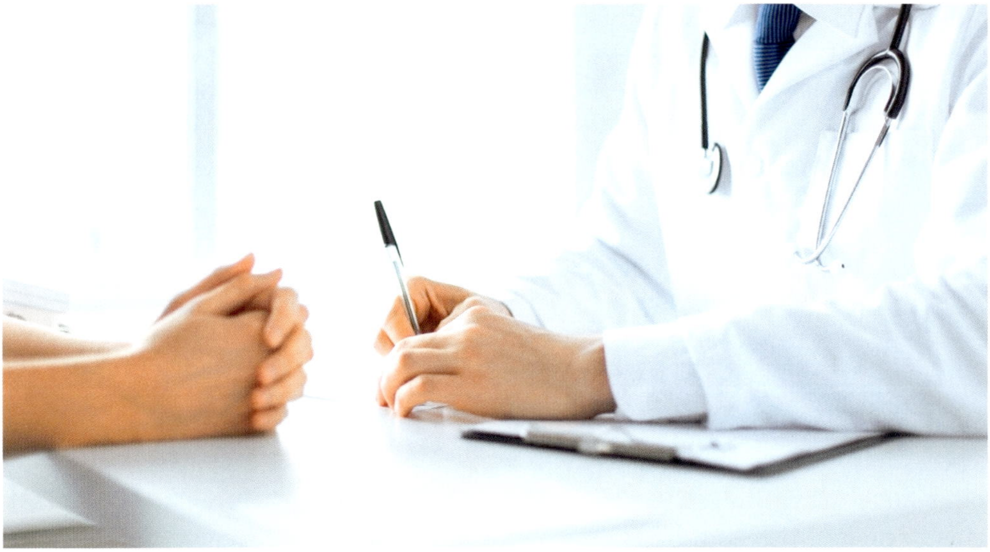

bei klinischen Studien besteht seit einigen Jahren ein großes Interesse seitens der Wissenschaftler an der Erforschung der altbekannten Heilwirkung der Placebos. Im Jahr 2000 veröffentlichte das NIH *(National Institutes of Health)* in den USA einen Bericht über das Thema „Die Wissenschaft der Placebos“. Seither sind zahlreiche Artikel zu diesem Thema erschienen.

Die heutige Forschung konnte in unserem Gehirn einen Bereich ausmachen, der bei der Aktivierung mit Placebos Endorphine ausschüttet. Dabei handelt es sich um morphiumähnliche Substanzen, die eine schmerzlindernde Wirkung haben. Dies betrifft natürlich nur die letzte Stufe eines langen Prozesses, der noch lange nicht erschöpfend erforscht worden ist. In seiner Komplexität ist dieses Phänomen vergleichbar mit den psychologischen Gegebenheiten bei einem Schmerzleiden, bei dem sowohl innere als auch äußere Faktoren auf den Patienten einwirken. Darunter gibt es gleichermaßen Faktoren, die – wie wir gesehen haben – die Reaktion auf den Schmerz beeinflussen können. Noch bleibt diesbezüglich viel zu erforschen. Mit Sicherheit werden daraus auch neue Erkenntnisse für die Schmerzforschung hervorgehen.

Schon von Anfang an ist dem Menschen der Placebo-Effekt bekannt und wird von ihm angewendet, was durch zahlreiche Texte belegt wird. Z. B. ist in *Charmides* (einem der Dialoge des Platon, verfasst vor etwa 2500 Jahren) zu lesen: „Das Heilmittel war eine Pflanze, die zusammen mit einem bestimmten Balsam verwendet wurde und das völlig gesund machte, ohne diese Pflanze jedoch nutzlos war.“ Das Geheimnis lag jedoch in der Zusammensetzung des Balsams, wie Platon erkannte, was dem Placebo-Effekt entspricht.

Die Verwendung von Placebos im Laufe der Geschichte wird durch viele literarische Quellen belegt. In Don Quijote wird z. B. das bekannte Balsam des Fierabras erwähnt, über das Don Quijote sagt: „Es ist ein Balsam […], von dem ich das Rezept im Gedächtnis habe, und bei welchem man den Tod nicht zu fürchten noch zu besorgen hat an irgendeiner Wunde zu sterben." Cervantes meint damit im Grunde den Placebo-Effekt. Das Rezept für die genaue Zusammensetzung des Balsams ist eigentlich zweitrangig. Wichtig daran ist, dass derjenige, der das Balsam anwendet, an seine Wirkung glaubt. Und es hat über seine Heilwirkung hinaus noch die Fähigkeit, Tote wiederzuerwecken: „Wenn ich ihn verfertige und ihn dir übergebe, so hast du nichts weiter zu thun, wenn du mich in einer Schlacht mitten durchgehauen siehst […], als dass du die Hälfte des Körpers, die auf den Boden gefallen ist, sanft aufhebst und ehe das Blut gerinnt, fein säuberlich auf die andere Hälfte legst, die auf dem Sattel bleibt […], darauf gibst du mir nur zwei Schluck von dem genannten Balsam zu trinken, und du wirst sehen, dass ich wieder gesünder werde als ein Apfel."

Aus neuerer Zeit stammt „Das Buch von San Michele", eine Autobiografie des Mediziners Axel Munthe, in dem die besonderen Fähigkeiten eines Arztes hervorgehoben werden: im Patienten Zuversicht und Vertrauen in seine Selbstheilungskräfte zu wecken: „Die Kranke war mir unbekannt […]. Es handelte sich um einen schweren Fall, um einen aussichtslosen Fall. […] Ihr Pessimismus hatte alle im Haus angesteckt. Der Wille der Kranken, wieder gesund zu werden, war gelähmt von der Mutlosigkeit und der Angst, zu sterben. Vermutlich kannten meine beiden Kollegen ihre Krankheit viel besser als ich, doch wusste ich offenbar etwas, was sie ignorierten: dass kein Arzneimittel wirksamer ist als die Hoffnung." Und im Folgenden kann man lesen: „Ich hatte Glück, überraschendes Glück, es war fast wie Zauberei […]. Es bestand kein Zweifel, dass ich ein erfolgreicher Arzt war. Doch welches war das Geheimnis des Erfolgs? Im Hinblick auf den Arzt ist es ohne Zweifel: Hoffnung erwecken. Ein Doktor, der diese Fähigkeit hat, kann sogar Tote wiedererwecken."

Zuletzt findet sich neben vielen anderen Quellen eine Textstelle in Karen Blixens Novelle „Schatten wandern übers Gras" (Fortsetzung des bekannten Romans „Jenseits von Afrika", der auch verfilmt wurde). Darin erinnert sie sich, wie sie einmal die Schmerzen eines schwer verletzten Kindes inmitten der Wildnis gelindert hat:

„Es ist traurig, sich an der Seite eines bedauernswert leidenden Menschen wiederzufinden, ohne ihm helfen zu können. In dieser ausweglosen Situation steckte ich meine Hand in die Hosentasche und holte eine Karte des Königs hervor. ‚Kitau, ich habe etwas Wunderbares. Jeder auf der Welt weiß, dass eine Karte des Königs jeden Schmerz vertreibt, egal wie schlimm er auch sein mag.' Ich versuchte, mein ganzes Herz in diese Worte zu legen, dort, in der Wildnis, wo Kitau und ich ganz alleine waren. […] Es war merkwürdig, wie die Worte oder die Geste sofort eine Wirkung auf ihn zeigten […] und ich war überrascht zu hören, wie er sagte: ‚Es ist wundervoll.' Und er sagte wieder: ‚Ja, es ist wundervoll. Bleibe bei mir und lege mir die Karte auf die Brust, damit der Schmerz nicht zu mir zurückkommt.‘ Das Gerücht über die verblüffende Heilwirkung der Karte verbreitete sich schnell auf der Farm, weshalb oft von ihr als Heilmittel gesprochen wurde. (Sie baten mich oft, die Karte des Königs für einen Tag oder eine Nacht ausleihen zu dürfen und trugen sie in ihre Hütte, um den Todeskampf der Schwiegermutter oder die Schmerzen eines Säuglings zu lindern.)“ Die Autorin kommt zu dem Schluss: „Vom ersten Moment an hatte die Karte des Königs die gleiche Bedeutung wie mein Arzneimittelvorrat. Dies wurde von den Eingeborenen akzeptiert, ohne dass ich einzugreifen brauchte, solange die Beschwerden verschwanden und kein Schmerz oder Stechen sich ihr widersetzten.“

Der Placebo-Effekt ist auch heute noch ein einmaliges Werkzeug der Medizin. Mit dem Aufkommen der wissenschaftlichen Pharmakologie schien es unwichtig geworden zu sein, mit Ermutigungen Zeit zu verlieren. Dabei ist es nach wie vor wichtig, dem Patienten in Ruhe zuzuhören, sich sorgfältig um ihn zu kümmern und alle Mittel einzusetzen, um ihm Mut zu machen und Vertrauen zu vermitteln. Man sollte die Selbstheilungskräfte nicht unterschätzen, die schon von den Ärzten des Altertums angewendet wurden.

In den letzten Jahren wurde immer wieder von überraschenden Erfolgen berichtet. Glücklicherweise erweckte der Placebo-Effekt wieder das Interesse der Wissenschaften. Dadurch könnte die Wirksamkeit von Arzneimitteln gesteigert und ihre Dosierung reduziert werden. Dennoch sollten wir Mediziner uns auf unsere Aufgabe besinnen, zuzuhören, die Patienten, die Hoffnung suchen und dankbar sind, wenn ihre Behandlung nicht nur aus verschriebenen Rezepten besteht, in ihrer Krankheit zu begleiten. Gerade bei besonders schwierigen Fällen, wie der Behandlung von Schmerzpatienten, zeigt sich der Placebo-Effekt als sehr hilfreich.

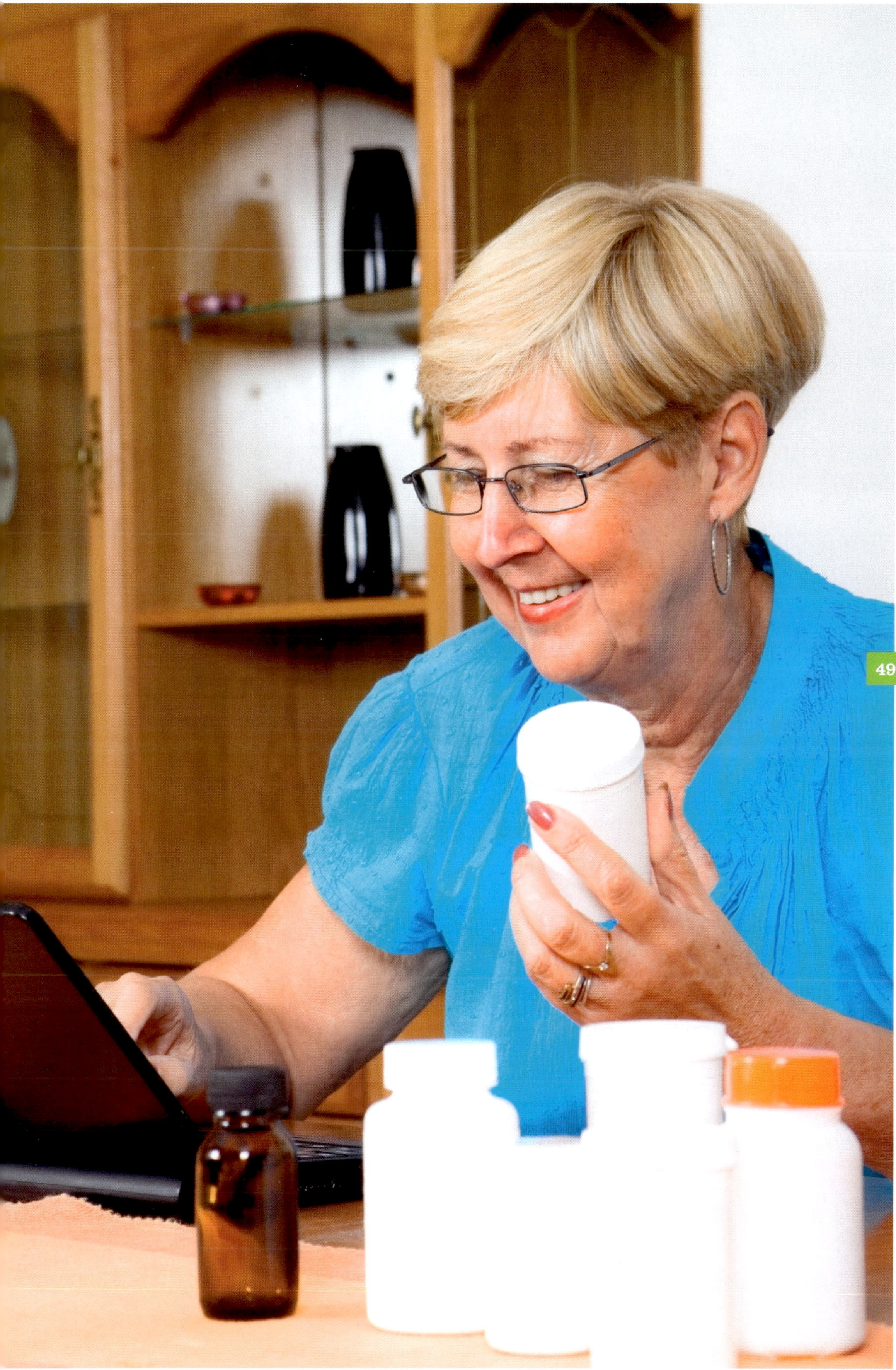

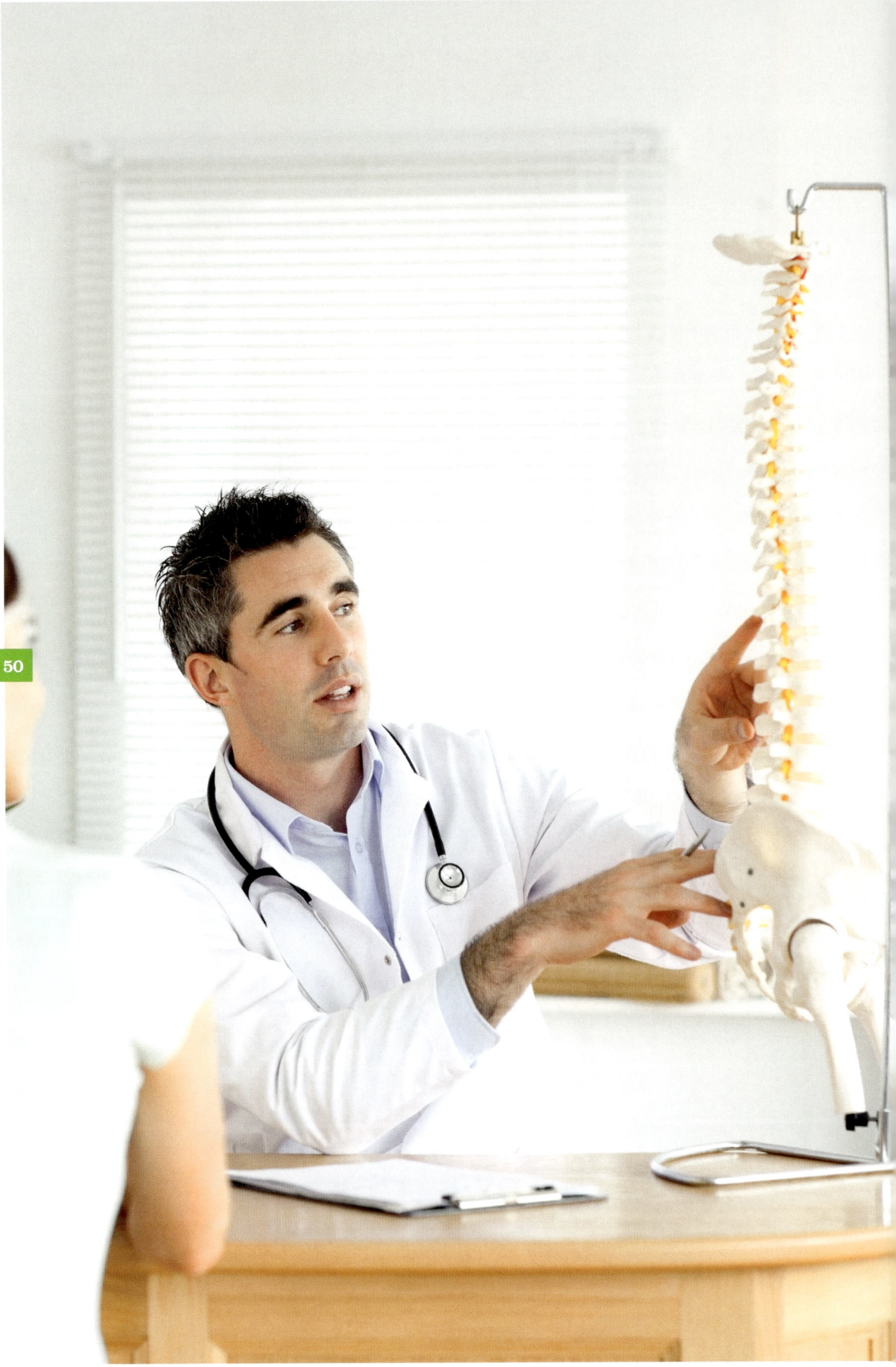

Behandlungsmöglichkeiten der Schmerzkliniken

Seit Ende des letzten Jahrhunderts wurden in der Pathophysiologie (Untersuchung der Funktionsmechanismen, die zu krankhaften Veränderungen führen) von Schmerzphänomenen spektakuläre Fortschritte gemacht, da mittlerweile bessere Diagnosetechniken und Behandlungsmethoden zur Verfügung stehen. Außerdem erkannte man, dass zur adäquaten Behandlung von Schmerzpatienten spezielle Einrichtungen notwendig sind, was schließlich zur Gründung von mehreren Schmerzkliniken geführt hat.

Die Fachärzte benötigen eine bessere Ausbildung, um insbesondere Patienten mit chronischen Schmerzen so gut wie möglich behandeln zu können. Auf diese Weise hat sich die Schmerztherapie als neues Spezialgebiet entwickelt, für das viele Fachleute wichtige medizinische Beiträge leisten.

Schmerzkliniken sind ausgerichtet auf Vorbeugung, Diagnose, Behandlung sowie auf Forschung und Lehre. Die Teams von Fachärzten bestehen in der Regel aus medizinischen Spezialisten in der Schmerztherapie, die sich ständig fortbilden und bei ihrer Behandlung multidisziplinär (durch voneinander unabhängige Fachärzte, die ihre getrennt erzielten Ergebnisse zusammenführen) vorgehen, zumal sich mit gewöhnlichen medizinischen Methoden oftmals kaum Erfolge erzielen lassen. Man ist dort stets auf der Suche nach neuen therapeutischen Möglichkeiten, mit denen der Schmerz sicher und effizient behandelt werden kann. Ihr Anliegen ist die ganzheitliche Betreuung insbesondere von chronischen Schmerzpatienten zur Steigerung ihrer Lebensqualität und Wiederherstellung ihres körperlichen, sozialen und emotionalen Wohlbefindens. Für den Großteil der Patienten bestehen keine Heilungsmöglichkeiten hinsichtlich der zugrunde liegenden Krankheit, weshalb sich die Therapie um eine Linderung der Krankheitssymptome bemüht.

Die Behandlung von Patienten mit chronischen Schmerzen erfolgt nicht nur auf biologischer (Schmerzlinderung), sondern ebenso auf psychologischer Ebene. Dem Patienten soll bei allen Beschwerden geholfen werden, weshalb psychologische oder psychiatrische Symptome sowie deren soziale Auswirkungen miteinbezogen werden müssen. Aus diesem Grund sind klinische Psychologen oder Psychiater mit Erfahrungen in der Behandlung von Schmerzpatienten für das Personalprofil einer Schmerzklinik von großer Bedeutung.

In der Erforschung von Schmerzphänomenen wurden mittlerweile große Fortschritte gemacht.

Das Konzept der fachübergreifenden Schmerzbehandlung geht auf Dr. John J. Bonica zurück, der es in den 50er-Jahren zum ersten Mal anwendete. Die Idee entstand während der Betreuung von schwer behandelbaren Schmerzpatienten, bei der die verschiedenen medizinischen Fachbereiche nur mühsam und mit nur geringem Erfolg miteinander in Beziehung gebracht werden konnten. Es zeigte sich, dass eine multidisziplinäre Auswertung und Behandlung die Lebensbedingungen von Schmerzpatienten grundlegend verbessern konnte. Doktor Flor und seine Mitarbeiter führten eine Metaanalyse (Zusammenfassung von Primär-Untersuchungen zu Metadaten mit quantitativen und statistischen Mitteln) durch, bei der sich eine multidisziplinäre Behandlung von Schmerzpatienten im Vergleich zu einer monodisziplinären als wesentlich effektiver herausstellte. 60 % der multidisziplinär behandelten Patienten konnten die Einnahme von Schmerzmitteln reduzieren und einer Beschäftigung nachgehen, während von den monodisziplinär behandelten nur 30 % wieder in die Arbeitswelt eingegliedert werden konnten.

Außerdem konnte gezeigt werden, dass die Auswertung von Untersuchungsergebnissen in einer Schmerzklinik wesentlich kostengünstiger durchgeführt werden kann, da die Untersuchungen bei verschiedenen Fachärzten entfällt, was für das Gesundheitssystem eine Entlastung bedeutet. Die besseren Aussichten auf Genesung bringen auch für das soziale Umfeld der betroffenen Patienten eine Erleichterung.

Wann sollte man eine Schmerzklinik aufsuchen?

In einer Schmerzklinik trifft man auf sehr unterschiedliche Patienten. Viele wurden von Fachärzten überwiesen, um eine Diagnose für die Ursache ihrer Schmerzen zu bekommen, von der dann Behandlungsmethoden und Maßnahmen gegen die Symptome abgeleitet werden. Bei anderen Patienten werden zu diagnostischen Zwecken gezielt bestimmte Nerven blockiert, damit weitere Maßnahmen in Erwägung gezogen werden können. Ein Beispiel dafür ist die diagnostische Nervenblockade des Lendenbereichs vor der Durchführung einer Hochfrequenz-Therapie des betroffenen Nervs, der mit den Schmerzen in ursächlichem Zusammenhang steht. Zunächst werden also die Ursachen für die Schmerzen ermittelt und im Anschluss daran bekämpft.

Bei einer verspäteten Diagnose der Ursachen kann es zu schmerzbedingten Behinderungen kommen, die vermeidbar gewesen wären. Schmerzkliniken sollten also nicht als letzte Hilfe für schwer behandelbare Krankheitsbilder betrachtet werden.

Nach einer amerikanischen Studie ist es sinnvoll, wenn Schmerzpatienten im Zeitraum von 8 Monaten eine Schmerzklinik aufsuchen. Einer anderen Studie zufolge sollte bereits 4 – 6 Monate nach Beginn von chronischen und psychisch wie sozial beeinträchtigenden Schmerzen mit der Ermittlung einer geeigneten Behandlungsmethode begonnen werden.

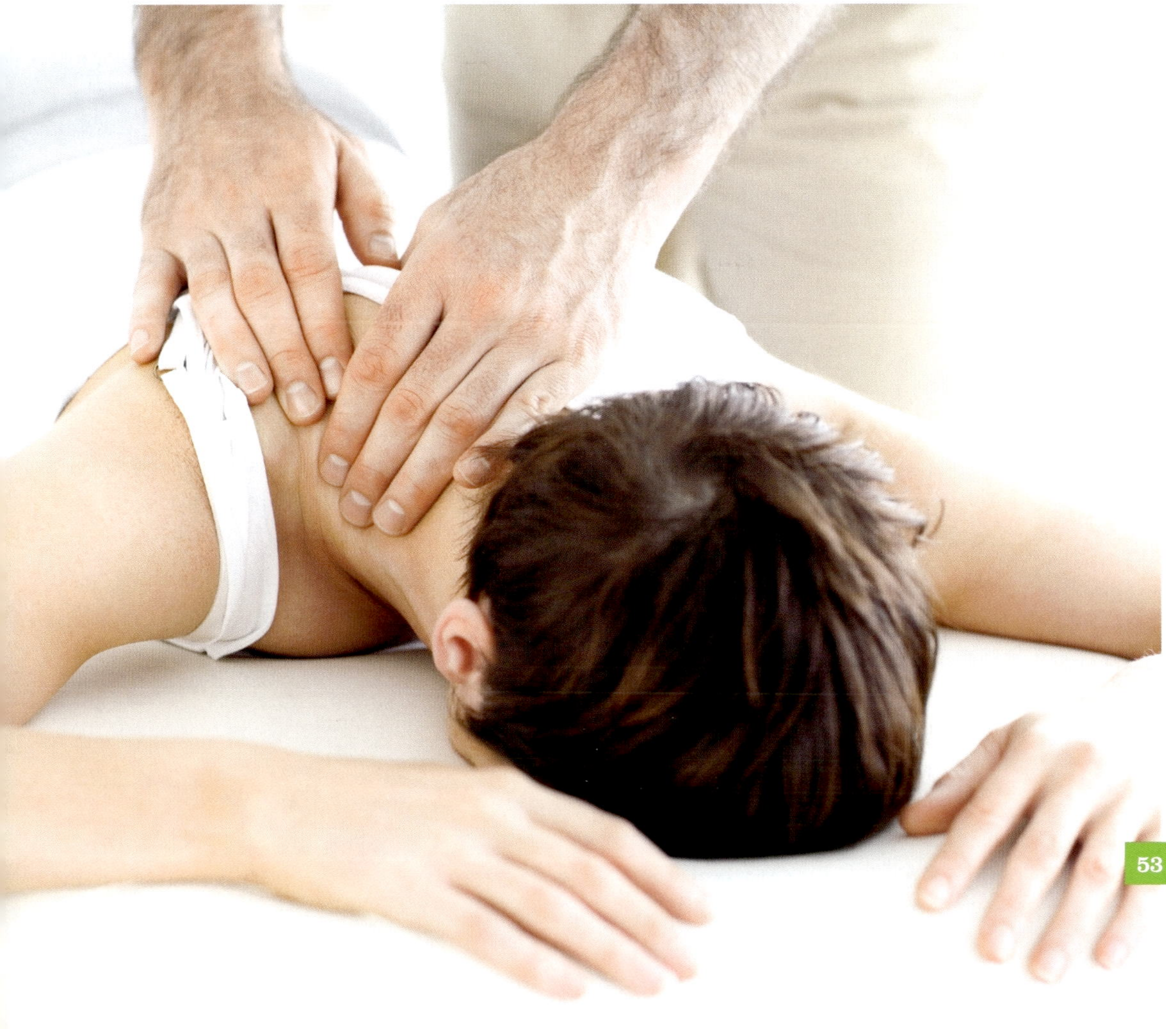

Die meisten chronischen Schmerzfälle können in drei Gruppen zusammengefasst werden: Patienten mit anhaltenden Schmerzen, deren Ursache bekannt, jedoch nicht zu beheben ist und die sich nicht lindern lassen, was eine erhebliche Beeinträchtigung des Alltags sowie eine schwere Belastung der Psyche mit sich bringt; Patienten mit anhaltenden Schmerzen ohne bekannte und nachgewiesenermaßen schwerwiegende Ursache; Patienten mit einem bekannten Krankheitsbild, das durch eine frühzeitige Behandlung in einer Schmerzklinik gelindert werden kann: z. B. Post-Zoster-Neuralgie, d. h. starke Nervenschmerzen in Folge einer Gürtelrose durch das Varizella-Zoster-Virus, durch Krebs ausgelöste Schmerzen, komplexes regionales Schmerzsyndrom oder Phantomschmerzen.

In all diesen Fällen können Schmerzkliniken aus medizinischer Sicht zur Linderung

Schmerzkliniken können medizinisch Linderung verschaffen und Auswirkungen von Schmerzen reduzieren.

beitragen und die psychologischen und sozialen Auswirkungen von Schmerzen somit reduzieren. Man hat hier die Möglichkeit, die Behandlung auf der Grundlage der klinischen Entwicklung sowie der Vorgeschichte des Patienten im Team stets zu überdenken und zu verbessern und einen Arbeitsplan zu entwickeln, in dem bestimmte Behandlungsziele (Schmerzlinderung, bessere Beweglichkeit und gesteigertes Wohlbefinden) festgelegt werden. Darüber hinaus wird auch der Patient dazu angehalten, sich mit der Entwicklung seines Krankheitsbildes auseinanderzusetzen.

Auch die Nachsorge ist ein wichtiger Aufgabenbereich der Schmerzkliniken, bei dem die erzielten Erfolge ausgewertet werden. Nachdem die Schmerzen unter Kontrolle gebracht worden sind, können die Patienten vom Hausarzt weiterbehandelt werden.

Schmerzkliniken sollten also keinesfalls als unzugängliche Einrichtungen oder letzte Hilfsmöglichkeiten betrachtet werden. Gerade wenn sie frühzeitig aufgesucht werden, können die besten Erfolge erzielt werden.

Behandlung mit Schmerzmitteln

Im vorangehenden Kapitel haben wir gesehen, wie der Mensch schon seit Anbeginn zahllose Schmerzbehandlungsmethoden angewendet hat. Bereits in alten Zivilisationen wurden zahlreiche pflanzliche Wirkstoffe (Opium, Morphium, Acetylsalicylsäure) zur Schmerzlinderung eingesetzt, die bis in die heutige Zeit bedeutsam sind.

Nicht alle Schmerzmittel sind für alle Ausprägungen von Schmerzen geeignet, sondern müssen in Abhängigkeit der Merkmale und ihrer Entstehung (Pathophysiologie) ausgewählt und eingesetzt werden. Schmerzen, die auf eine Nervengewebsverletzung zurückzuführen sind (neuropathische Schmerzen), können z. B. nicht oder nur unzureichend mit Entzündungshemmern oder nichtsteroidalen Antirheumatika (NSAR) gelindert werden, wie auch Schmerzen durch Muskelverspannungen nicht durch Opiate (Morphium usw.) behoben werden können.

Alle Arzneimittel haben mögliche Nebenwirkungen, weshalb sie stets von einem Arzt verschrieben werden sollten. Eine Selbstbehandlung beinhaltet gesundheitliche Risiken.

Entzündungshemmer und nichtsteroidale Antirheumatika (NSAR)

Sie werden vielfach als Schmerzmittel, Antipyretika (zur Fiebersenkung) oder als Entzündungshemmer eingesetzt. Es handelt sich um eine Gruppe von chemisch sehr unterschiedlichen Arzneimitteln, die jedoch einen ähnlichen Wirkungsmechanismus haben: die Reduktion von Prostaglandinen (Entzündungsbotenstoffe) durch die Hemmung des Enzyms Cyclooxigenase (COX). Die Bezeichnung „nichtsteroidal“ dient der Unterscheidung von anderen, stärkeren Entzündungshemmern, wie den Corticoiden. Das am besten erforschte

NSAR ist die Acetylsalicylsäure (Aspirin). Gleichermaßen bekannt sind Ibuprofen, Diclofenac oder Dexketoprofen. Diese Arzneimittel haben etliche Nebenwirkungen und sollten insbesondere von Patienten mit Herz-, Nieren- sowie Verdauungsproblemen oder einer gestörten Blutgerinnung nur mit großer Vorsicht eingenommen werden, da sie zu Niereninsuffizienz, Bluthochdruck, Herzinfarkt, Magengeschwür, Magendurchbruch oder Blutungen führen können. Darüber hinaus wurden allergische Reaktionen mit schwerwiegenden Auswirkungen sowie hämatologische Komplikationen beobachtet.

Paracetamol

Es ist bei Schmerzen und Fieber eines der meistverordneten Arzneimittel der Welt, insbesondere bei Kindern. Als Schmerzmittel wird es bei leichten bis mittleren Beschwerden eingesetzt. Als Entzündungshemmer oder bei Schmerzen infolge von Muskelkrämpfen (z. B. Koliken) ist Paracetamol nicht geeignet. Anders als NSAR hat es keine schädigenden Nebenwirkungen auf Magen, Nieren oder Herz-Kreislauf-System. Trotz seines breiten Anwendungsspektrums ist der genaue Wirkungsmechanismus von Paracetamol immer noch nicht vollständig bekannt. Früher ging man davon aus, dass dieser auf der Hemmung von Entzündungstransmittern im Bereich des zentralen Nervensystems (Prostaglandine) beruht. Zwar findet tatsächlich eine Verminderung dieser Substanzen im Gehirn statt, neuerdings wurde jedoch herausgefunden, dass der schmerzstillende Effekt außerdem durch die Aktivierung von Cannabinoid-Rezeptoren (Cannabidoide sind Wirkstoffe der Cannabispflanze) zustande kommt. Paracetamol ist ein zuverlässiges Arzneimittel. Die maximale Dosierung für einen Erwachsenen beläuft sich auf 4 Gramm pro Tag. Die Einnahme kann in seltenen Fällen zu einem Anstieg der Leberenzyme, zu Bluthochdruck, Überempfindlichkeit und Veränderungen der Blutwerte führen. Eine Überdosis kann schwere Leberfunktionsstörungen nach sich ziehen.

Opiate

Opiate sind ausgezeichnete Schmerzmittel, die bei mittleren bis starken Schmerzen eingesetzt werden. Sie heften sich an bestimmte Rezeptoren, die sogenannten Opioidrezeptoren, die im ganzen Körper, also im zentralen wie auch im peripheren Nervensystem, zu finden sind. Opiate werden in verschiedene Klassen unterteilt: reine Agonisten, Partialagonisten und Agonist-Antagonisten. Zu den ersten gehören das

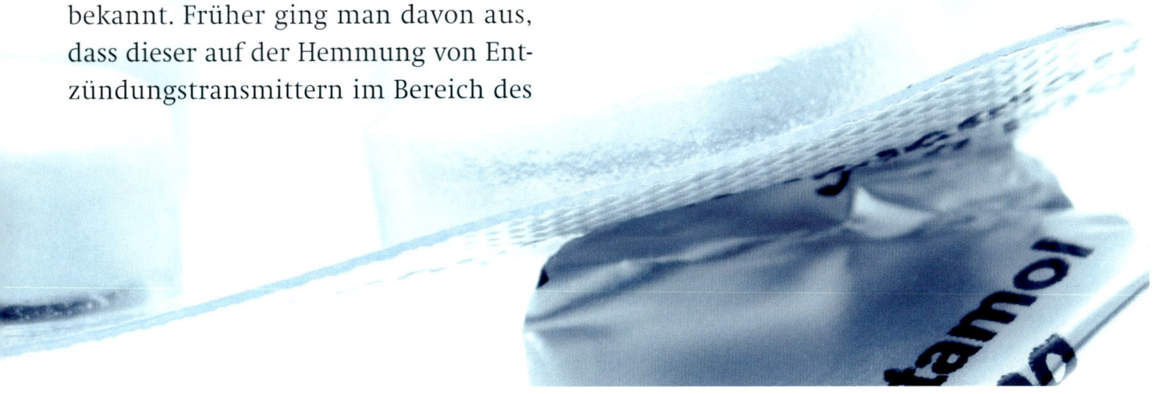

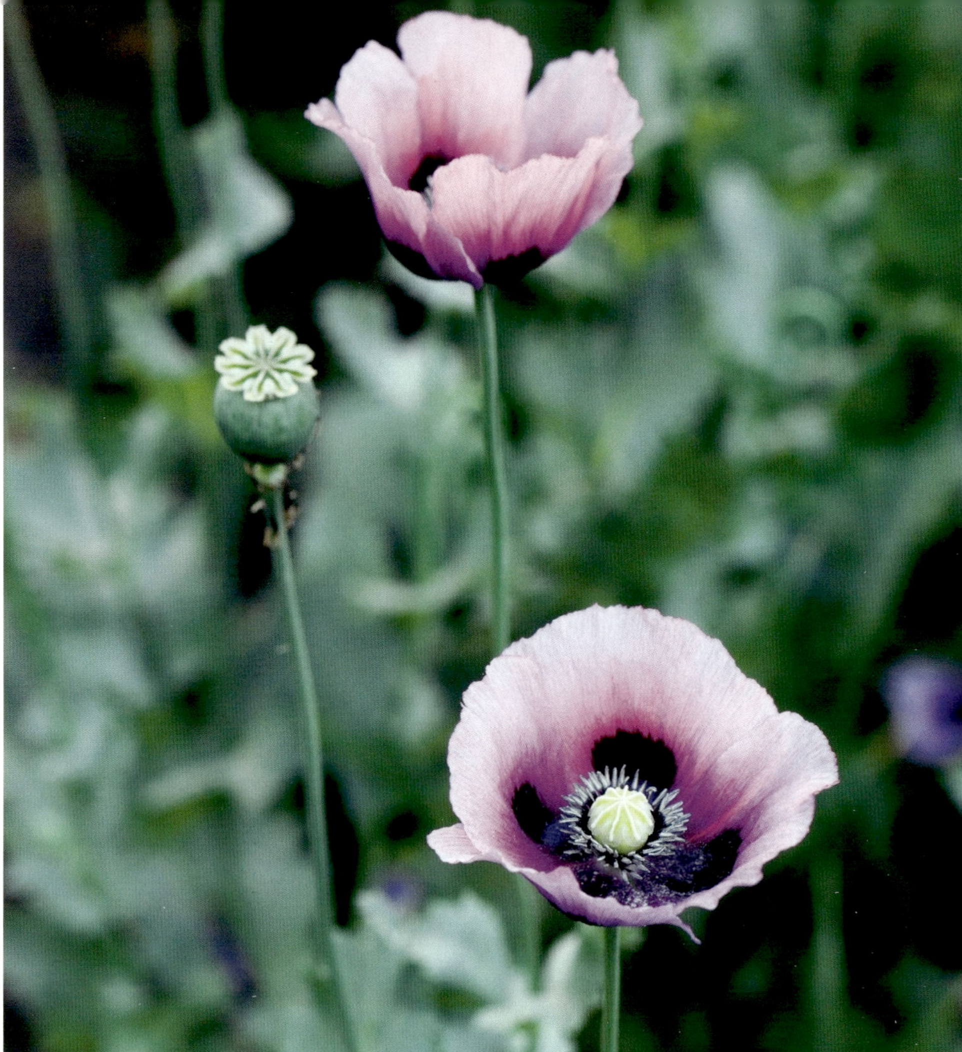

besonders häufig eingesetzte Morphium, außerdem die Hydromorphone Codein, Oxycodon, Methadon und Fentanyl. Opiate haben verschiedene Nebenwirkungen: Verstopfung, Übelkeit, Erbrechen, Harnstau, Verwirrtheitszustände, Benommenheit und Atemnot. Diese Nebenwirkungen hängen in Häufigkeit und Schwere vom jeweiligen Opiat ab. Unter den Parzialagonisten wird am häufigsten Buprenorphin verwendet. Agonist-Antagonisten dürfen in Deutschland nicht verordnet werden. Patienten, die mit einem agonistisch wirkenden Opiat behandelt werden, dürfen keinesfalls gleichzeitig agonistisch-antagonistisch wirkende Opiate einnehmen, da es zu Entzugserscheinungen oder einer Verschlimmerung der Schmerzen kommen kann.

Weitere Arzneimittel

Zur Schmerzbehandlung wird mit zunehmender Häufigkeit eine weitere Gruppe von Arzneimitteln eingesetzt: Co-Analgetika und Hilfs-Analgetika. Hilfs-Analgetika wurden ursprünglich nicht als Schmerzmittel entwickelt, haben jedoch dieselben pharmakologischen Eigenschaften und können in bestimmten Situationen eine schmerzlindernde Wirkung haben. Co-Analgetika unterstützen die Behandlung von Symptomen, die oftmals mit chronischen Schmerzen einhergehen: Schlafstörungen, Angstzustände oder Depressionen.

Antidepressiva

Sie werden nicht nur zur Verbesserung des seelischen Befindens verabreicht, sondern auch zur Wirkungssteigerung von Analgetika, wie z. B. den Opiaten. Antidepressiva entfalten ihre schmerzlindernde Wirkung durch den Anstieg von Substanzen, die auf den Schmerz einen modulierenden Einfluss haben, darunter hauptsächlich Noradrenalin (ein Neurotransmitter, der in den Nebennieren produziert wird). Mit Antidepressiva können verschiedene Schmerzbeschwerden behandelt werden, wie z. B. Neuropathien aufgrund von Diabetes oder Post-Zoster-Neuralgien (Nervenschädigung durch das Varizella-Zoster-Virus).

Unter diesen Arzneimitteln treten insbesondere die trizyklischen Antidepressiva (Amitriptylin, Clomipramin) in den Vordergrund, die bereits seit langer Zeit im klinischen Bereich eingesetzt werden. Ihre Wirksamkeit ist durch zahlreiche Studien belegt worden. Die möglichen Nebenwirkungen erfordern bei bestimmten Patienten (Herzkranke, ältere Menschen) eine besonders sorgfältige Behandlung. Außerdem werden sie von vielen Menschen nicht vertragen, was ihren Einsatz einschränkt. Dennoch können einige Nebenwirkungen sehr hilfreich sein, wie z. B. die beruhigende Wirkung des Amitriptylins, was für Patienten mit Schlafstörungen sinnvoll sein kann.

Eine vergleichsweise neue Gruppe von Antidepressiva sind die Wiederaufnahmehemmer von Serotonin (Fluoxetin, Paroxetin) und die dualen Wiederaufnahmehemmer von Serotonin und Noradrenalin (Duloxetin, Venlafaxin). Ihre Vorteile liegen in den geringeren Nebenwirkungen und einem niedrigeren Gesundheitsrisiko (sie sind auch für Herzkranke und ältere Menschen geeignet) bei einer vergleichbaren Wirksamkeit zur Linderung von Depressionen, wie sie bei trizyklischen Antidepressiva gegeben ist. Die meisten Arzneimittel dieser Gruppe bieten im Vergleich zu trizyklischen Antidepressiva jedoch eine weniger effektive Schmerzlinderung. Dulexetin gewinnt bei der Behandlung von chronischen Schmerzen aufgrund von Fibromyalgie (Faser-Muskel-Schmerzen) zunehmend an Bedeutung.

Man sollte jedoch berücksichtigen, dass diese Arzneimittel nicht unmittelbar wirken und erst nach einem Zeitraum von ca. ein bis zwei Wochen eine Verbesserung eintritt. In dieser Zeit ist mit Nebenwirkungen ohne gleichzeitige klinisch beobachtbare Linderung zu rechnen. Wenn der Patient mit den Nebenwirkungen zurecht kommt, sollte die Einnahme dennoch fortgesetzt werden, zumal diese nach einigen Tagen abklingen und sich die lindernde Wirkung zunehmend durchsetzt.

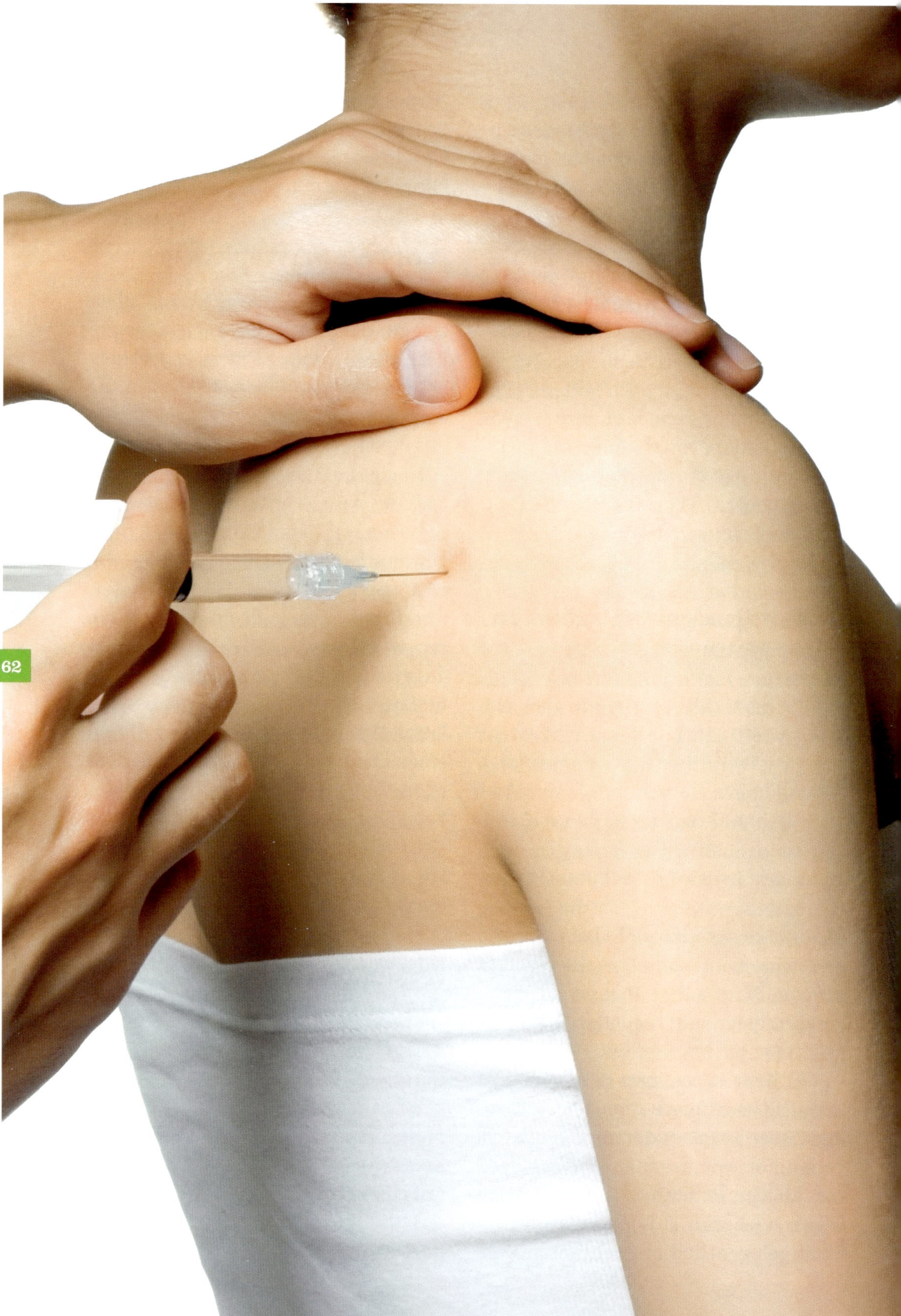

eingebracht. Diese Methode wird angewendet bei Schmerzen, die auf eine Reizung oder Entzündung einer Nervenwurzel zurückzuführen sind, was durch Tasten festgestellt oder mithilfe einer Röntgenaufnahme sichtbar gemacht werden kann. So kann das geeignete Medikament in die unmittelbare Nähe der Nervenwurzel gespritzt werden, die die Schmerzen auslösen.

Injektion in schmerzende Gelenke

Hiermit werden insbesondere Schulter-, Hüft-, Knie- und Sakroiliakalgelenk (ein Gelenk im unteren Bereich des Rückens, mit dem rund 15 % aller Fälle von Rückenschmerzen in Zusammenhang stehen) behandelt. In der Regel kommt ein Lokalanästhetikum in Kombination mit Corticoiden zur Anwendung. Sinnvoll ist es, die entsprechende Stelle zuvor durch eine Röntgenaufnahme zu lokalisieren.

Injektionen in die Gelenke der Wirbelsäule

Zur Diagnose und Behandlung von Rückenschmerzen, deren Ursache in den Gelenken der Wirbelsäule vermutet wird. Die einzelnen Wirbel sind durch die Wirbelgelenke miteinander verbunden. Sollten hier krankhafte Veränderungen wie z. B. Arthrose auftreten, kann es zu Schmerzen im Lendenbereich kommen. Vor dem Einspritzen wird die entsprechende Stelle radiologisch bestimmt (Durchleuchtung). Auch hierbei besteht die injizierte Lösung, die direkt ins Gelenk (intraartikuläre Blockade) oder in die unmittelbare Umgebung des gereizten Nervs gespritzt wird, aus einer Mischung aus Lokalanästhetikum und Corticoiden. Sollte diese Methode den Verdacht bestätigen oder die Behandlung erfolgreich sein, können weitere Therapieformen wie z. B. die Radiofrequenz-Neurotomie der schmerzübertragenden Nervenenden eingesetzt werden.

Transkutane elektrische Nervenstimulation (TENS)

Hierbei wird im Bereich der betroffenen Stelle auf der Haut mittels Elektroden eine elektrische Spannung angelegt. Dadurch können bestimmte Nervenfasern stimuliert werden, wodurch die Schmerzweiterleitung zum Gehirn behindert oder unterbrochen werden soll (in Anlehnung an die Pfortentheorie). Diese nichtinvasive Behandlungsmethode ist leicht anzuwenden und hat kaum Nebenwirkungen.

Iontophorese

Bei diesem medizinischen Verfahren wird ein schwacher elektrischer Gleichstrom an der Haut angelegt, durch den schmerzlindernde Arzneimittel wie Lokalanästhetika und Corticoide schneller durch die Haut in die entsprechenden

Die einzelnen Wirbel sind durch die Wirbelgelenke miteinander verbunden.

Gewebe gelangen. Es ist schmerzlos und zuverlässig in der Anwendung und kann bei schmerzhaften Erkrankungen wie Hexenschuss oder Arthrose erfolgreich eingesetzt werden.

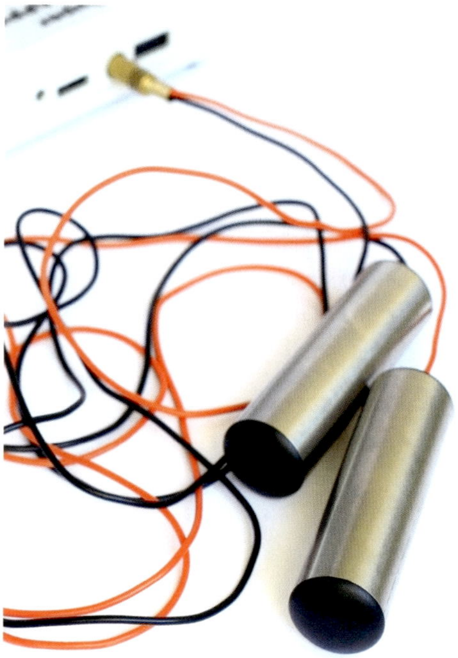

Triggerpunkttherapie

Damit können schmerzhafte Muskelverhärtungen aufgelöst werden. Oftmals wird dabei ein Lokalanästhetikum oder ein Corticoid in die jeweils ertastete Stelle injiziert, die mit den Schmerzen des Patienten in Verbindung steht (Triggerpunkt). Dadurch wird der Schmerzreiz blockiert und der angespannte Muskel kann sich entspannen. Oftmals genügt als Injektionslösung auch isotoische Kochsalzlösung oder es können Akupunkturnadeln gesetzt werden. Diese Behandlungsform ist weitgehend schmerzfrei, besonders sanft und kann je nach Anzahl an Triggerpunkten in 5–10 Minuten durchgeführt werden.

Radiofrequenz-Neurotomie

Hierbei werden zwei Elektroden angelegt, durch die hochfrequente elektrische Energie fließt. Eine der Elektroden ist bis auf die Spitze vollständig isoliert (aktive Elektrode). Die andere Elektrode (dispergierende oder zerstreuende Elektrode) besteht aus leitfähigem Material mit größerer Oberfläche (im Vergleich zum nichtisolierten Bereich der aktiven Elektrode). Beim Passieren von elektrischem Strom durch diesen Kreislauf entsteht in der aktiven Elektrode wirksame Wärme.

Die Radiofrequenztherapie kann zur Behandlung von Trigeminusneuralgie eingesetzt werden.

Je nach Anwendungsbereich der so erzeugten Wärme unterscheidet man zwei Formen von Radiofrequenztherapie. Mit der klassischen Radiofrequenz-Neurotomie bei Temperaturen oberhalb von 67 °C werden die schmerzleitenden Nervenbahnen unterbrochen. Bei der pulsierenden Radiofrequenztherapie bei Temperaturen unterhalb 45 °C kommt es zu Veränderungen im Bereich der Nervenmembran und es werden vermehrt Transmitterhemmer ausgeschüttet. Dabei entstehen keine Gewebsschäden. Je nach Ort und Form der Schmerzen wird die eine oder die andere Behandlungsmethode eingesetzt. Die verschiedenen Formen der Radiofrequenztherapie können z. B. bei der Behandlung von Trigeminusneuralgie, Schmerzen im Bereich der Lendenwirbelsäule (Facettenarthrose, d. h. Arthrose der kleinen Wirbelgelenke), Zervikalsyndrom (Beschwerden im Halswirbelsäulenbereich), Zervikal-Brachial-Syndrom, Intercostalneuralgie (Nervenschmerz der Brustwand entlang eines Zwischenrippennervs), schwer zu behandelnde Tumorschmerzen oder zur Sympathektomie (Durchtrennung einzelner Ganglien des sympathischen Nervensystems) im Bereich der Lendenwirbelsäule angewendet werden.

Lokale Blockade des vegetativen Nervensystems

Bei bestimmten Krankheiten wird der Schmerzreiz durch das vegetative Nervensystem übertragen. Um den Schmerz einzudämmen, müssen zum vegetativen Nervensystem gehörige Nerven blockiert werden. Für gewöhnlich werden diese radiologisch lokalisiert und mit einem Lokalanästhetikum behandelt. Gelegentlich wird die Reizleitung des betroffenen Nervs auch mithilfe von Medikamenten (chemische Neurolyse) oder Hitzeeinwirkung (Thermokoagulation durch Radiofrequenz-Neurotomie) unterbrochen. Die meisten Blockaden am vegetativen Nervensystem erfolgen am *Ganglion stellatum* (eine Nervenzellenansammlung seitlich des ersten Brustwirbels), am Solarplexus (am Übergang vom Brustkorb zur Magengrube) und am *Plexus hypogastricus*.

Implantierbare Arzneimittel

Etliche Patienten mit chronischen Schmerzen sprechen zwar gut auf Schmerzmittel an, vertragen sie jedoch nur schlecht oder gar nicht, wenn sie eingenommen oder auf die Haut aufgetragen werden. In diesen Fällen kann das Medikament in unmittelbarer Nähe der schmerzenden Stelle eingebracht werden und daher auch in geringerer Dosierung. Mittels eines kleinen chirurgischen Eingriffs wird ein Arzneimittelreservoir eingesetzt, das durch einen Katheter (ein kleiner flexibler und dünner Schlauch) mit der schmerzenden Region verbunden ist. So sind bereits sehr kleine Mengen ausreichend. Die Wirkung von Morphium beispielsweise ist auf diese Weise nahezu 300-mal stärker als bei oraler Einnahme. Auf diese Weise können Schmerzen gelindert und die Nebenwirkungen niedrig gehalten oder gar vermieden werden.

Infiltration von Botulinumtoxin

Das Botulinumtoxin ist ein neurotoxisches (nervengiftiges) Protein, das von einem Bakterium namens *Chlostridium botulinum* gebildet wird. Aufgrund seiner Eigenschaft, die Ausschüttung von Acetylcholin (notwendig für die Muskelkontraktion) zu blockieren, wird es zu therapeutischen Zwecken in der Medizin eingesetzt. Die Kontraktionsfähigkeit der Muskulatur zu unterbinden ist sinnvoll bei den verschiedenen Formen des myofaszialen Schmerzsyndroms (Piriformis-Syndrom, d. h. Kompression des Ischiasnervs; Schmerzen in der Lendenmuskulatur).

Homöopathie und chronische Schmerzen

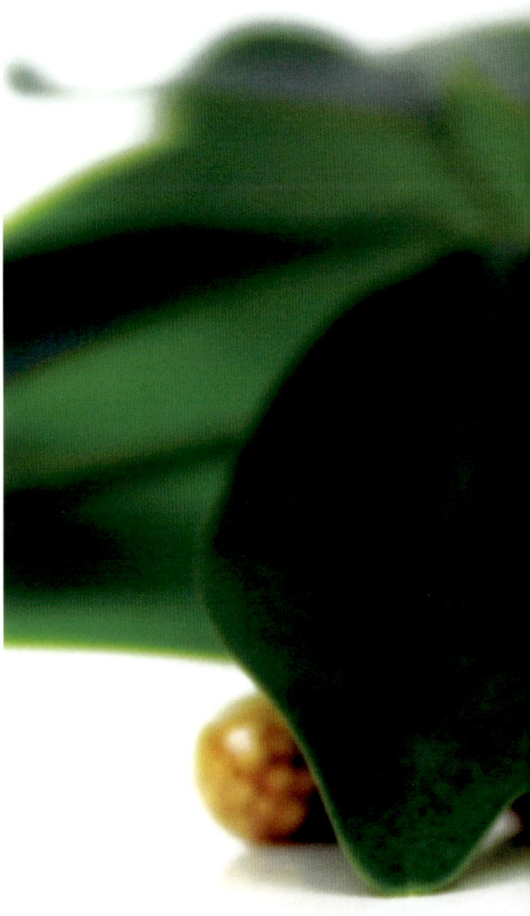

Der Begriff „Homöopathie" setzt sich zusammen aus den griechischen Worten *hómoios* (gleich, ähnlich) und *páthos* (Leid, Schmerz). Es ist eine alternative medizinische Behandlungsform, die darauf gründet, Ähnliches durch Ähnliches zu heilen und eine Steigerung der Wirkungskraft durch Verdünnung zu erlangen. Im Gegensatz dazu wird die konventionelle Medizin Allopathie (von griechisch *allós*, anders beschaffen, und *páthos*, Leid, Schmerz) genannt, deren Wirkungsprinzip entgegengesetzt ist: Die Krankheitssymptome werden mit chemischen Substanzen behandelt, die diesen entgegenwirken.

Seit vielen Jahren wird versucht, der tatsächlichen Wirkungsweise dieser Form der alternativen Medizin auf den Grund zu gehen, was bis heute nicht allumfassend gelungen ist. Etliche wissenschaftliche Studien gelangen zu dem Schluss, dass die Homöopathie zur Behandlung von Krankheiten nicht wirksamer ist als Placebos (Substanzen, die keine therapeutische Wirksamkeit haben). Dennoch hat sich diese Behandlungsmethode bei chronischen Schmerzbeschwerden wie Migräne, Fibromyalgie (Faser-Muskel-Schmerzen) oder rheumatischer Arthritis als hilfreich erwiesen.

Eine der bedeutsamsten Studien wurde 2005 in der renommierten medizinischen Zeitschrift *The Lancet* veröffentlicht. In mehr als 110 Versuchsreihen zeigte sich, dass die homöopathische Behandlung nicht effektiver war als die Gabe von Placebos.

Die Autoren der Studie berichteten, dass die homöopathisch behandelten Personen hauptsächlich aus der Behandlungsform als aus der Homöopathie selbst Nutzen zogen, zumal diese dem Patienten mehr Zeit und Aufmerksamkeit widmet als die konventionelle Medizin.

In Bezug auf die Behandlung chronischer Schmerzen mithilfe der

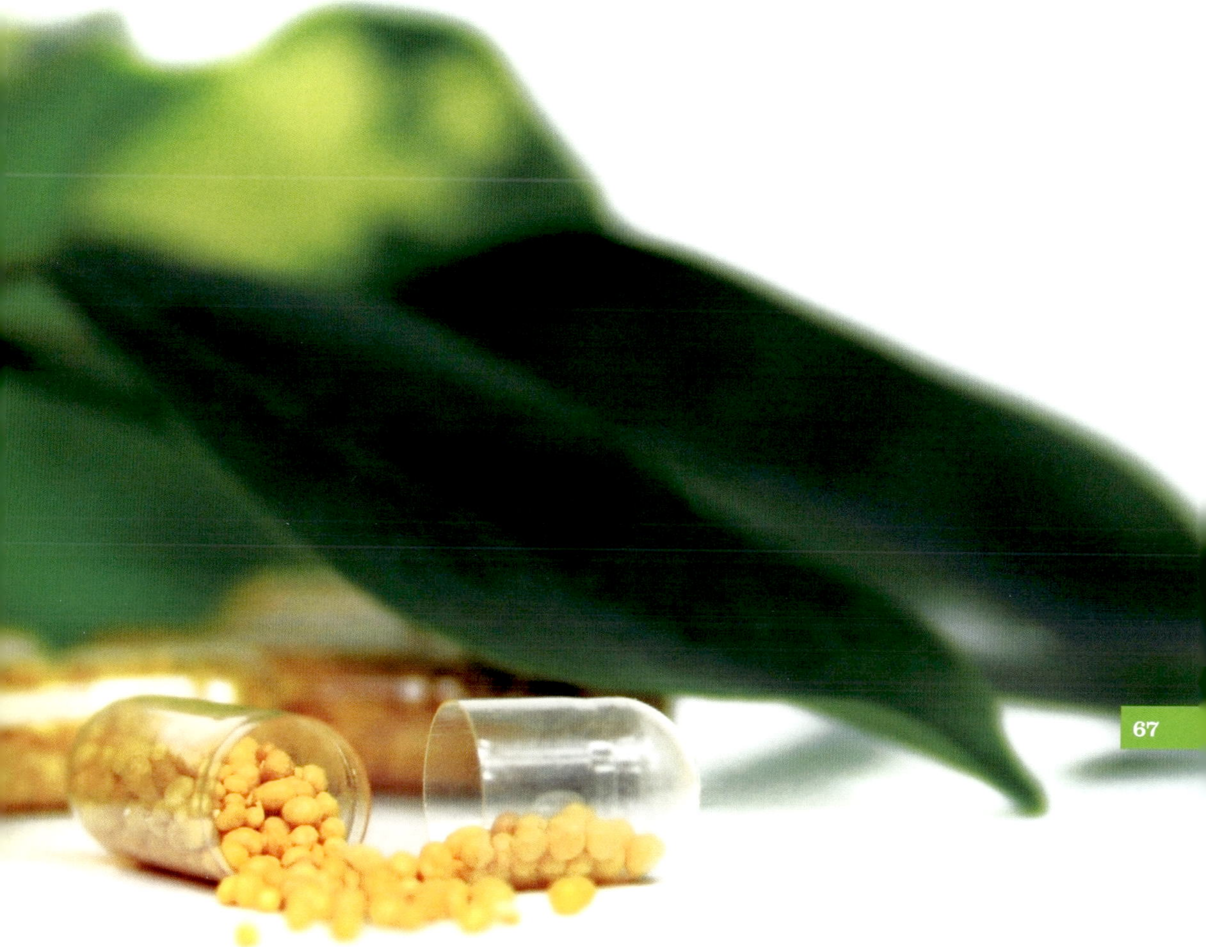

Homöopathie gibt es viele verschiedene Ansichten. Wie auch bei anderen Krankheiten befürworten manche Patienten die eine Behandlungsform, während sie von anderen abgelehnt wird. Wie bereits erwähnt hat sich die Homöopathie bei der Behandlung von Fibromyalgie, Migräne, Trigeminusneuralgie und rheumatischer Arthritis bewährt, auch wenn die meisten dieser Studien hinsichtlich ihrer wissenschaftlichen Methodik fehlerhaft sind.

Eine wissenschaftliche Studie aus neuerer Zeit kommt zu dem Ergebnis, dass die Homöopathie bei Fibromyalgie zu keinen nennenswerten Erfolgen führt.

Abgesehen von den einzelnen Veröffentlichungen wird diese Form der alternativen Medizin sehr unterschiedlich beurteilt. Die Diskussion ist sowohl in der beweisorientierten Medizin als auch in nichtmedizinischen Veröffentlichungen noch lange nicht abgeschlossen.

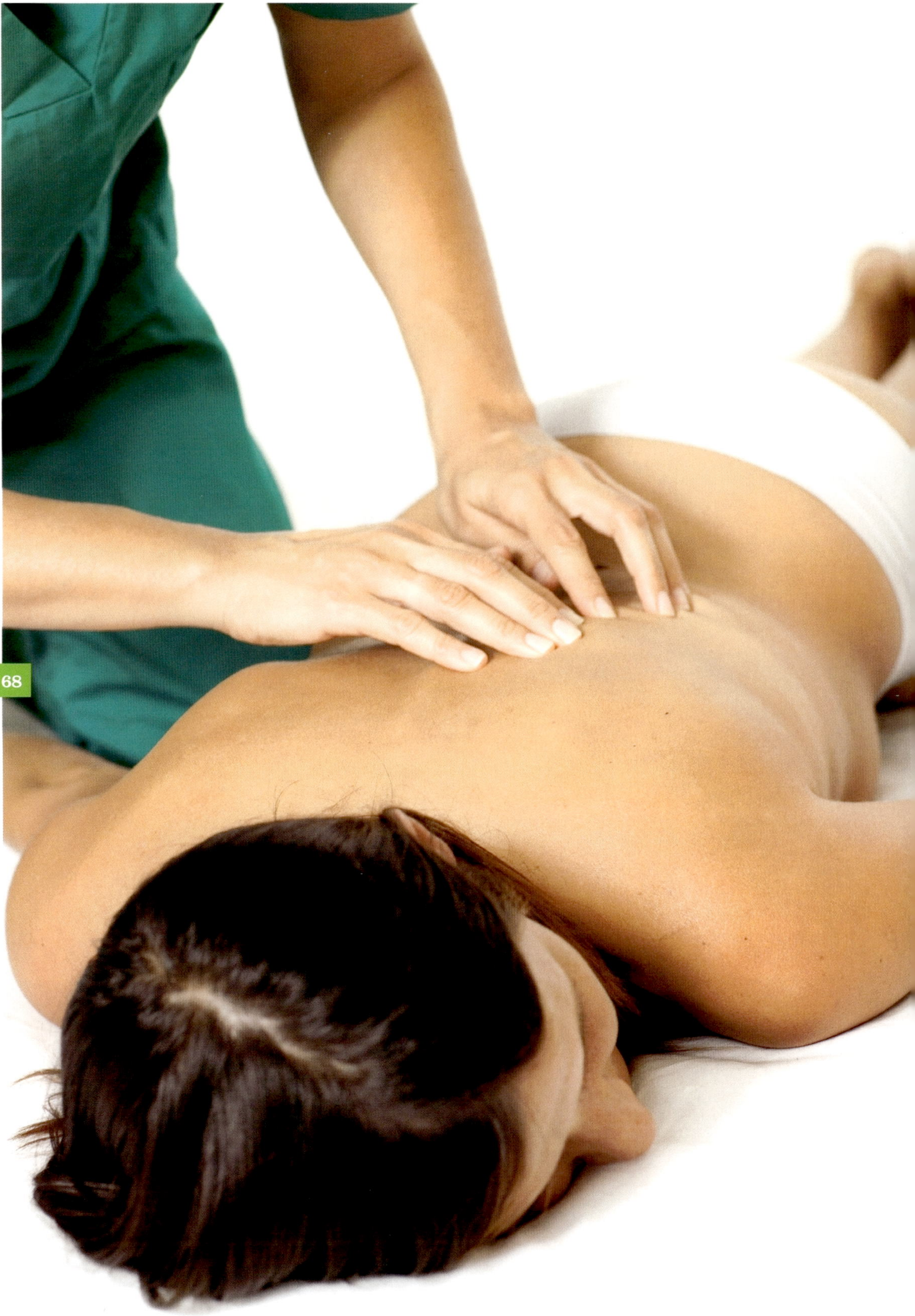

Natürliche Schmerzbehandlung

Dr. Luis Aliaga, Carlota Mañez

Wenn etwas weh tut, ist nur eines wichtig: den Schmerz zu lindern. Dabei zögern die meisten Menschen nicht, auf Schmerzmittel und gegebenenfalls Entzündungshemmer zurückzugreifen. Nur wenn der Schmerz nicht nachlässt oder sich verschlimmert, gehen wir zum Arzt, um die Ursachen dafür herauszufinden. Natürlich kann das Einnehmen von Schmerzmitteln zunächst eine Hilfe sein, jedoch verkürzt es den Schmerz, noch bevor er uns eine bestehende Gefahr übermitteln konnte. Wenn wir beispielsweise bei Rückenschmerzen sofort auf ein Schmerzmittel zurückgreifen und anschließend unsere gewohnten Aktivitäten fortsetzen (Sport, Arbeit vor dem Computer usw.), werden die Schmerzen sicherlich zunehmen. Wenn wir uns bei den ersten Schmerzanzeichen mehr Zeit nehmen, um die Ursachen herauszufinden, können wir uns angemessen verhalten und schließlich zu demselben Ergebnis gelangen: Der Schmerz verschwindet, wie auch die Ursache, durch die er entstanden ist.

Bei der natürlichen Behandlung eines gesundheitlichen Problems gilt als Erstes, für ein Gleichgewicht aller Lebensbereiche zu sorgen und nicht nur die lästigen und schmerzhaften Symptome anzugehen. Es ist außerdem wichtig, im Hinblick auf die konventionelle Medizin eine andere innere Einstellung einzunehmen. Oftmals nehmen Patienten, die sich der konventionellen Medizin anvertrauen, eine passive Haltung ein. Man sollte dabei nicht vergessen, dass durch die Einnahme von Arzneimitteln lediglich die Symptome (wie z. B. Schmerzen) bekämpft werden können. Wer sich der natürlichen Medizin zuwendet, muss selbst handeln. Die Phytotherapie (Pflanzenheilkunde) oder eine Akupressur-Behandlung helfen zwar gegen Schmerzen, jedoch muss man sich ebenso für die eigene Gesundheit einsetzen und aufmerksam sein für die Informationen, die uns unser Körper gibt.

Zur Behandlung von Schmerzen und deren Ursachen stehen zahlreiche Möglichkeiten zur Verfügung. Einige der hier vorgestellten Methoden und Techniken können Sie selbstständig durchführen, für andere benötigen Sie die Unterstützung durch einen medizinischen Experten, egal ob er nun konventionelle oder alternative Medizin praktiziert.

Der Schmerz nimmt bei der ganzheitlichen Betreuung eines Patienten eine besondere Rolle ein. Wie auch die Körpertemperatur und der Blutdruck ist er eines der wichtigsten Lebenszeichen. Chronische Schmerzen haben jedoch sowohl auf den physischen wie auch den psychischen Zustand und die Lebensqualität eines Menschen

Das Alarmsystem

Der Schmerz ist ein Anzeichen dafür, dass in unserem Körper etwas nicht in Ordnung ist. Auch wenn dieses Alarmsystem uns vor unterschiedlichen schädlichen Einflüssen schützen kann, so verwandelt es sich in einen selbst schädlichen Mechanismus, sobald der Schmerz ständig auftritt (chronische Schmerzen) und beginnt, auf unsere Lebensqualität Einfluss zu nehmen.

Der Schmerz kann leicht, mittel oder stark sein, je nachdem, durch welche Erkrankung er ausgelöst wird. Seine Wahrnehmung hängt ab von der inneren Haltung der betroffenen Person. Eine entspannte innere Haltung kann dazu beitragen, den Schmerz besser zu kontrollieren. Mit einer entspannten inneren Haltung kann er wesentlich leichter unter Kontrolle gebracht werden.

negative Auswirkungen. Dabei sind nicht nur die Erkrankung, durch die der Schmerz entsteht, sondern ebenso seine psychologischen Auswirkungen oder in der Vergangenheit liegende Schmerzerfahrungen, das soziale Umfeld wie auch die genetische Veranlagung von entscheidender Bedeutung.

Auch alternative Behandlungsmethoden sollte man nie ohne Notwendigkeit anwenden, denn auch die natürliche Medizin ist nicht frei von Nebenwirkungen oder pharmakologischen Wechselwirkungen.

Schmerzen und rheumatische Erkrankungen

Der Begriff „rheumatische Schmerzen“ wird häufig zur Bezeichnung von diffus und vorübergehend auftretenden, oftmals in Zusammenhang mit Wetterumschwüngen stehenden Schmerzen verwendet. Für Experten stehen sie mit einer rheumatischen Erkrankung des Bewegungsapparates und der Muskulatur sowie der Sehnen, Gelenke, des Bindegewebes und der Bänder in Verbindung.

Nach einer Studie der *Sociedad Española de Reumatologia* (SER, etwa: Spanische Gesellschaft für Rheumatologie) ist etwa jeder vierte Erwachsene in Spanien von einer rheumatischen Krankheit betroffen. Das macht ca. 22,6 % der spanischen Gesamtbevölkerung aus. Mehr als 6 Millionen nehmen zur Behandlung Entzündungshemmer ein, von denen etwa ein Drittel unter Nebenwirkungen auf den Magen-Darm-Trakt zu leiden haben. In Deutschland leiden rund 20 Millionen Menschen (also etwa 25 % der Gesamtbevölkerung) an rheumatischen Erkrankungen.

Um rheumatische Schmerzen zu behandeln gibt es neben der medikamentösen Behandlung jedoch auch natürliche Therapieformen, die in ihrer Wirkung nicht weniger effektiv sind. Viele Patienten mit rheumatischen Schmerzen haben bereits einen Rheumatologen

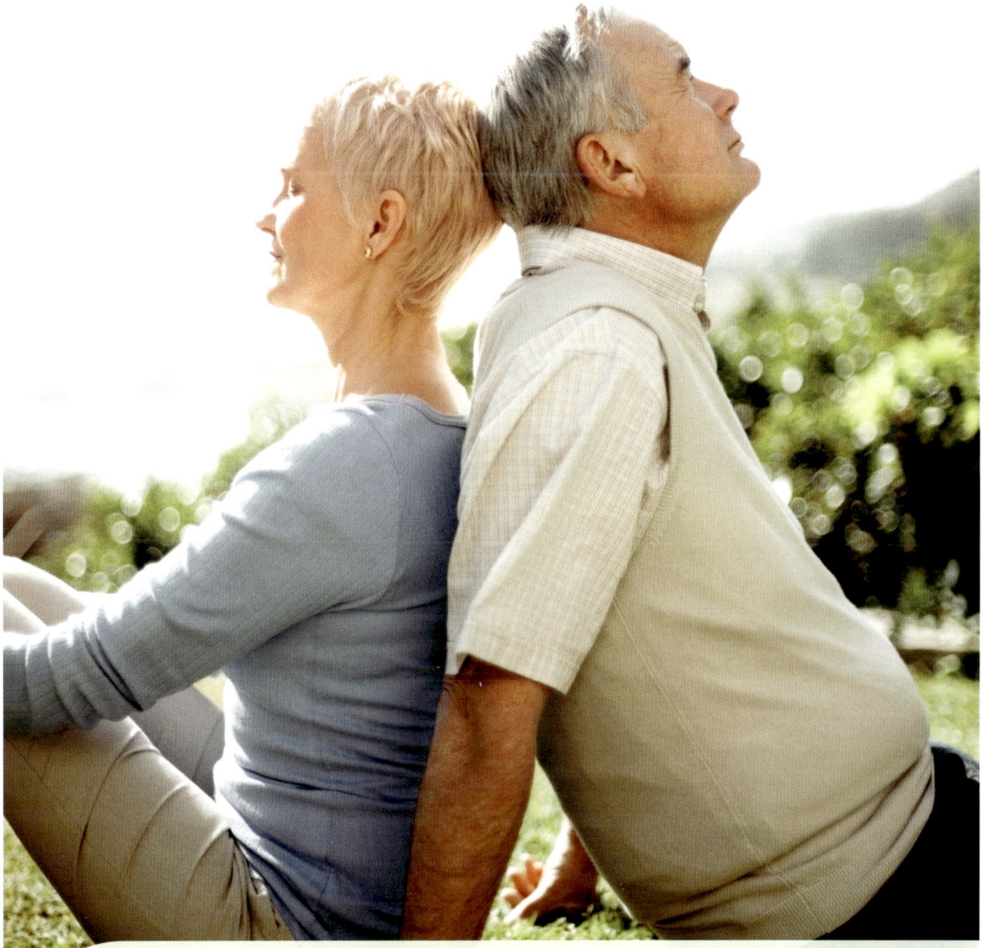

Chronische Schmerzen erhöhen die Sturzgefahr bei älteren Menschen

Nach einer Studie des *Beth Israel Diaconess Medical Center* in Boston (veröffentlicht im *Journal of the American Medical Association*) sind Menschen mit chronischen Schmerzen am Bewegungsapparat (insbesondere an den Gelenken von Armen und Beinen) und einer daraus folgenden Beeinträchtigung ihrer alltäglichen Aktivitäten viel stärker sturzgefährdet als andere. Die Daten der Studie zeigen, dass das Risiko um 50 % höher liegt, weshalb die Autoren für die Aufnahme von mittleren sowie starken und behindernden chronischen Schmerzen an zwei oder mehr Gelenken in die Liste der Sturzrisikofaktoren plädieren.

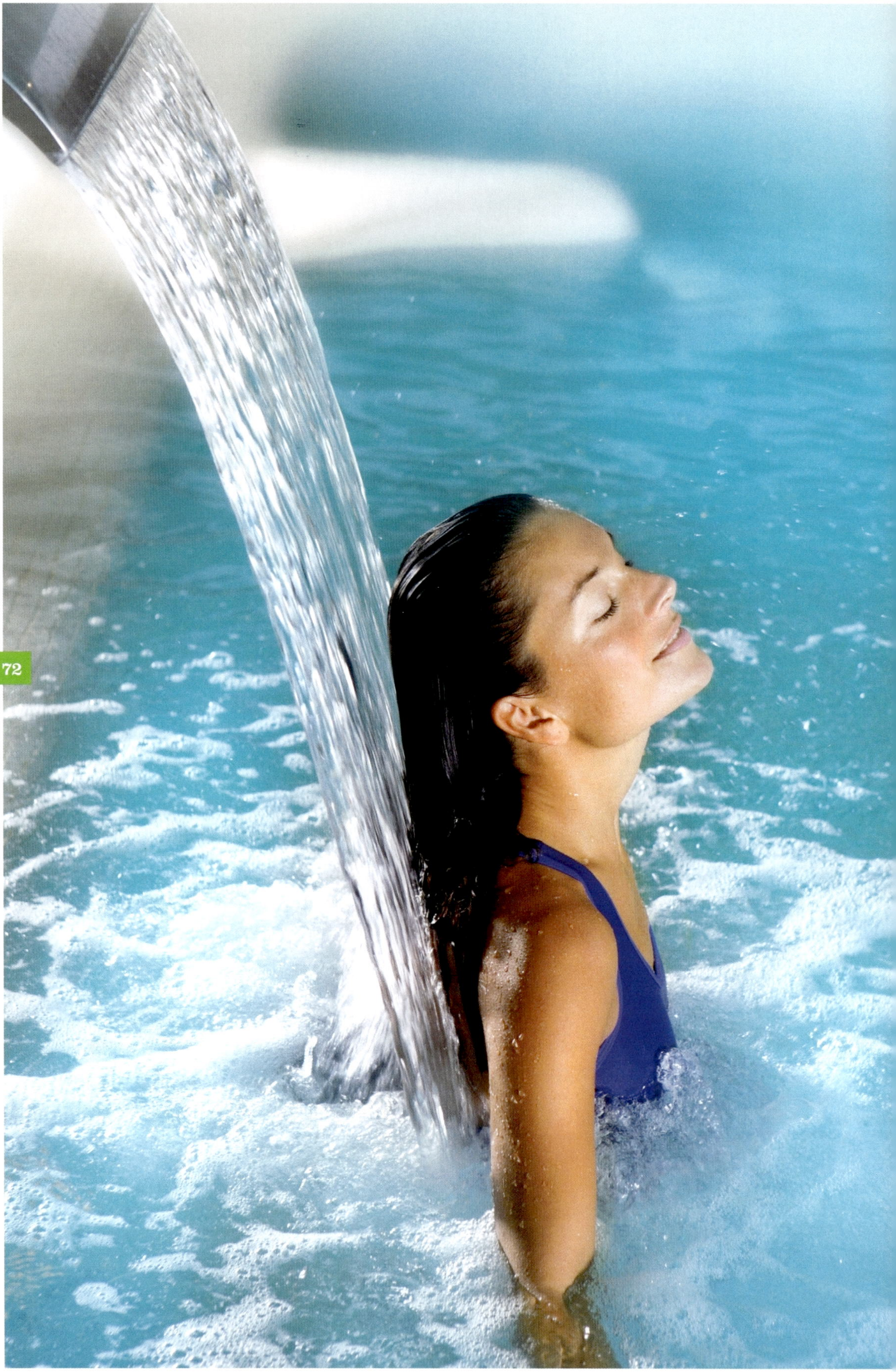

72

aufgesucht. Dieser sollte den Schmerz, abgesehen von der Behandlung des rheumatischen Vorgangs, lediglich als weiteres Krankheitssymptom betrachten.

In den vergangenen Jahren ist das Wissen über die Wahrnehmung von Schmerzen stark gewachsen, insbesondere im Hinblick auf die Abläufe und entzündlichen Vorgänge, die zu rheumatischen Schmerzen führen und die Rolle, die dabei die psychologischen Umstände des Patienten spielen.

„Bereits eine kleine Veränderung der Schmerzintensität kann den Patienten postiv beeinflussen", betonen die Autoren der rheumatologischen Fachzeitschrift *Arthritis & Rheumatism*.

Phytotherapie (Pflanzenheilkunde)

Der Einsatz von Heilpflanzen zur Behandlung verschiedener entzündlicher Vorgänge, insbesondere in Zusammenhang mit Schmerzen des Bewegungsapparates, erfreut sich eines steigenden Interesses. Bei guter Wirksamkeit bringen sie weniger Nebenwirkungen mit sich. Gelenkschmerzen, Rückenschmerzen, Hexenschuss, Gicht, Rheuma oder punktuelle Schmerzen wie Muskelzerrungen oder Verstauchungen können mit bestimmten Heilpflanzen gut behandelt werden. Einige davon werden sogar zur Herstellung von Arzneimitteln verwendet. Ein beispielhafter Wirkstoff ist die Acetylsalicylsäure (Aspirin®), die ursprünglich in der Rinde der Silber-Weide zu finden ist – ein gutes Beispiel dafür, welchen Beitrag die Pflanzen zur modernen Medizin geleistet haben.

Eine natürliche Alternative zu nichtsteroidalen Antirheumatika (NSAR) ohne Nebenwirkungen auf den Magen-Darm-Trakt ist die Afrikanische Teufelskralle *(Harpagophytum procumbens)*. Diese Wildpflanze ist in der südafrikanischen Kalahari-Wüste zu finden und für den Magen gut verträglich.

- **Afrikanische Teufelskralle**
  (Harpagophytum procumbens)
  Nach Studien des *Centro de Investigación sobre Fitoterapia* (Infito,

Heilpflanzen gegen Gelenkschmerzen

- **Aufguss gegen Rheuma:** 4,5 g Afrikanische Teufelskrallenwurzel in ein Gefäß geben und mit 300 ml Wasser übergießen, bei Zimmertemperatur 8 Stunden ziehen lassen, abgießen und in drei Portionen über den Tag verteilt trinken.
- **Tee gegen Arthritis und Gicht:** 1 Teil Silber-Weide oder Katzenbart *(Orthosiphon)* und 2 Teile Afrikanische Teufelskralle mischen. 1 TL der Mischung in eine Tasse geben und mit kochendem Wasser übergießen, 10 Minuten ziehen lassen und abgießen. Nach Belieben mit Honig süßen. Dieser Tee kann drei Mal pro Tag getrunken werden, vorzugsweise nach den Mahlzeiten.

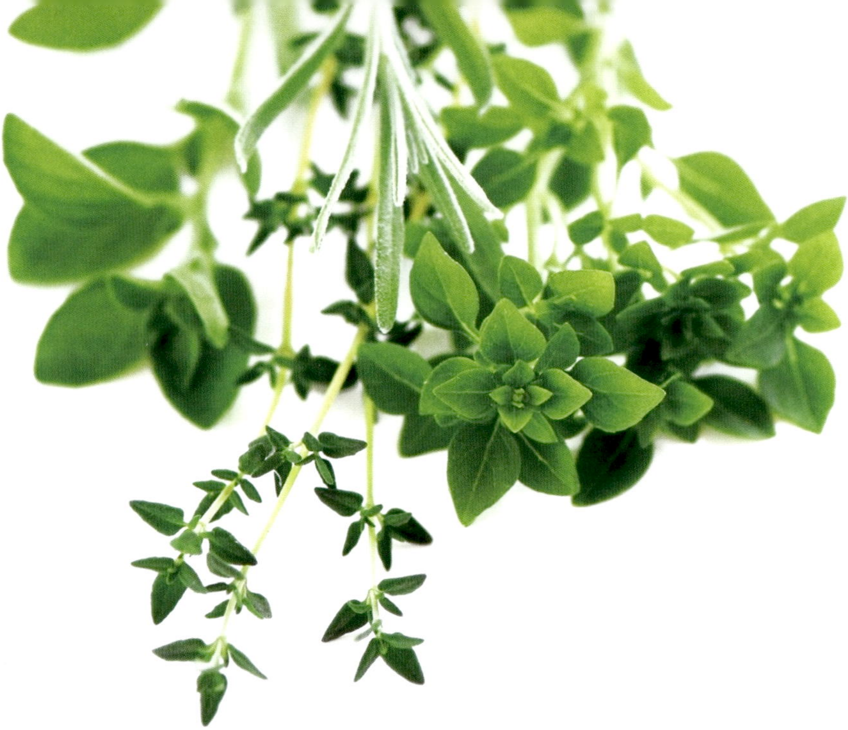

etwa: Phytotherapeutisches Forschungszentrum) ist diese Pflanze gut geeignet für die Behandlung von Schmerzen in Verbindung mit Entzündungen des Bewegungsapparates. Die bekannten Nebenwirkungen der herkömmlichen Arzneimittel treten dabei nicht auf. Verschiedene Studien zeigen die entzündungshemmende, antirheumatische und schmerzstillende Wirkung bei der Behandlung von chronischer Polyarthritis, degenerativen Gelenkserkrankungen oder leichten bis mittleren Muskelschmerzen im Lenden-, Becken- und Nackenbereich.

Die Afrikanische Teufelskralle behindert – ähnlich wie die herkömmlichen Entzündungshemmer – die Wirkung der Cyclooxygenase, einem Enzym, das für Schmerzen und Entzündungen bei rheumatischen Erkrankungen verantwortlich ist. Der schmerzlindernde und entzündungshemmende Effekt geht auf das darin enthaltene Harpagosid zurück, einen als Irioid bezeichneten sekundären Pflanzenstoff, mit dem sich die Pflanzen gegen Fressfeinde und schädliche Mikroorganismen wie Bakterien und Pilze schützen.

Die Afrikanische Teufelskralle ist als Kapseln und Tabletten erhältlich, in denen die Pflanze als Pulver vorliegt. Der bittere Geschmack der Pflanze ist in dieser sehr bequemen Darreichungsform nicht weiter störend. Der medizinisch relevante Teil der Teufelskralle ist die Wurzel, die zur Herstellung eines flüssigen Extrakts getrocknet und abgekocht wird (empfohlene Dosierung: 1,5 ml alle 8 Stunden). Man findet sie ebenso als Bestandteil von antirheumatischen Teemischungen. Bei Magengeschwüren, Gastritis oder Verschluss des Gallengangs, in Schwangerschaft und Stillzeit sowie bei Kleinkindern nicht anwenden.

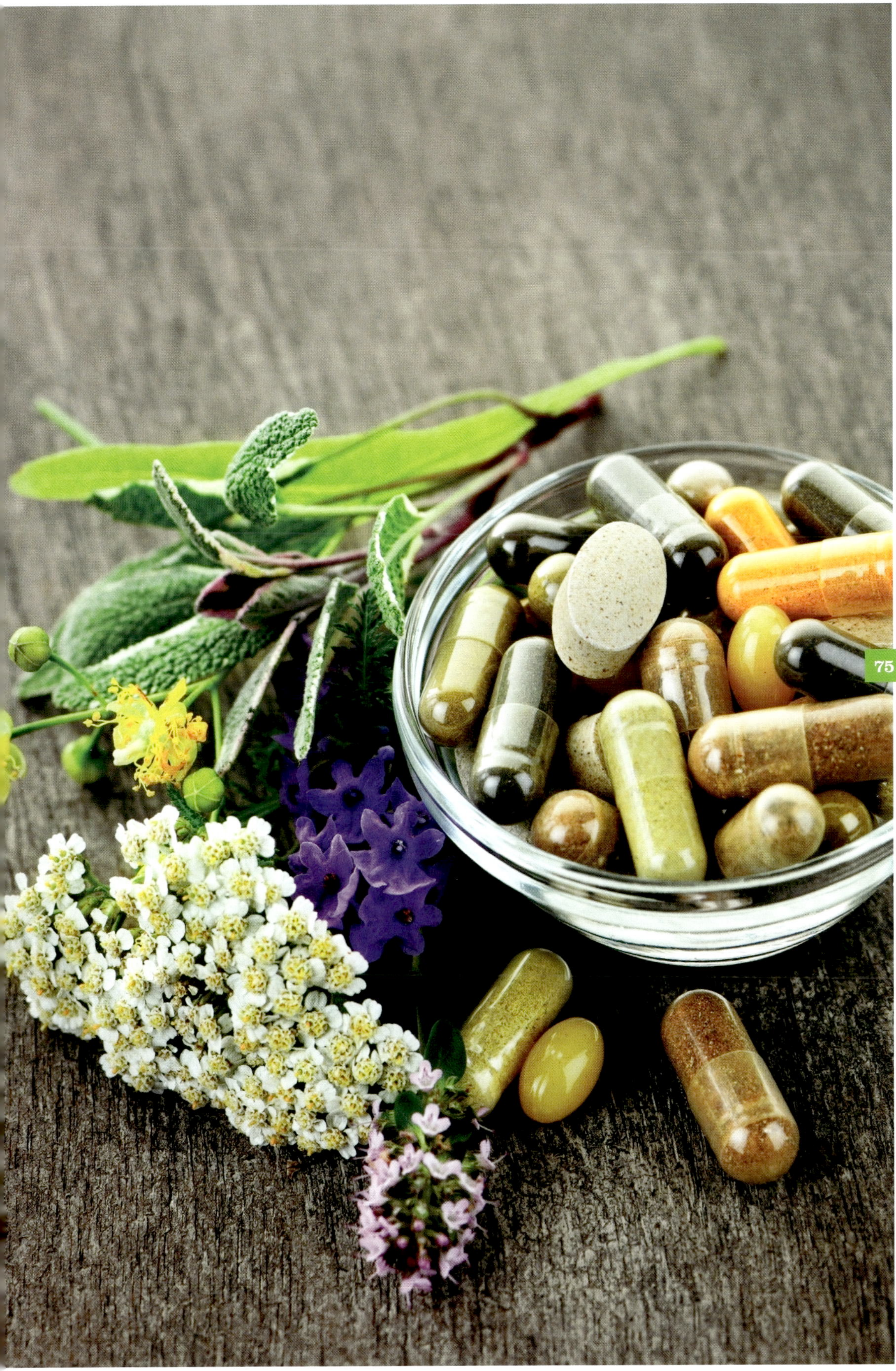

- **Berufkräuter** *(Erigeron)* **oder Kanadisches Berufkraut** *(Erigeron canadensis)*
  Diese Pflanzen wurden bereits von den nordamerikanischen Indianern aufgrund ihrer besonderen medizinischen Eigenschaften geschätzt und als harntreibende und entzündungshemmende Heilmittel verwendet. Sie lassen sich sehr gut bei rheumatischen Erkrankungen und Arthrose zur Schmerzbehandlung von entzündeten Gelenken einsetzen.

  Über seine entzündungshemmenden Eigenschaften hinaus beugt das Berufkraut durch seine harntreibende Wirkung Gichtanfällen und Wassereinlagerungen vor.

  Sie sind getrocknet und zerkleinert zur Bereitung von Tees (2 TL Kraut zur Zubereitung von 1 Tasse) oder als Pflanzenextrakt (1 – 2,5 ml alle 8 Stunden) erhältlich. Gewöhnlich werden sie auch pulverisiert in Kapselform angeboten (siehe empfohlene Dosierung des jeweiligen Herstellers).

- **Gemeine Esche** *(Fraxinus excelsior)*
  Traditionell wurde diese Pflanze bei Muskel- und Gelenkschmerzen eingesetzt. Sie besitzt nicht nur eine entzündungshemmende, sondern auch harntreibende Wirkung. Auf diese Weise können Harnstoff und Harnsäure über den Urin ausgeschieden werden, weshalb die Esche als natürliches Heilmittel bei entzündungsbedingten Schmerzen angewendet wird. Durch den harntreibenden Effekt beugt sie außerdem

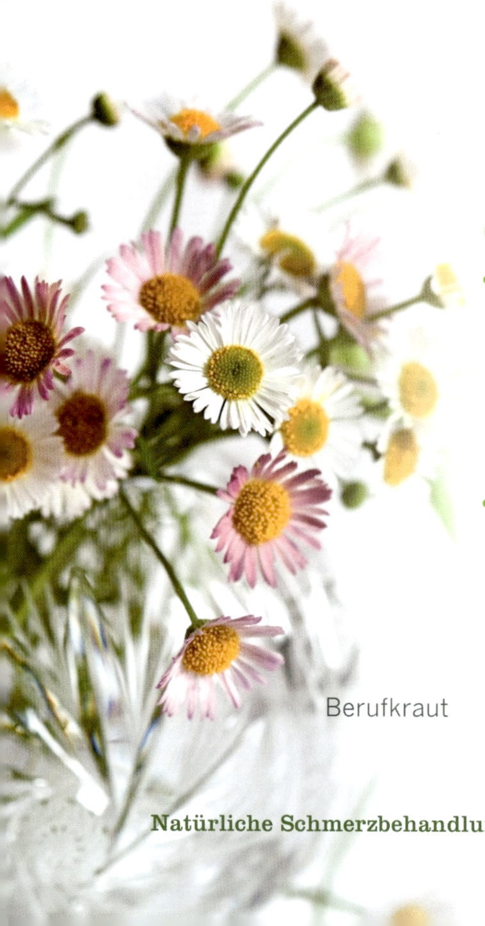
Berufkraut

Bei Gelenkschmerzen

- **Tee bei rheumatischen Schmerzen:** 1 EL getrocknetes Berufkraut mit 1 Tasse kochendem Wasser übergießen. 10 Minuten ziehen lassen und abgießen. Zur Linderung von Gelenkschmerzen können 3 Tassen pro Tag getrunken werden, vorzugsweise nach den Mahlzeiten.
- **In Kombination mit Afrikanischer Teufelskralle und Schwarzer Johannisbeere:** So kann die schmerzstillende Wirkung bei rheumatischen Erkrankungen gesteigert werden. In Schwangerschaft und Stillzeit sowie bei Kleinkindern nicht anwenden.

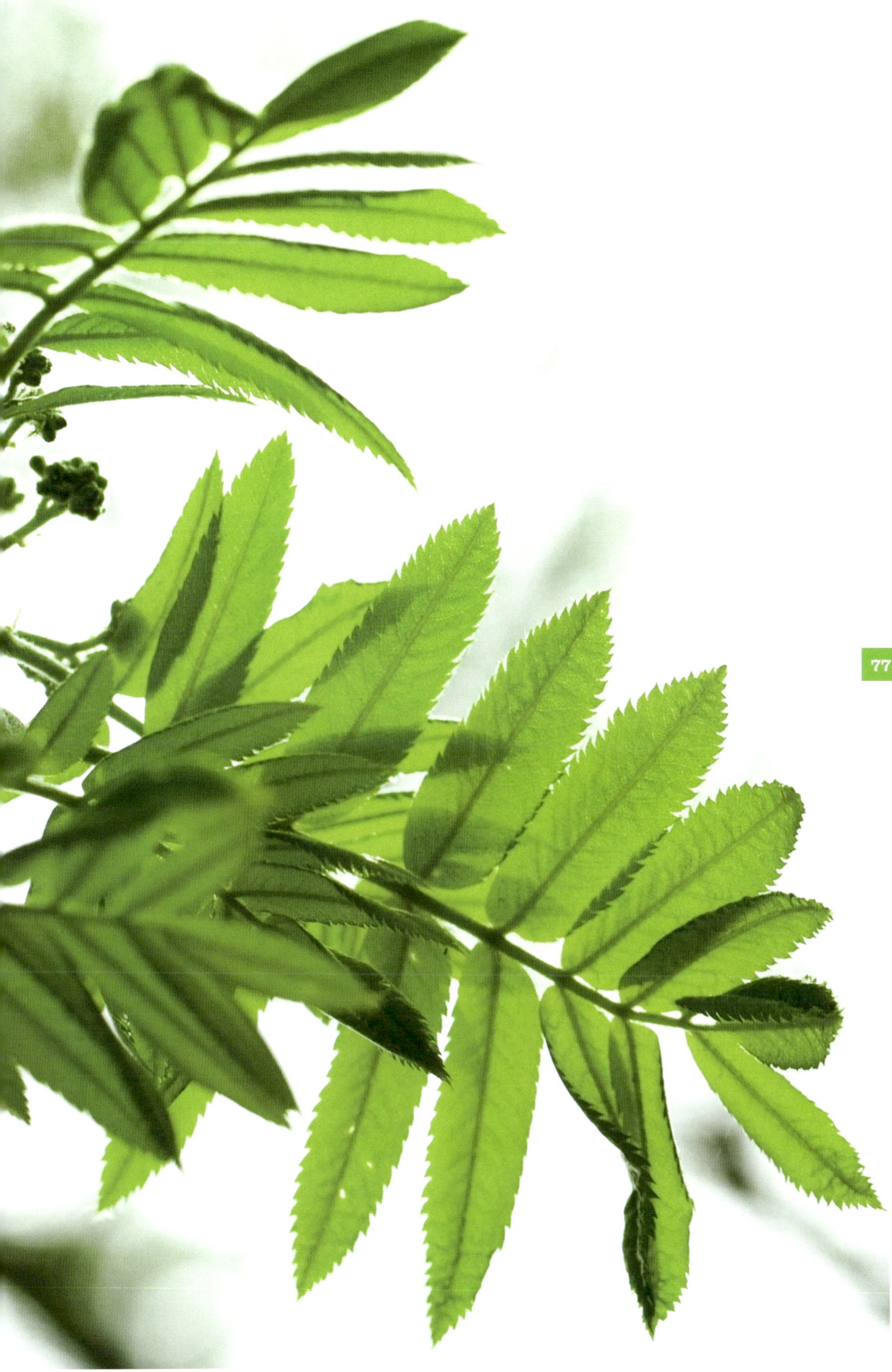

Wassereinlagerungen und Nierensteinen vor.

Die getrocknete Pflanze ist in pulverisierter Form in Kapseln erhältlich (siehe empfohlene Dosierung des jeweiligen Herstellers) oder zerkleinert zur Bereitung von Aufgüssen (10 – 30 g pro Liter Wasser), als Extrakt (0,5 – 1,5 ml alle 8 Stunden) sowie als Tinktur (2,5 – 5 ml alle 8 Stunden).

- **Schwarze Johannisbeere**
(Ribes nigrum)
Sie ist bekannt aufgrund ihrer wohlschmeckenden, dunklen Beeren, wird in der Phytotherapie jedoch wegen der harntreibenden und entzündungshemmenden Eigenschaften ihrer Blätter besonders geschätzt. Traditionell wird die Schwarze Johannisbeere zur Schmerzlinderung und bei Schwellungen nach Insektenstichen eingesetzt.

Die Blätter der Schwarzen Johannisbeere haben eine hohe entzündungshemmende und antirheumatische Wirkung, ohne die lästigen Nebenwirkungen der gewöhnlichen allopathischen Arzneimittel. Der entzündungshemmende Effekt in Kombination mit einer stark harntreibenden Wirkung, die für die Ausscheidung von Abfallstoffen wie Harnstoff und Harnsäure sorgt, wirkt wohltuend bei Gicht und Blasenentzündung.

Aus den getrockneten und zerkleinerten Blättern kann ein Tee bereitet werden (2 – 4 g pro Tasse). Die Blätter sind auch pulverisiert als Kapseln erhältlich (siehe empfohlene

Bei Entzündungen

- **Harntreibender Tee:** 2 – 3 TL getrocknete Blätter der Schwarzen Johannisbeere mit 1 Tasse kochendem Wasser übergießen. 10 Minuten ziehen lassen und abgießen. Mehrere Tassen über den Tag verteilt getrunken wirken harntreibend und lindern rheumatische Beschwerden.
- **Harntreibender Tee zur Linderung von Gelenkbeschwerden:** Man mischt Löwenzahn, Schwarze Johannisbeere (Blätter) und Afrikanische Teufelskralle zu gleichen Teilen. 1 – 2 gehäufte TL der Mischung mit 1 Tasse kochendem Wasser übergießen, 10 Minuten ziehen lassen und abgießen. 3 Tassen pro Tag, vorzugsweise nach den Mahlzeiten.

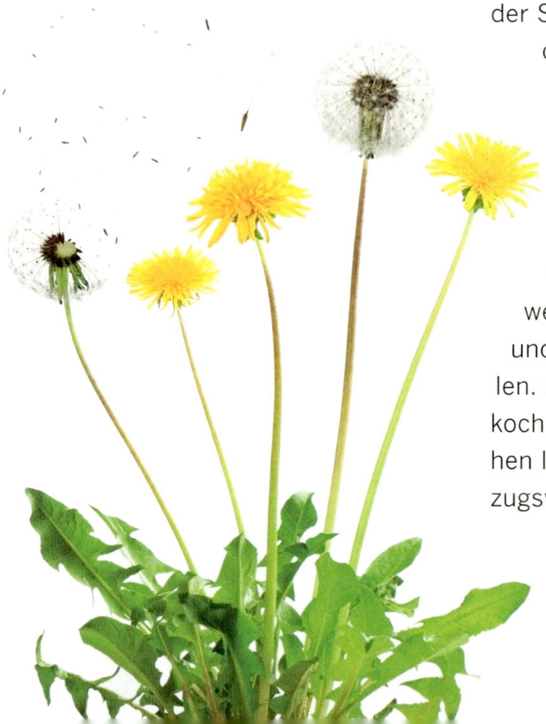

Löwenzahn

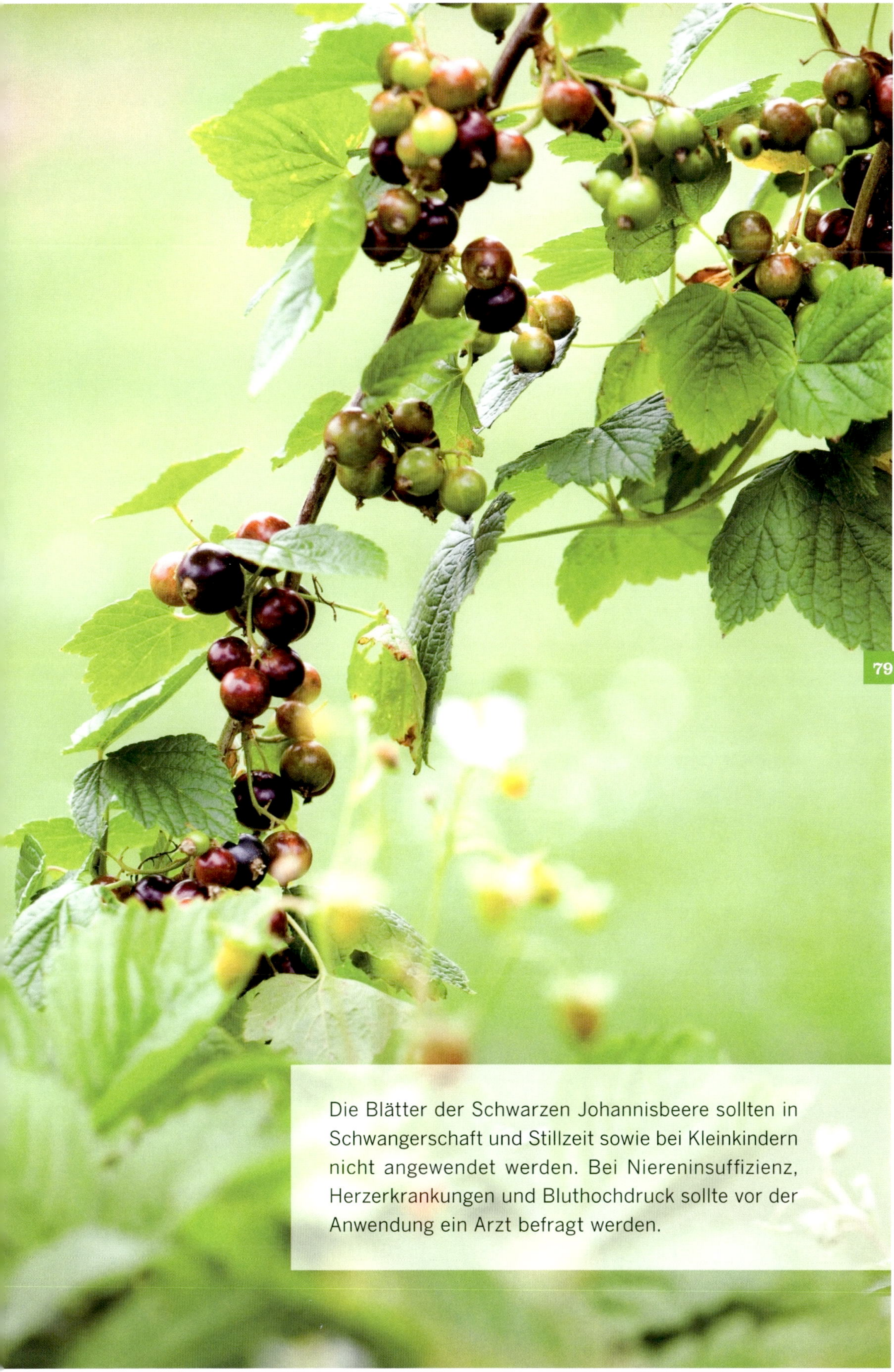

Die Blätter der Schwarzen Johannisbeere sollten in Schwangerschaft und Stillzeit sowie bei Kleinkindern nicht angewendet werden. Bei Niereninsuffizienz, Herzerkrankungen und Bluthochdruck sollte vor der Anwendung ein Arzt befragt werden.

Dosierung des jeweiligen Herstellers), die Beeren als Sirup (5–10 ml alle 8 Stunden). Die Blätter der Schwarzen Johannisbeere sind außerdem in entzündungshemmenden und harntreibenden Teemischungen zu finden. Die Beeren isst man am besten frisch oder nimmt sie als Saft zu sich.

- **Silber-Weide** *(Salix alba)*
Diese Pflanze wurde bereits vor Jahrhunderten in China, im Alten Griechenland und im Europa des Mittelalters zu Heilzwecken eingesetzt. Die amerikanischen Indianer verwendeten sie zur Linderung von Kopfschmerzen, bei Fieber und Muskelschmerzen. Um 1882 erfolgte die Extraktion von Salicin aus der Silber-Weide, eine Substanz, die dann zu Salicylsäure aufbereitet wurde. Auf diesen Wirkstoff ist die Linderung von Kopfschmerzen zurückzuführen, der außerdem auch zur Bekämpfung von Warzen eingesetzt werden kann. Später (ausgehend vom Mädesüß) wurde die Salicylsäure in Acetylsalicylsäure umgebaut, dem Wirkstoff von Aspirin®.

Das Salicin besitzt fiebersenkende, schmerzlindernde, antirheumatische sowie antiseptische Eigenschaften. Es ist ein vorzügliches natürliches Heilmittel bei Erkrankungen mit leichtem Fieber wie Erkältungen oder grippalen Infekten, bei Kopfschmerzen oder Beschwerden in Verbindung mit Entzündungen. Auch bei rheumatischen Schmerzen in der Muskulatur oder in den Gelenken sowie zur Behandlung von Sehnenscheidenentzündung oder Rückenschmerzen ist Salicin sehr effektiv.

Die Silber-Weide gilt als Alternative zum Aspirin®.

Da das Interesse an der natürlichen Medizin stark anwächst, wird in Erwägung gezogen, die Silber-Weide als Alternative zum Aspirin® einzusetzen. Ihre Rinde ist bereits Bestandteil von pflanzlichen Arzneimitteln gegen rheumatische Beschwerden, insbesondere in Kapselform und in Kombination mit der Wurzel der Afrikanischen Teufelskralle. Ebenso wird sie Teemischungen gegen Erkältungskrankheiten und grippalen Infekten zugesetzt.

Pur angewendet kann die Rinde der Silber-Weide getrocknet und zerkleinert als Aufguss zubereitet werden (2 TL pro Tasse). Ebenso ist sie als Extrakt (Dosierungsempfehlung: 1–2 ml alle 8 Stunden) und als Tinktur (5–8 ml alle 8 Stunden) erhältlich. Ebenso kann sie in Kapselform eingenommen werden (nach Dosierungsempfehlung des jeweiligen Herstellers).

Bei allergischen Reaktionen auf Salicylsäure, Magenschleimhautentzündungen, Magengeschwüren, Asthma, einer zu geringen Blutgerinnung und bei Kindern unter 16 Jahren sollte auf die Einnahme verzichtet werden. Auch in Schwangerschaft und Stillzeit ist von der Anwendung dringend abzuraten.

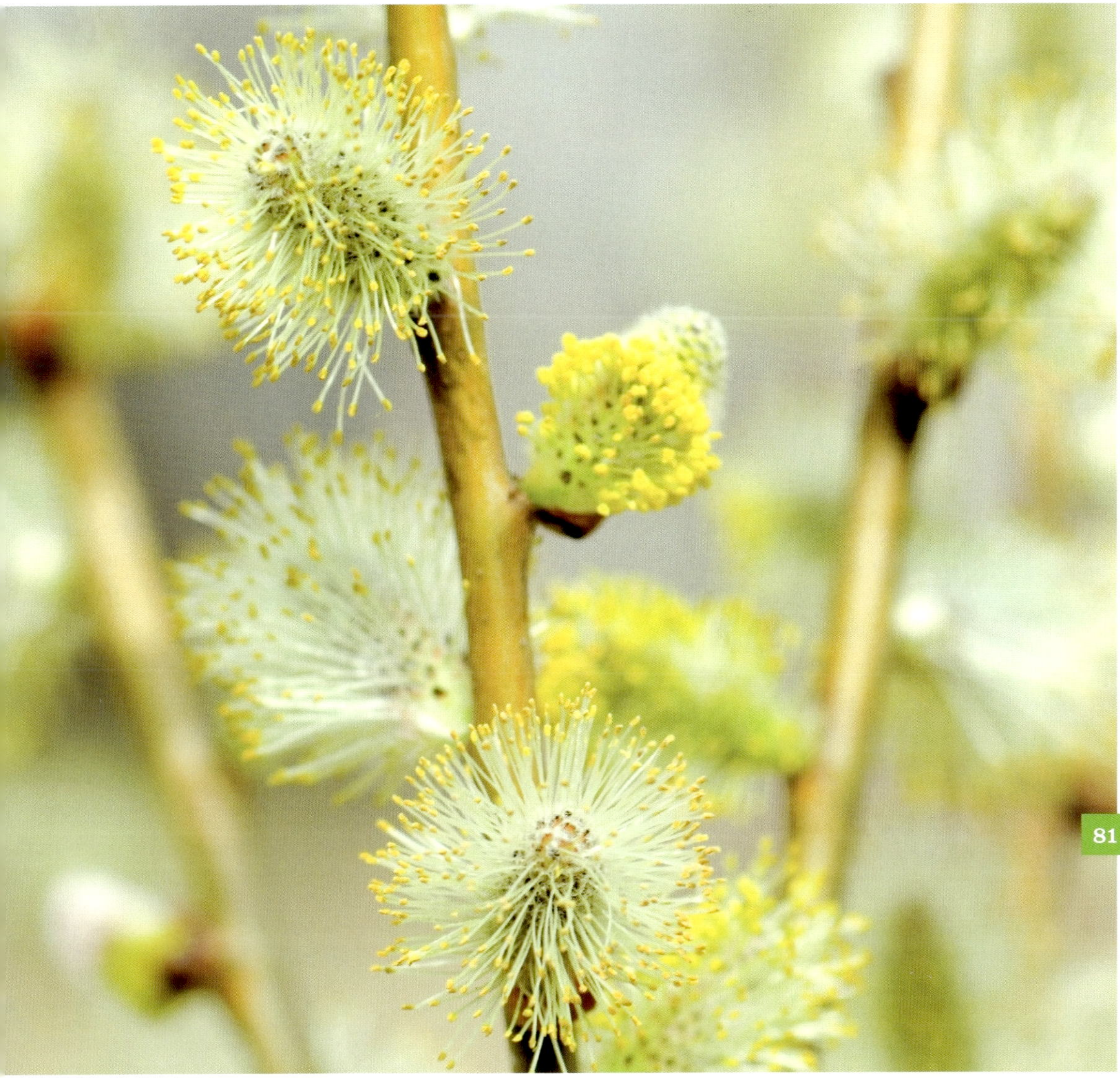

Die Silber-Weide als Heilmittel

- **Schmerzlindernder Aufguss:** 1–2 TL mit 1 Tasse Wasser übergießen und ca. 1 Minute kochen lassen. Danach 5 Minuten ziehen lassen und abgießen. Bis zu 4 Tassen pro Tag, vorzugsweise nach den Mahlzeiten.
- **Schmerzlindernde Kräutermischung:** Man mischt Mädesüßblüten, Holunderblüten und die Rinde der Silber-Weide im Verhältnis 1:1:2. Von dieser Mischung werden 2 TL mit 1 Tasse Wasser übergossen und einige Minuten gekocht. Danach lässt man den Aufguss 15 Minuten ziehen und gießt dann ab. 2 Tassen täglich trinken, vorzugsweise nach den Mahlzeiten.

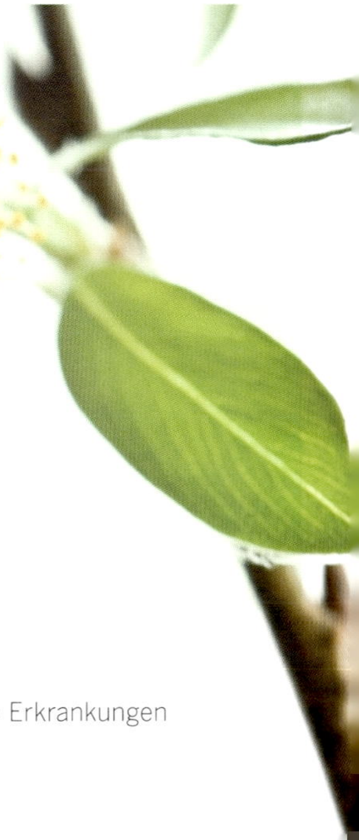

- **Mädesüß** *(Filipendula ulmaria)*
Diese Pflanze wird auch „Königin der Wiesen“ genannt und findet bereits seit dem 16. Jahrhundert gegen rheumatische Schmerzen Verwendung. Aus der Silber-Weide und dem Mädesüß wurde die erste Salicylsäure mit fiebersenkender Wirkung extrahiert, die auch im später entwickelten Aspirin® zu finden ist. Der Produktname geht übrigens auf den früheren lateinischen Namen des Mädesüß zurück: *Spiraea ulmaria*.

Einige seiner Wirkstoffe werden während des Stoffwechsels zu Salicylsäure-Derivaten umgewandelt, die entzündungshemmende, fiebersenkende und schmerzlindernde Eigenschaften haben. Darüber hinaus hat die Pflanze eine harntreibende Wirkung, durch die die Ausscheidung von Harnsäure und Harnstoff unterstützt wird. Daher kann Mädesüß gegen Muskel- und Gelenkschmerzen sowie bei Gicht eingesetzt werden, des Weiteren bei grippalen Infekten und Fieber sowie zur Vorbeugung gegen Wassereinlagerungen und

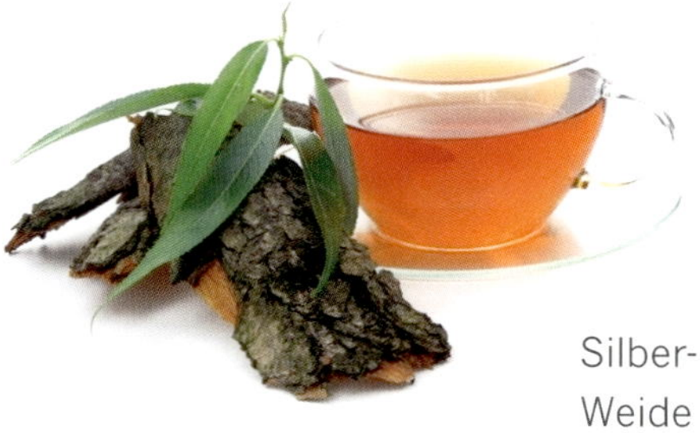
Silber-Weide

Nierensteinen. Außerdem besitzt es blutgerinnungshemmende Eigenschaften und trägt zur Vermeidung von Thrombosen bei. Sollte man bereits blutgerinnungshemmende Substanzen einnehmen, ist dies bei der Anwendung der Pflanze unbedingt zu berücksichtigen.

Häufig ist Mädesüß Bestandteil von Kräutermischungen zur Bereitung von Tee oder liegt pulverisiert in Kapsel- oder Tablettenform zur Behandlung rheumatischer Beschwerden vor. Die Pflanze kann jedoch getrocknet und zerkleinert auch pur zur Bereitung von Teeaufgüssen verwendet werden (1 TL pro

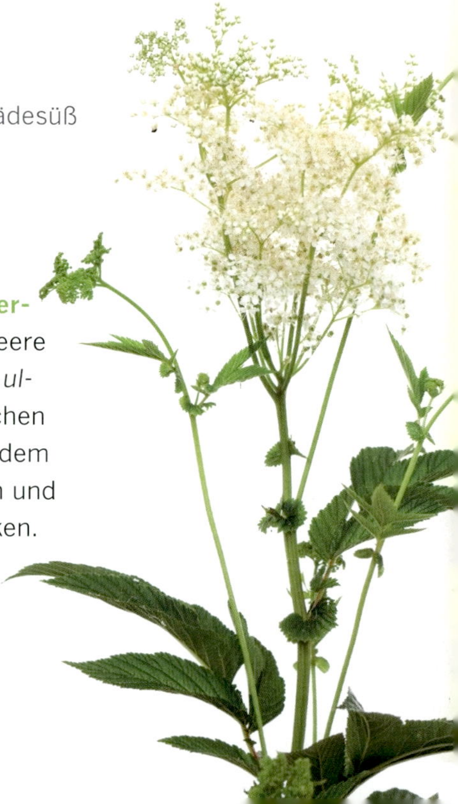
Mädesüß

Schmerzlindernder Tee

- **Tee zur Linderung von rheumatischen Schmerzen:** Man mischt Esche, Schwarze Johannisbeere (Blätter), Brennnessel, Mädesüß *(Filipendula ulmaria)* und Katzenbart *(Orthosiphon)* zu gleichen Teilen. 1 EL der Mischung mit 1 Tasse kochendem Wasser übergießen, 10 Minuten ziehen lassen und dann abschütten. 1 Tasse alle 8 Stunden trinken. Lindert rheumatische Schmerzen und Gicht.

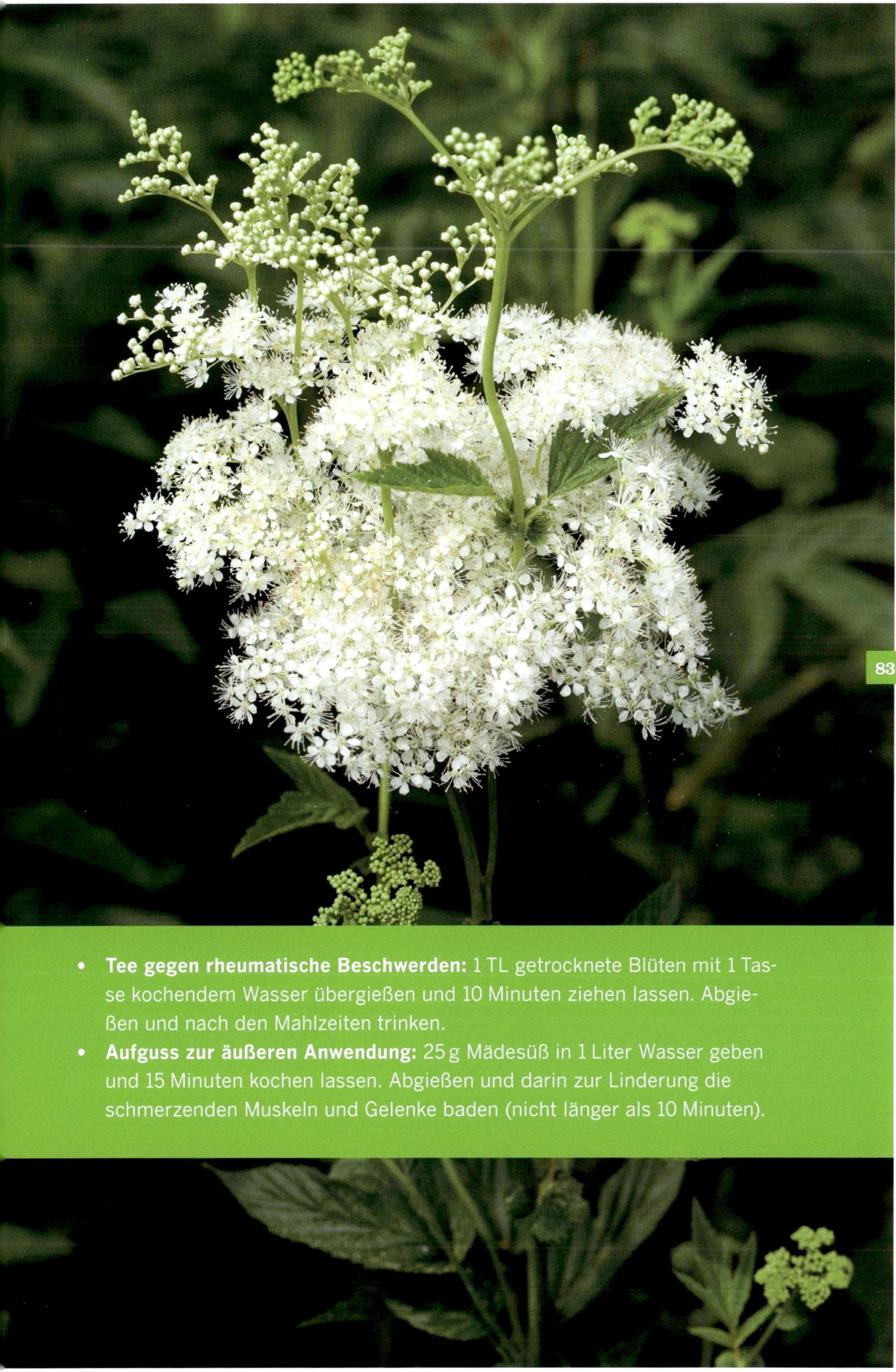

- **Tee gegen rheumatische Beschwerden:** 1 TL getrocknete Blüten mit 1 Tasse kochendem Wasser übergießen und 10 Minuten ziehen lassen. Abgießen und nach den Mahlzeiten trinken.
- **Aufguss zur äußeren Anwendung:** 25 g Mädesüß in 1 Liter Wasser geben und 15 Minuten kochen lassen. Abgießen und darin zur Linderung die schmerzenden Muskeln und Gelenke baden (nicht länger als 10 Minuten).

Tasse) und ist als Extrakt (2–3 ml alle 8 Stunden) oder Tinktur (2–4 ml alle 24 Stunden) erhältlich.

Bei allergischen Reaktionen auf Salicylsäure, Magengeschwüre, Magenentzündungen, in Schwangerschaft und Stillzeit sowie bei Kleinkindern sollte Mädesüß nicht angewendet werden. Bei Asthma oder schwacher Blutgerinnung sollte zuvor ein Arzt befragt werden.

Zur besonders effektiven Wirkung bei rheumatischen Beschwerden kann Mädesüß mit Afrikanischer Teufelskralle, Schwarzer Johannisbeere und der Rinde der Silber-Weide kombiniert werden.

- **Oregano** *(Origanum vulgare)*
  Als Gewürzkraut ist Oregano allgemein beliebt. Manch einer kennt vielleicht auch seine appetitanregenden Eigenschaften und weiß, dass er als Mittel gegen Blähungen wirksam ist. Nur wenig bekannt ist jedoch die schmerzlindernde Wirkung dieser Pflanze bei äußerlicher Anwendung zur Behandlung von Gelenkschmerzen und Beschwerden infolge von Haltungsschäden, wie z. B. Torticollis (angeborene oder erworbene Schief- oder Fehlhaltung des Halses). Dabei werden einige Tropfen Oregano-Öl zwei- oder dreimal täglich auf die schmerzende Stelle aufgetragen und kreisförmig einmassiert. Bei Zahnschmerzen verschafft Oregano in Kombination mit Mohn (2 EL, vermischt) und zwei Gewürznelken Linderung, die 5 Minuten mit Wasser gekocht und weitere 10 Minuten ziehen gelassen werden. Mehrmals pro Tag damit den Mund spülen.

Homöopathie

Mit dieser Methode können Schmerzen gelindert und scheinbar festsitzende Krankheiten behandelt werden. Oftmals erweckt sie das Interesse von Personen, die den Arzneimitteln der konventionellen Medizin kritisch

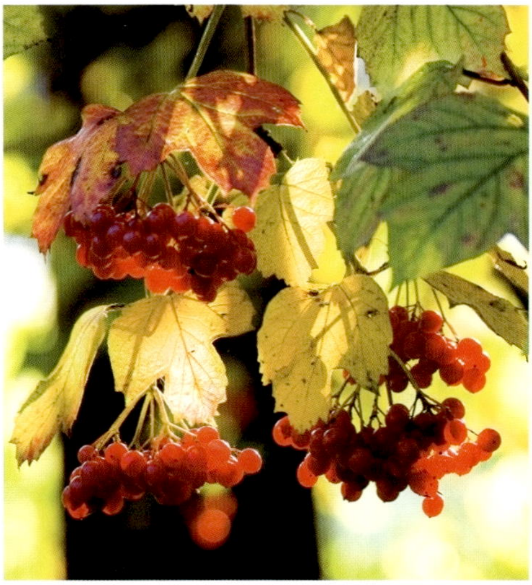

Auch ...

... andere Pflanzen sind zur Behandlung von Muskelschmerzen, rheumatischen und Knochenschmerzen geeignet, z. B. der Gemeine Schneeball *(Viburnus opulus)*, die Echte Schlüsselblume *(Primula veris)*, der Majoran *(Origanum majorana)* und das Basilikum *(Ocimum basilicum)*.

Früchte des Gemeinen Schneeballs

Oregano

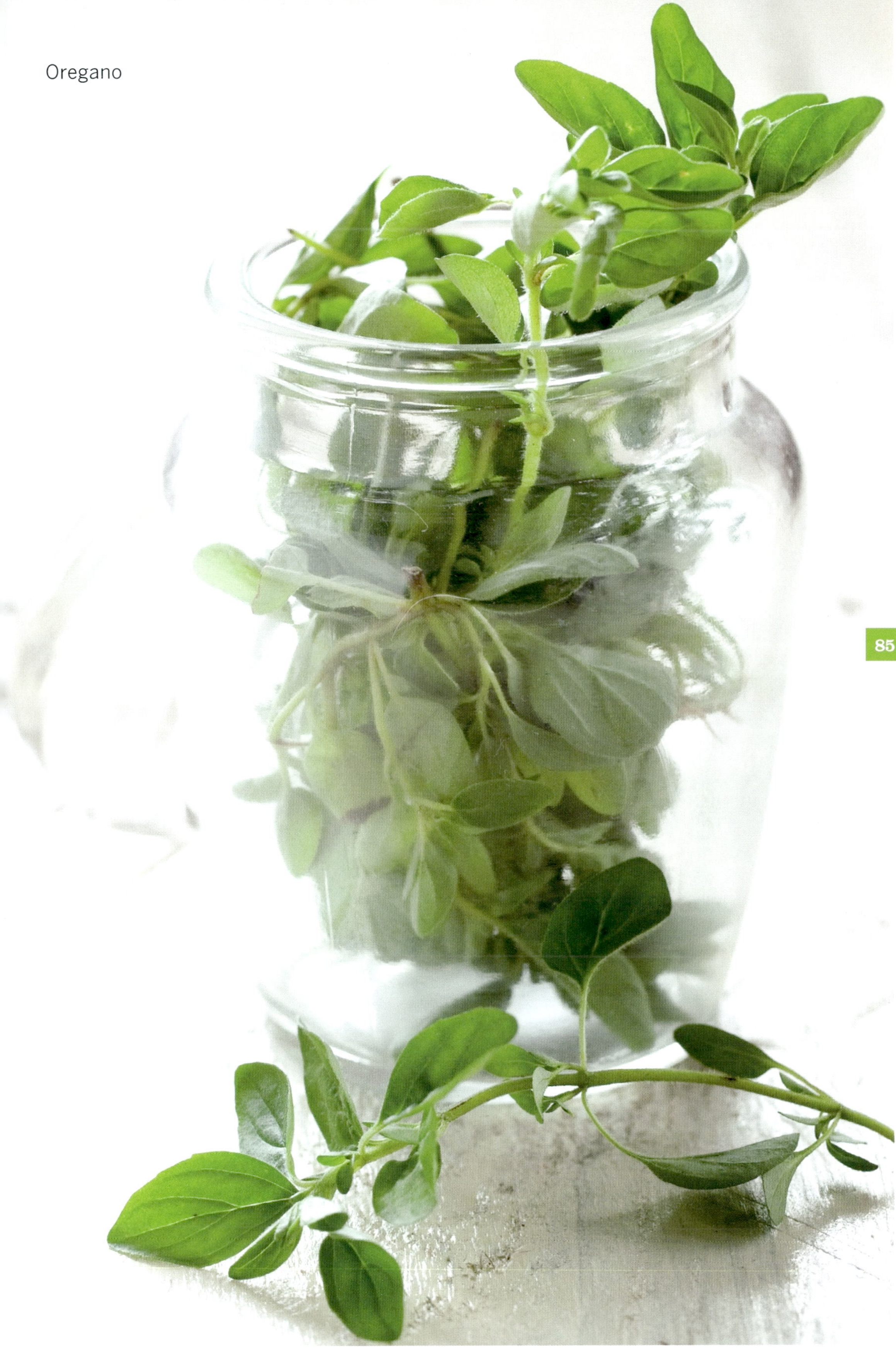

gegenüberstehen und ihren aggressiven Wirkungsmechanismus ablehnen.

Die homöopathische Medizin heilt „Gleiches mit Gleichem“ und verwendet dabei tierische, pflanzliche und mineralische Heilmittel, die beim Gesunden in hoher Konzentration genau die Symptome auslösen, die sie beim Kranken zu heilen vermögen. Das Heilmittel *Coffea* (Kaffee) beispielsweise wird bei Schlafstörungen eingesetzt, während *Allium cepa* (Zwiebel) bei Schnupfen und Darmproblemen Linderung verschafft.

Dieses Heilungsprinzip wurde durch den deutschen Arzt Samuel Hahnemann (1755–1843) entwickelt und blickt auf eine bereits mehr als hundertjährige Geschichte zurück. Sie unterscheidet sich grundlegend von der konventionellen oder allopathischen Medizin, die mithilfe von Gegensätzen eine Heilung zu erzielen versucht, wie z. B. die Verwendung von Antibiotika bei einer Infektion durch Bakterien.

Damit die richtigen Heilmittel gefunden werden können, ist eine gründliche und individuelle Untersuchung nötig. Häufig werden danach zur Schmerzbehandlung *Bryonia*, *Pulsatilla*, *Causticum*, *Rhus toxicodendron* oder *Ruta graveolens* angewendet, je nachdem, um welche Form von Schmerzen es sich handelt.

Akupunktur

Auch die Akupunktur kann bei Schmerzen der Muskulatur oder des Bewegungsapparates sehr hilfreich sein. Durch sie wird der Energiefluss neu stimuliert: gestaute Körperflüssigkeiten können dadurch abfließen und starke Temperaturunterschiede werden ausgeglichen, d. h. kalte Regionen werden erwärmt und ein Übermaß an Hitze wird reguliert.

Sport

Sportliche Aktivitäten wirken sich bei chronischen Schmerzen von Muskulatur und Bewegungsapparat nachgewiesenermaßen positiv aus. Der Muskeltonus sowie die Muskulatur werden dadurch gestärkt. Darüber hinaus sorgt eine sportliche Betätigung für eine höhere Ausschüttung von körpereigenen Opiaten, den Endorphinen, die für eine verringerte Schmerzempfindung sorgen. Außerdem verbessert Sport die geistige Verfassung und steigert das Wohlbefinden.

Mangelnde Bewegung ist für unsere Knochen gleichermaßen schädlich wie übermäßige sportliche Betätigung. Dadurch kann es zu Arthrose und Gewebsverletzungen kommen, die eine Zunahme der Sturzgefahr nach sich ziehen. Zur Unterstützung eines gesunden Bewegungsapparates sind insbesondere das sogenannte „isometrische Training“ oder „Resistance-Übungen“ gut geeignet, bei denen nur kleine, jedoch sehr intensive Bewegungen ausgeführt werden. Auch Laufen und Tanzen sind schonende Bewegungsformen. Am meisten sind folgende Sportarten zu empfehlen:

- **Aqua-Aerobic**: Der Wasserwiderstand fördert die Entwicklung der Muskulatur sowie die Beweglichkeit und das Gleichgewicht.
- **Joggen oder schonendes Gehen**: festigt die Muskulatur und stärkt

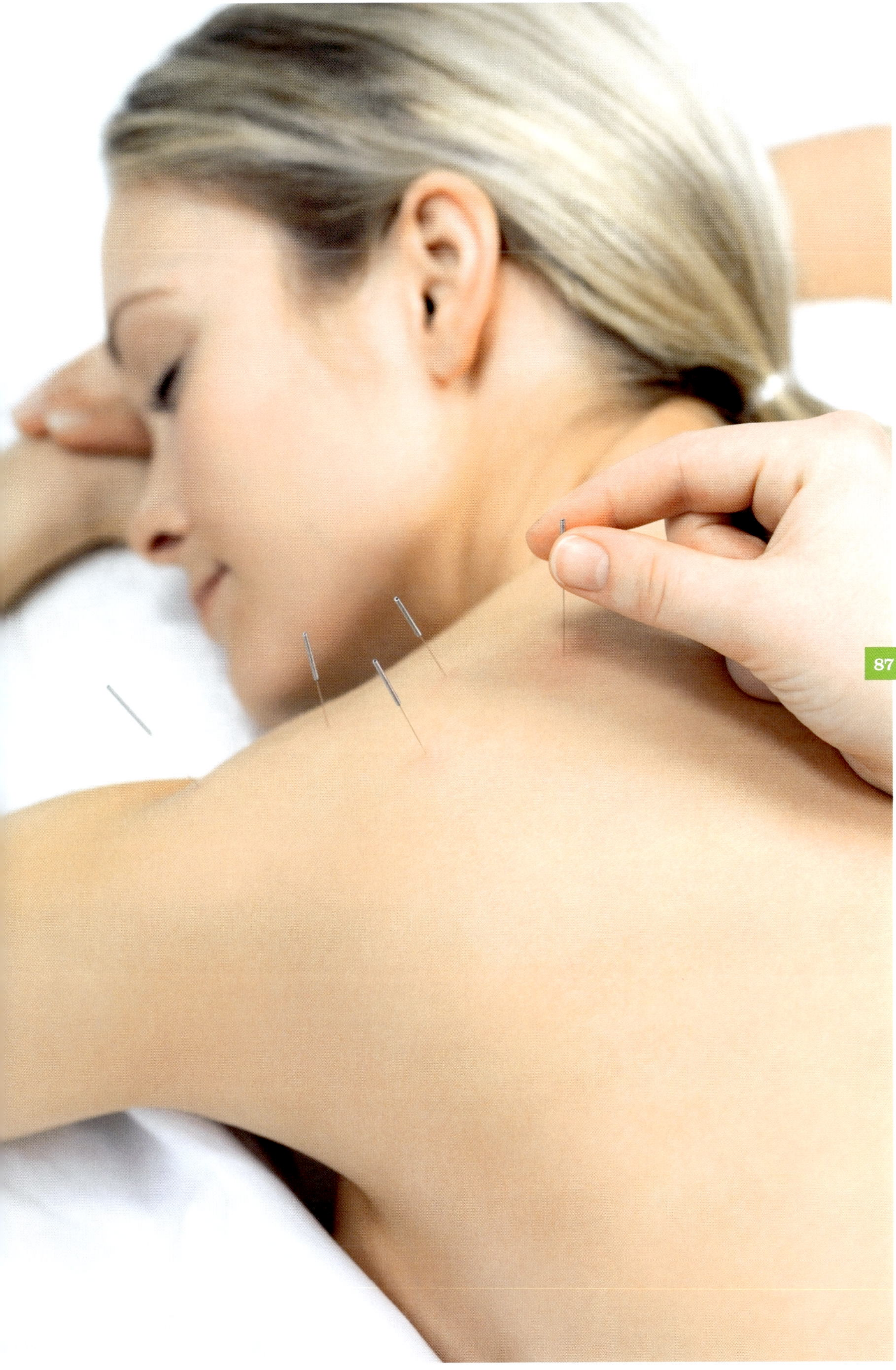

die Knochen der Wirbelsäule und der Hüften. Zur besonderen Effektivität sollte man jeweils einen Tag Pause einlegen. Sinnvoll ist ein zunächst sanftes Übungsprogramm, das im Lauf der Zeit gesteigert wird. Bei Arthritis und Osteoporose sollte man jedoch auf Joggen verzichten.

- **Tai-Chi**: sehr gut geeignet, um den Gleichgewichtssinn zu fördern. Kräftigt die Beinmuskulatur und verleiht mehr Beweglichkeit. Gut geeignet zur Muskelentspannung nach Stresszuständen und zur Verbesserung der Aufmerksamkeit.
- **Hanteltraining**: Häufig durchgeführte Übungen mit leichten Gewichten stärken die Ausdauer. Um für einen besseren Muskelaufbau zu sorgen, sollten nach und nach schwerere Gewichte verwendet werden. Die Gewichte sollten jedoch nicht zu schwer sein. Am besten ist es, sich beraten zu lassen.
- **Seilspringen**: stärkt die Knochen und ist insbesondere für Frauen kurz vor den Wechseljahren sehr zu empfehlen. Bereits 1 Minute Seilspringen pro Tag über einen längeren Zeitraum kräftigt die Wadenmuskeln und sorgt für einen besseren Gleichgewichtssinn. Bei Arthrose der Hüft-, Bein- oder Rückenknochen sollte vom Seilspringen abgesehen werden.

Mangelnde Bewegung ist für die Knochen ebenso schädlich wie übermäßige sportliche Betätigung.

- **Tanzen**: Aufgrund der hierfür nötigen Bodenhaftung stärkt das Tanzen die Knochen und ist darüber hinaus eine Wohltat für die Seele.

Reflexzonenmassage

Diese Massageform der Füße ist sehr alt und wird in China bereits seit 5000 Jahren angewendet, in Ägypten seit 4000 Jahren. Das theoretische Konzept sowie eine Karte über die Position der Reflexpunkte entstand jedoch erst um 1930 und geht auf die amerikanische Physiotherapeutin Eunice Ingham zurück. Da die Fußsohlen die gesamten Organe des Körpers abbilden und hier die meisten Nervenbahnen zusammenlaufen, können die einzelnen Organe an dieser Stelle auch stimuliert werden. Das Ziel der Behandlung ist die Wiederherstellung eines Gleichgewichtszustands. Zunächst wird dabei der ganze Fuß massiert, wobei sich bestimmte Regionen als besonders empfindlich herausstellen werden.

Die Reflexzonenmassage gilt als besonders hilfreich zur Linderung sämtlicher Krankheiten des Stütz- und Bewegungsapparates, ausgenommen Osteomyelitis (infektiöse Entzündung des Knochenmarks) und Krebs. Sie sorgt für ein schnelleres Abheilen von Gewebsverletzungen und Knochenbrüchen, ist hilfreich bei Osteoporose und regt die inneren Organe zur besseren Kalziumaufnahme an, außerdem lindert sie Schmerzen bei Fibromyalgie (Faser-Muskel-Schmerz).

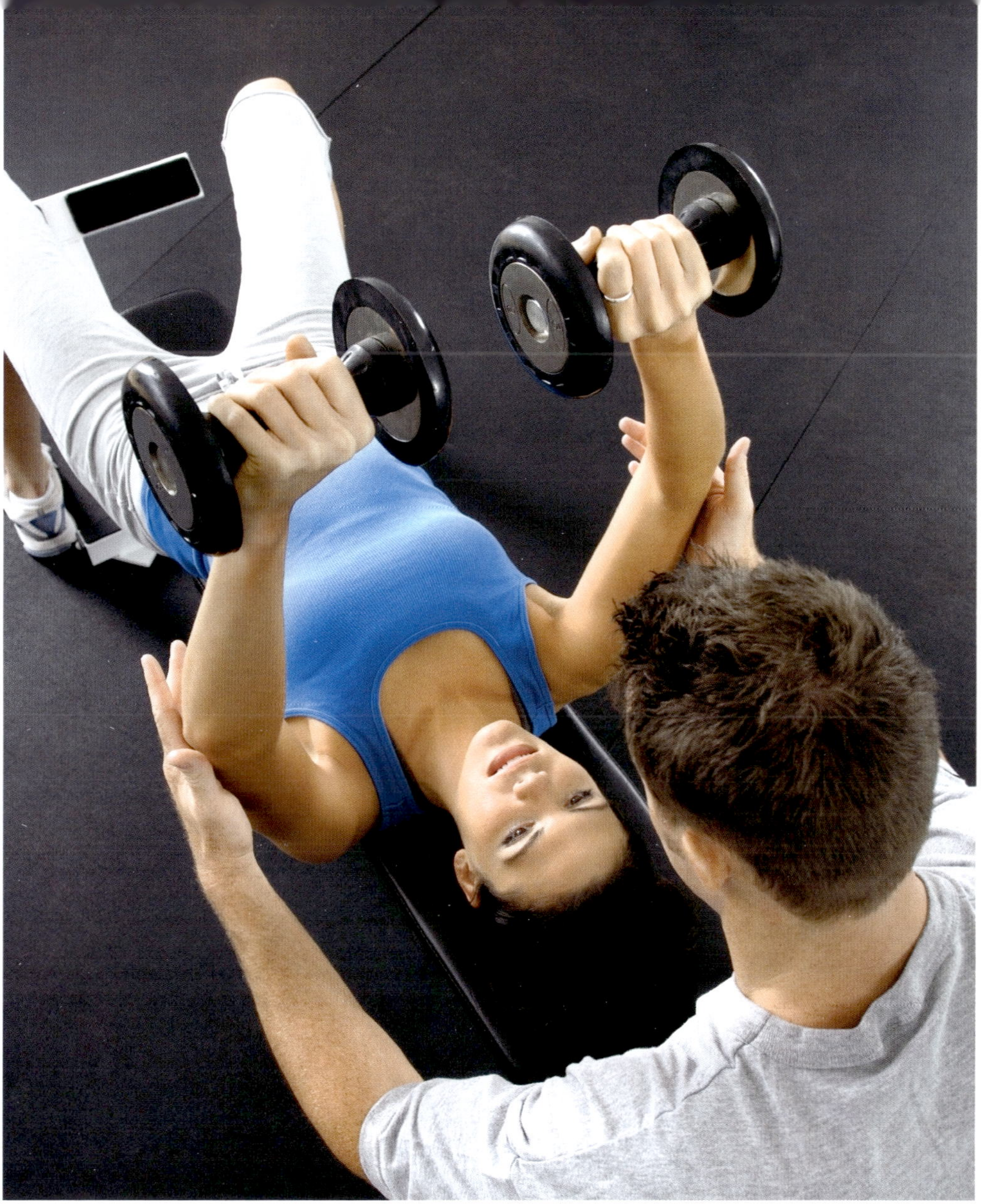

Hydrotherapie

Wasser eignet sich sehr gut sowohl zum Wärmen als auch zum Kühlen. Diese thermischen Eigenschaften sind bei äußerlicher Anwendung in Form von Bädern und Duschen sehr wohltuend für die Knochen. Auch Wassergymnastik kann sehr empfohlen werden, insbesondere nach einer Verletzung. Ebenso bei der Behandlung von entzündlichen oder degenerativen Prozessen (Arthrose) sticht die Hydrotherapie als besonders erfolgreich hervor. Auch bei Gelenkschmerzen verfügt sie über eine bemerkenswert hohe Effizienz.

Ozontherapie

Die Wirksamkeit dieses Verfahrens wurde bisher noch nicht nachgewiesen. Es wird auf unterschiedliche Weise zur

Behandlung mit Opiaten

Opiate sind die stärksten Schmerzmittel, die uns zur Verfügung stehen. Ursprünglich wurden sie vorwiegend zur Behandlung von Krebspatienten eingesetzt, mittlerweile kommen sie auch zur Linderung starker chronischer Schmerzen in Betracht. Bei Schmerzen des Bewegungsapparates ist die Anzahl der Patienten, die mit Opiaten behandelt werden, von 8 auf 16 % gestiegen.

Es werden zunehmend stärker wirksame Opiate eingesetzt, z. B. Morphium oder Codein-Derivate sowie synthetische Substanzen wie Tramadol.

Über die Langzeitanwendung bei Patienten mit rheumatischen Beschwerden liegen bisher keine Erfahrungen vor. Aus medizinischer Sicht besorgniserregend ist die damit verbundene Suchtgefahr, die in diesem Zusammenhang bisher nicht ausreichend untersucht worden ist.

Einerseits bietet die Behandlung mit Opiaten tatsächlich eine wesentliche Schmerzlinderung, andererseits zieht sie aufgrund der stark sedierenden Wirkung eine intensive Betreuung des Patienten nach sich.

und andere manuelle Therapieformen für viele Patienten als lindernd, insbesondere wenn dabei die Wirbelsäule behandelt wird.

Kopfschmerzen

Schätzungsweise leiden rund 6 von 10 Personen in den Industrieländern öfter oder gar häufig an Kopfschmerzen. Pessimistische Studien gehen sogar von nahezu 90 % der Bevölkerung in den Industrienationen aus, die häufig Spannungskopfschmerzen haben. Frauen sind davon wesentlich häufiger betroffen als Männer.

Rund 6 von 10 Personen in den Industrieländern leiden öfter oder gar häufig an Kopfschmerzen.

Eine weitere Form von Kopfschmerzen sind die sogenannte Cluster-Kopfschmerzen, unter denen vorwiegend Männer leiden und die besonders schmerzhaft sind. Etwa 1 % der Bevölkerung hat damit zu kämpfen. Allgemein wird die steigende Anfälligkeit für Kopfschmerzen mit der anwachsenden Stressbelastung in Verbindung gebracht.

Interessanterweise ist die Ursache der meisten Fälle von Kopfschmerzen nicht im Gehirn zu finden. Mehr als 90 % beginnen mit Schmerzen in den Muskelfasern und Blutgefäßen der Kopfhaut und im Hals bzw. Nacken. Oftmals lösen Schmerzen in diesen Bereichen eine Muskelkontraktion aus (z. B. aufgrund von Stress) oder eine Reizung

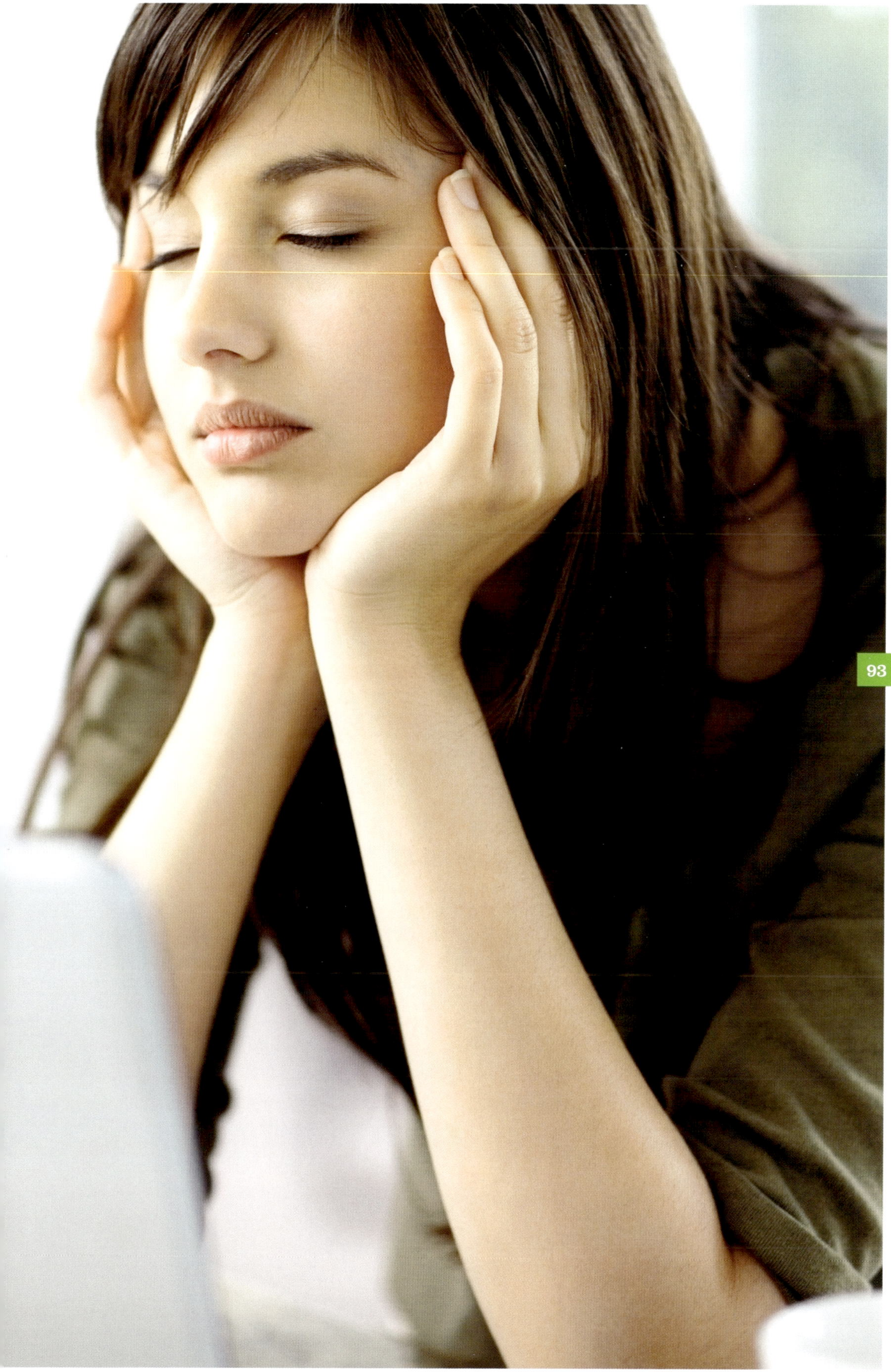

Verschiedene Formen von Kopfschmerzen

- **Spannungskopfschmerzen:** Die am häufigsten auftretende Form von Kopfschmerzen, von der hauptsächlich Frauen betroffen sind. Sie entstehen, wenn sich die Kopfhaut oder die Haut im Bereich von Hals und Nacken durch physische Einwirkung oder aus emotionalen Gründen zusammenzieht. Bei der Kontraktion werden die Blutgefäße verengt und es kann nicht mehr genügend Sauerstoff zum den jeweiligen Geweben gelangen. Aufgrund von Sauerstoffmangel werden schmerzauslösende Neurotransmitter (wie Histamin, Serotonin usw.) ausgeschüttet.

- **Ernährung:** Einer der wesentlichsten Faktoren für die Entstehung von Kopfschmerzen ist die Ernährung. Eine allergische Reaktion auf bestimmte Lebensmittel oder Produkte kann sich auf den Zuckergehalt im Blut auswirken und so Kopfschmerzen auslösen. Koffein, Aspartam (ein künstlicher Süßstoff), Schokolade, Mononatriumglutamat (ein Geschmacksverstärker, der in vielen Soßen und Tiefkühlprodukten enthalten ist), Käse oder Nüsse gehören zu den Lebensmitteln und Substanzen, die am häufigsten mit der Entstehung von Kopfschmerzen in Verbindung gebracht werden. Auch ein Mangel an bestimmten Vitaminen oder Mineralstoffen kann Kopfschmerzen nach sich ziehen: zu wenig Kupfer oder Magnesium, ein Mangel an Vitamin B_6, B_{12} oder Folsäure sowie ein Überschuss an Vitamin A, was oftmals durch eine unkontrollierte Einnahme von Nahrungsergänzungsmitteln ausgelöst wird.

Einer der wesentlichsten Faktoren für die Entstehung vom Kopfschmerzen ist die Ernährung.

- **Tabak- oder Alkoholkonsum:** Tabak wirkt gefäßverengend, wodurch es leicht zu Kopfschmerzen kommen kann. Alkohol wirkt demgegenüber gefäßerweiternd, jedoch entstehen durch übermäßigen Genuss Giftstoffe, die gleichermaßen Kopfschmerzen auslösen können.

- **Hormonelle Schwankungen:** Bei Frauen gehen Kopfschmerzen oftmals auf einen schwankenden Östrogen- und Progesteronspiegel zurück. Beim prämenstruellen Syndrom sorgt das Ansteigen des Östrogens oftmals für Wassereinlagerungen, die ebenfalls zu Kopfschmerzen führen können. In den Wechseljahren kann es durch das starke Absinken des

Östrogenspiegels zu Kopfschmerzen kommen. Gleichermaßen sind Kopfschmerzen oder eine verstärkte Neigung dazu häufig eine Nebenwirkung von oralen Verhütungsmitteln, ausgelöst durch die Zufuhr von Östrogen und Progesteron.

- **Umwelteinflüsse:** Lärm, verpestete Luft, chemische Giftstoffe in Reinigungsmitteln und Farbstoffen sowie Wetterumschwünge können Kopfschmerzen auslösen, ebenso allergische Reaktionen auf Pollen, Milben, Tierhaare oder Schimmel. Manchmal sind sie auch auf Gerüche oder bestimmte Lichtverhältnisse zurückzuführen.

- **Sport:** Jede Sportart kann Kopfschmerzen auslösen, wenn sie exzessiv betrieben und der Körper dadurch überbeansprucht wird. Das gilt besonders fürs Joggen, Tauchen und Gewichtheben.

- **Bluthochdruck:** Zu hoher Blutdruck löst dann Kopfschmerzen aus, wenn er sprunghaft ansteigt. Dies kann zur hypertensiven Enzephalopathie führen, bei der der Innendruck des Gehirns stark ansteigt. Viele Menschen mit Bluthochdruck klagen nach dem Aufstehen über Kopfschmerzen, die sofort verschwinden, sobald sie den verschriebenen Blutdrucksenker eingenommen haben. Oftmals kommt es bei Stress oder nach dem Verzehr von salzigen Speisen zu Kopfschmerzen, was in beiden Fällen jeweils zu einem Blutdruckanstieg führt.

- **Schlafgewohnheiten:** Durch Schlafmangel kann es zu Kopfschmerzen und anderen Beschwerden kommen.

- **Sehstörungen:** Wer viel Zeit vor dem Computer (arbeitsbedingt oder auch in der Freizeit) bzw. vor dem Fernseher verbringt oder aber eine Sehhilfe in unpassender Stärke trägt, leidet oftmals an Kopfschmerzen. Ebenso kann ein Glaukom vorliegen, eine ernste Erkrankung, bei der der Augeninnendruck stark ansteigt.

- **Verdauungsstörungen:** Oftmals entstehen Kopfschmerzen durch eine gestörte Verdauung (Darm, Leber).

- **Arzneimittel:** Als Nebenwirkung kann es zu Kopfschmerzen kommen. Auch neurologische Probleme und Beschwerden in der Wirbelsäule können in einer Kettenreaktion zu Kopfschmerzen führen.

- **Cluster-Kopfschmerzen:** Stehen oftmals in Zusammenhang mit einer plötzlichen Ausschüttung von Histamin oder Serotonin im Körpergewebe. Auch übermäßiger Alkoholkonsum, der einen direkten Einfluss auf Blutgefäße und Nerven hat, kommt als möglicher Auslöser in Frage.

- **Neuralgie:** Kopfschmerzen, die durch eine Nervenreizung ausgelöst werden. Am häufigsten ist eine Entzündung des Trigeminus-Nervs die Ursache, der außen am Gesicht verläuft und das Gesicht, den Mund, die Zähne, die Nasenhöhle und die Kaumuskeln mit Nervenfasern versorgt. Dadurch werden auch die Sprechfähigkeit und die Kaubewegungen kontrolliert. Schmerzen durch eine Trigeminus-Neuralgie sind nahezu unterträglich. Es sind kurze, stechende und pulsierende Schmerzimpulse, von denen besonders Frauen betroffen sind und die ein normales Sprechen und Kauen unmöglich machen. Der Schmerz kann über die Verzweigungen der Nerven auch in andere Regionen ausstrahlen. Der Trigeminus steht in Verbindung mit dem Bereich der Augen und der Stirn sowie ebenso mit dem Oberkiefer und dem Unterkiefer.

- **Migräne:** Hauptsymptom der Migräne sind starke Schmerzen auf einer oder beiden Seiten des Schädels. Oftmals treten Begleiterscheinungen wie Verdauungsbeschwerden (Übelkeit, Erbrechen) und Überempfindlichkeit gegen Umwelteinflüsse (Licht, Geräusche, Gerüche) auf. In 85 % der Fälle nimmt der Patient im Vorfeld für ca. 10 Minuten schrittweise eine sogenannte „Aura" wahr, d. h. es treten neurologische Symptome als Anzeichen für eine vorübergehende Fehlfunktion des Gehirns auf. Am häufigsten sind visuelle Wahrnehmungsstörungen (ein heller Lichtschein, eine Eintrübung der Sehfähigkeit, Verzerrungen der Wahrnehmung usw.). Migräne tritt wiederholt in Form von Schmerzanfällen auf, die zwischen 4 und 72 Stunden anhalten können, wodurch die Betroffenen in hohem Maße beeinträchtigt werden. Die Symptome stimmen in den meisten Fällen überein, die auslösenden Faktoren können jedoch sehr unterschiedlich sein. Ungeachtet einer vererbbaren Veranlagung ist Migräne aufgrund der hormonellen Schwankungen bei Frauen als Ursache ein spezifisch weibliches Leiden. Als Ursachen gelten des weiteren Funktionsstörungen der Leber, der Nieren und der Blase sowie Stress und eine im Lauf der Zeit stetig ansteigende Belastung des Organismus durch Giftstoffe, nicht zuletzt auch durch Lebensmittel, Erfrischungsgetränke oder Arzneimittel.

der Nervenendfasern durch chemische Substanzen wie Alkohol, Tabak oder verschiedene Gase (z. B. an der Tankstelle).

Natürliche Behandlungsmethoden berücksichtigen speziell die erkrankte Person und sind auf ihre individuellen Bedürfnisse abgestimmt, nicht auf die Krankheit an sich. Die Symptome der Migräne und die besonderen Eigenschaften des Betroffenen

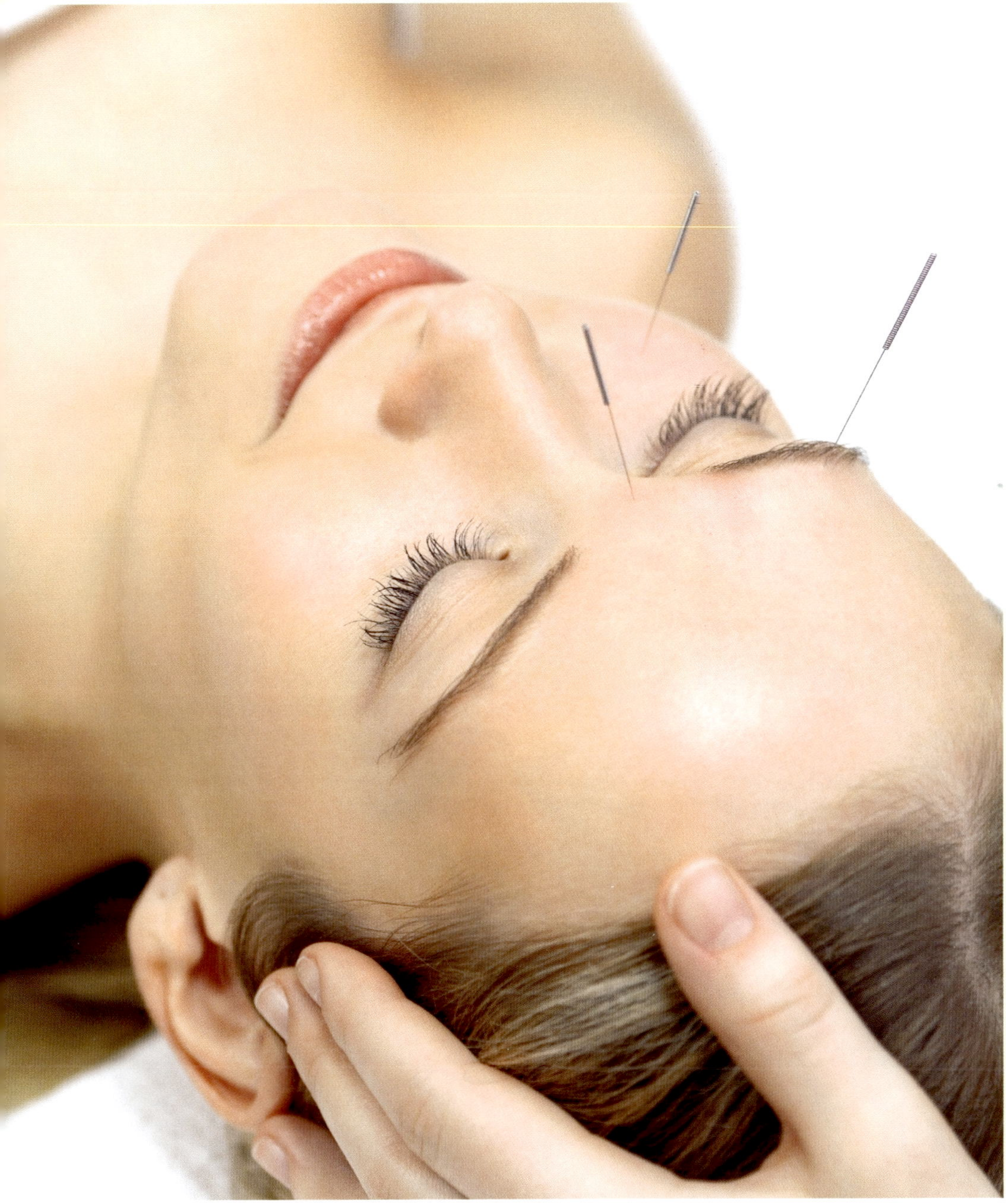

ermöglichen es dem Behandler, jeden Patienten als einzigartig zu betrachten. Wie auch die konventionelle Medizin verfolgt die natürliche das Ziel, die Migränesymptome zu beheben. Im Anschluss daran soll jedoch das eigentliche Ungleichgewicht des Patienten ermittelt werden, damit der Organismus dabei unterstützt werden kann, sein Gleichgewicht wiederzuerlangen.

Traditionelle Chinesische Medizin

Um das Gleichgewicht des Organismus wiederherzustellen, versuchen einige natürliche Behandlungsmethoden wie z. B. die Traditionelle Chinesische Medizin, auf den Energiefluss (Chi) einzuwirken, der bei Migräne häufig gestört ist. Sie betrachtet Migräne als Folge einer Fehlfunktion der inneren Organe, insbesondere der Milz, der Leber und der Nieren, oftmals ausgelöst durch eine emotionale Störung. Zur Behandlung gilt es zunächst, den Schmerz mithilfe der Körpermeridiane genau zu lokalisieren. Ist der Schmerz auf den Scheitelbereich des Schädels einzugrenzen, besteht eine Verbindung zur Leber, im Bereich der Schläfen ist er der Blase zuzuordnen, im Bereich der Augen steht er in Zusammenhang mit Magen und Leber. Bei starken Schmerzen am Morgen liegt ein zu schwacher Fluss des Chi vor, bei starken Schmerzen in der Nacht ist ein zu schwacher Blutfluss (zu wenig *Xue* = Blut) die Ursache. Zur Behandlung wird der therapeutische Königsweg der Akupunktur gewählt. Hierbei werden im Bereich der Energiekanäle einige Nadeln in die Haut gestochen, um das Fließen der Energie zu normalisieren. Zusätzlich kann der Patient mit Heilpflanzen und Tui-Na-Massage behandelt werden.

Die Traditionelle Chinesische Medizin betrachtet Migräne als Folge einer Fehlfunktion der inneren Organe.

Shiatsu

Eine ähnliche Behandlungsmethode ist Shiatsu. Auch hierbei werden die Energiemeridiane bestimmt. Anstatt Nadeln zu setzen, werden die jeweiligen Punkte mit dem Daumen gedrückt, seltener mit den Ellenbogen, Händen, Knien oder Füßen. Grundsätzlich soll der Energiefluss angeregt und ein Übermaß zu anderen Bereichen des Organismus umgeleitet werden, wo ein Mangel herrscht. Meistens wird dabei zur Schmerzlinderung auf die Leber, die Gallenblase, das Herz und die Blase Einfluss genommen, da sie mit der Entstehung von Migräne in Zusammenhang stehen.

Yoga und Meditation

Auch die mentale Verfassung spielt für das Einsetzen von Schmerzen eine entscheidende Rolle. Die Furcht vor einer neuen Schmerzkrise verursacht Angstzustände und kann dadurch erneut Schmerzen auslösen. Entspannungstechniken wie Meditation oder Yoga sind in solchen Fällen sehr hilfreich. Mit ihrer Hilfe kann eine mentale Kontrolle erlangt werden, durch die auch Schmerzen beherrscht werden können. Diese Techniken können sowohl punktuell als auch über einen längeren Zeitraum praktiziert werden und dazu dienen, dass wir uns selbst besser kennen und beherrschen. Dies ist ein Weg, um sowohl physische als auch psychische Spannungen abzubauen, die oftmals zu Migräne führen.

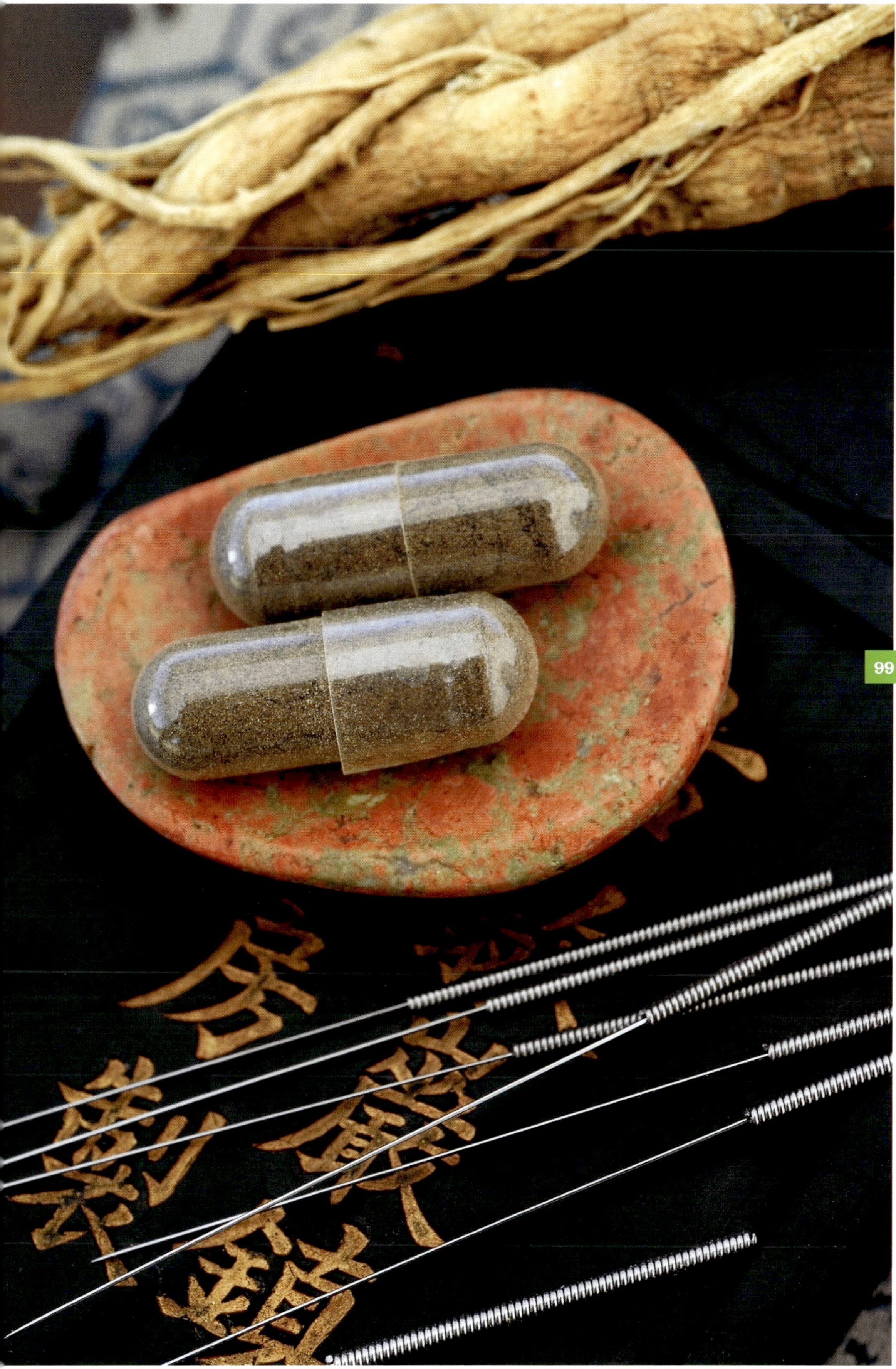

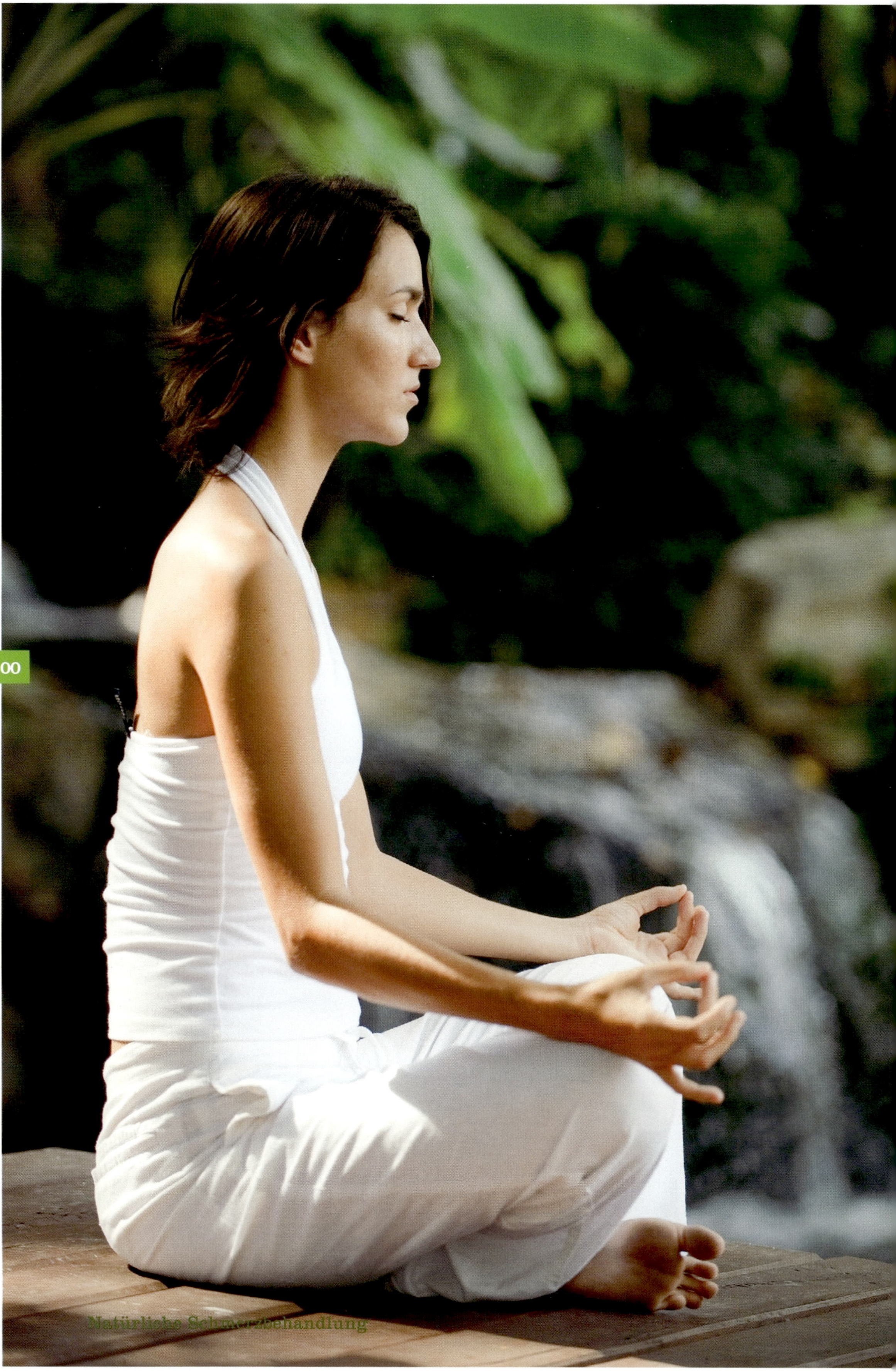

Homöopathie

Das Empfinden von Schmerzen und die ständige Furcht vor einem erneuten Ausbruch der Schmerzen, was selbst schon zu Schmerzkrisen führen kann, bewirkt oftmals eine grundlegende Wesensveränderung eines Menschen. Das individuelle Empfinden von Schmerzen und die ihnen zugeschriebene Bedeutung sind für die homöopathische Behandlungsmethode wichtige Hinweise. Der Homöopathie steht eine Fülle von Heilmitteln zur Verfügung, unter denen als Voraussetzung für eine erfolgreiche Behandlung das richtige ausgewählt werden muss. Zur Therapie von Migräne mit emotionaler Ursache werden meistens *Natrium muriaticum* und *Ignatia* eingesetzt. Bei hormonell bedingten Migräneanfällen wird *Sepia* oder *Actea Racemosa* gegeben. Bei Migräne, die mit der Verdauung oder einer gestörten Leberfunktion in Verbindung steht, kommen *Nux vomica* oder *Pulsatilla* zur Anwendung. *Belladonna* ist hilfreich, wenn als Ursache ein Kreislaufproblem vorliegt.

Reflexzonenmassage

Bei dieser Technik werden bestimmte Organe durch den Druck auf verschiedene Stellen der Fußsohlen stimuliert. Dabei werden durch das Aufspüren bestimmter, besonders empfindlicher Punkte auf der Fußsohle verschiedene Krankheiten aufgedeckt und es kann ein Beitrag zu ihrer Heilung geleistet werden. Sie dient sowohl zur Diagnose wie auch zur Behandlung unterschiedlichster Erkrankungen.

Ernährung

Auch die Ernährungsweise kann Migräneanfälle auslösen oder begünstigen: längeres Fasten, reichhaltige Mahlzeiten, Alkoholgenuss (insbesondere Rotwein), die Aufnahme von biogenen Aminen (in Schokolade, Hartkäse, Nüssen, Bananen, Wurstwaren usw.) und Nahrungsmittelzusatzstoffen wie Natriummonoglutamat (in chinesischen Gerichten und Fertiggerichten) sowie Nitriten und Nitraten (in Fleisch- und Wurstwaren oder Leberpasteten) können bei vielen Personen Migräneanfälle auslösen. Meistens sind es weniger ganz bestimmte Lebensmittel als vielmehr ein Übermaß, mit dem unser Organismus belastet wird und wodurch Verdauungsprobleme verursacht werden oder eine Überlastung der Leber entsteht. Die Folge davon ist oftmals ein heftiger Migräneanfall. In solchen Situationen ist es angebracht, frische und natürliche Lebensmittel aufzunehmen. Dabei spielt eine gesunde Zubereitungsweise ebenfalls eine wichtige Rolle: Dampfgaren, in Wasser kochen, im Ofen oder auf dem Grill garen. Ratsam ist ebenso, die Salzzufuhr zu vermindern und zur Unterstützung des Nervensystems für eine ausreichende Versorgung mit Vitaminen der B-Gruppe (Vollkorngetreide, Bierhefe usw.) zu sorgen.

Manuelle Behandlungsmethoden

Andere Ursachen für Migräne sind beispielsweise eine schlechte Körperhaltung, Gewebsverletzungen oder Stress, durch die der Bewegungsapparat beeinträchtigt wird. Beim Ausgleichsversuch entstehen mechanische Veränderungen im Organismus, die zur Migräne führen können. Hier setzt die Chiropraktik oder die Osteopathie an. Der Chiropkraktiker sucht die Ursache in einer möglichen Verspannung oder Veränderung im Bereich der Wirbelsäule, wodurch oftmals jener Bereich des Nervensystems beeinträchtigt wird, der die Durchblutung im Kopfbereich steuert.

Die Osteopathie sieht in Migräne eine reflektorische Veränderung im Organismus (ausgelöst durch Schwankungen im Hormonhaushalt oder des Blutdrucks sowie durch Verdauungsstörungen), die zu einem abrupten Blutdruckanstieg in den Gefäßen des Kopfbereichs führt und sich ebenso auf die Halsschlagader und die hirnversorgenden Arterien auswirkt. Die Behandlung beruht darauf, nach einer Diagnose eine tiefgreifende (in den inneren Organen) oder leichte (Kopf, Hals usw.) Manipulation herbeizuführen sowie manuell einzugreifen (an der Wirbelsäule und an den Gelenken).

Pflanzenheilkunde

Die besten Heilpflanzen zur Schmerzlinderung sind folgende:

- **Mutterkraut**
  (Tanacetum parthenium)
  Sie ist als Heilpflanze bei akuter Migräne besonders zu empfehlen und kann vorbeugend gegen prämenstruelle Migräne angewendet werden. Trinken Sie in der Woche vor dem Einsetzen der Regelblutung täglich 2 Tassen oder nehmen Sie 3-mal täglich 10 Tropfen Tinktur ein. Mutterkraut kann auch zu gleichen Teilen mit Rosmarin und Melisse gemischt und als Teeaufguss 2 Tassen pro Tag (1 TL pro Tasse), vorzugsweise am Morgen, getrunken werden. Zur Herstellung einer Schmerzkompresse wird aus 2 EL Mutterkraut und 500 ml Wasser ein Sud hergestellt. Man lässt den Sud einige Minuten ziehen, taucht ein Tuch ein und legt es dort auf den Kopf, wo die Schmerzen am stärksten sind.

- **Majoran** *(Origanum majorana)*
  Eine weitere Pflanze zur Behandlung von Migräne, als Teeaufguss (1 TL

Besondere Aufmerksamkeit für den Darm

Wenn die Überreste der Verdauung nicht einmal pro Tag ausgeleitet werden, können sich im Darm vermehrt Giftstoffe sammeln, die ins Blut gelangen und dadurch Migräne nach sich ziehen. Bei Verstopfung kann eine vegetarische Diät bestehend aus Obst und Gemüse über einen Zeitraum von 14 Tagen Linderung verschaffen. Dadurch wird der Darm normalisiert und Gifte werden ausgeschieden.

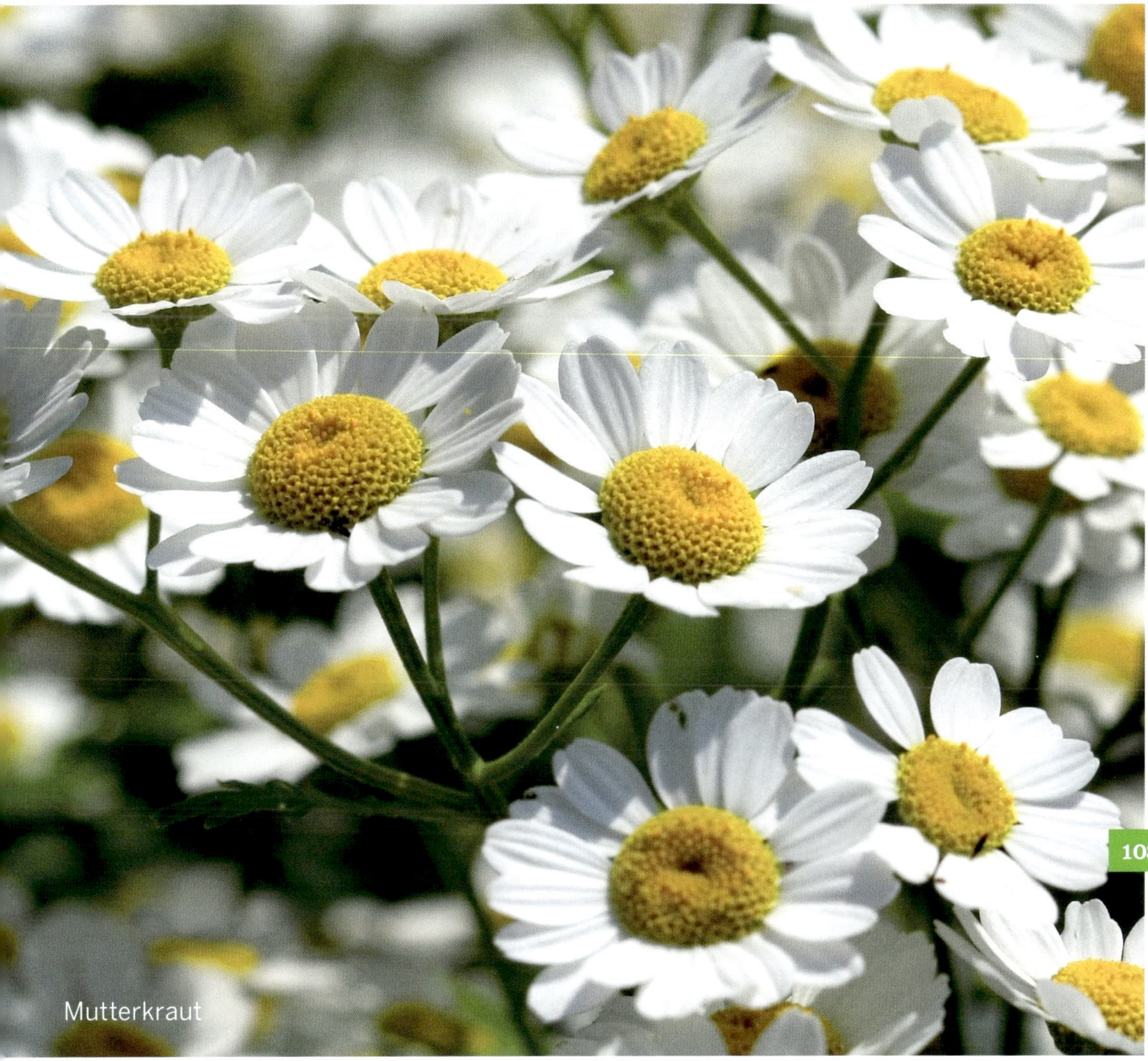

pro Tasse, 3 Tassen täglich), Tinktur (50 Tropfen auf 3-mal täglich verteilt), als Pulver oder ätherisches Öl zur äußerlichen Anwendung.

- **Verbene** *(Verbena officinalis)*
  Aufgrund ihrer schmerzlindernden und krampflösenden Eigenschaften ist die Verbene eine ideale Heilpflanze bei Migräne, leichtem nervlich bedingtem Menstruationskopfschmerz sowie bei Herzrasen, rheumatischen Beschwerden und Muskelschmerzen. Zur Bereitung eines Breiumschlags zur Behandlung von Migräne werden zu gleichen Teilen Verbenenkraut mit gemahlenem Leinsamen und gemahlenem Bockshornklee vermischt, mit einem Glas heißem Wasser übergossen und zu einem festen Brei verrührt. Die Mischung auf ein Stück Baumwollstoff streichen und möglichst warm bis lauwarm auf die Stirn oder die schmerzende Stelle auflegen. Die Verbene ist auch für Inhalationen gut geeignet. Das Kraut wird dazu mit heißem Wasser übergossen, die Dämpfe werden eingeatmet.

Aromatherapie

Die Pfefferminze *(Menta piperita)* besitzt schmerzlindernde und muskelentspannende Eigenschaften, die auch bei Migräne Linderung verschaffen, insbesondere wenn sie nervlich bedingt ist oder durch Spannungen ausgelöst wird. Bei den ersten Schmerzanzeichen werden einige Tropfen Pfefferminzöl (ggfs. mit Mandelöl verdünnt) auf den Schläfen leicht einmassiert. Die Behandlung alle 15 Minuten wiederholen, bis die Schmerzen nachgelassen haben.

Auch Basilikum *(Ocimum basilicum)* ist eine schmerzstillende Heilpflanze. Einige Tropfen Basilikumöl auf ein feuchtes, kaltes Tuch geben und für 10 Minuten auf die Stirn legen.

Tipps zur Selbstbehandlung

- **Sport:** Eine leichte und gemäßigt ausgeübte sportliche Aktivität sorgt für guten Schlaf und setzt Endorphine frei (Hormone, die ein Wohlgefühl auslösen). Daher ist es zur Vorbeugung und zur Linderung von Migräneanfällen sinnvoll, täglich etwa eine halbe Stunde in zügigem Tempo zu laufen und zwei- bis dreimal pro Woche schwimmen oder joggen zu gehen.

- **Erholung:** Ein guter Schlaf ohne Unterbrechungen beugt Migräneanfällen vor. Um dies zu erreichen, sollten Sie einen regelmäßigen Tagesablauf haben, zu festen Zeiten zu Bett gehen, mindestens zwei Stunden vor dem Schlafengehen zu Abend essen und dabei möglichst nur leichte Kost zu sich nehmen. Stellen Sie Ihre Sorgen hintenan, indem Sie im Bett noch etwas lesen oder Musik hören. Geben Sie etwas ätherisches Öl von Pfefferminze, Rosmarin, Basilikum oder Zitrone in eine Duftlampe. Das erleichtert die Entspannung und sorgt für einen guten Schlaf.

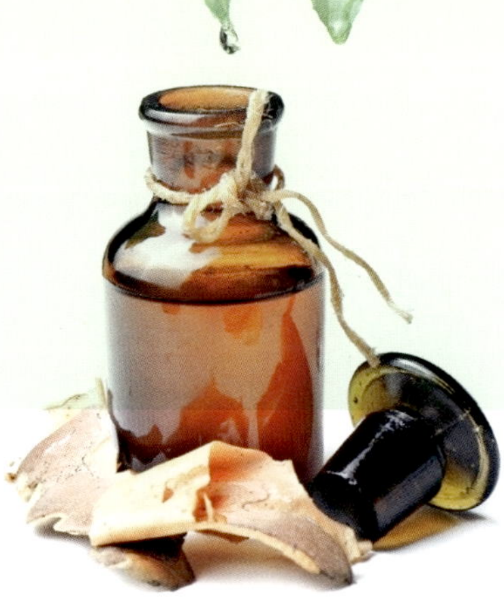

- **Entspannung:** Stress ist eine der häufigsten Ursachen für Migräne. Daher ist es wichtig, stressauslösende Situationen unter Kontrolle zu bekommen. Es gibt verschiedene Möglichkeiten, z. B. einfache Entspannungstechniken wie Yoga oder Meditationsübungen, um sich vor Stress zu schützen. Eine hilfreiche Yogastellung ist hierbei die „Brücke“: Legen Sie sich auf den Boden, strecken Sie die Beine aus und bringen Sie die Arme auf die Höhe der Taille. Heben Sie den Oberkörper parallel zum Boden an und lassen den Kopf nach hinten fallen. Atmen Sie für etwa 3 Minuten tief ein und aus, bewegen Sie den Bauchnabel dabei auf und ab. Gegen Ende atmen Sie ein und halten die Atmung für 12 Sekunden. Danach entspannen Sie sich.

- **Selbstmassage:** Wenn Stress und Spannungen aufkommen, können Sie sich mit einer Kopfmassage Entspannung verschaffen. Drücken Sie die Spitzen der gespreizten Finger beider Hände leicht auf die Kopfhaut und führen Sie kleine Kreisbewegungen aus. Beginnen Sie auf der Stirn und arbeiten Sie sich langsam bis zum Hinterkopf.

- **Akupressur:** Durch Druck mit den Fingerspitzen auf bestimmte Punkte können Schmerzen gelindert werden. Drücken Sie mit Daumen und Zeigefinger der einen Hand (wie mit einer Zange) auf den muskulösen Teil der anderen Hand zwischen Daumen und Zeigefinger. Erhalten Sie den Druck für 3 Minuten aufrecht und atmen Sie dabei langsam und tief ein und aus. Ein weiterer Schlüsselpunkt befindet sich im unteren Bereich des Hinterkopfes. Legen Sie die Mittelfinger beider Hände auf den hinteren Ansatz der Schädelbasis und üben Sie einen Druck aus, der von innen nach außen gerichtet ist. Halten Sie den Druck, atmen Sie aus und legen Sie den Kopf nach hinten. Fahren Sie damit fort für 3 Minuten.

- **Hydrotherapie:** Kopfschmerzen lassen sich auch mithilfe von Wechselbädern der Füße lindern. Baden Sie die Füße zunächst für 3 Minuten in heißem Wasser und danach für 1 Minute in kaltem Wasser. Wiederholen Sie den Vorgang dreimal. Auf diese Weise wird die Durchblutung angeregt, das Blut gelangt vom Kopf in die Beine und die Schmerzen lassen nach.

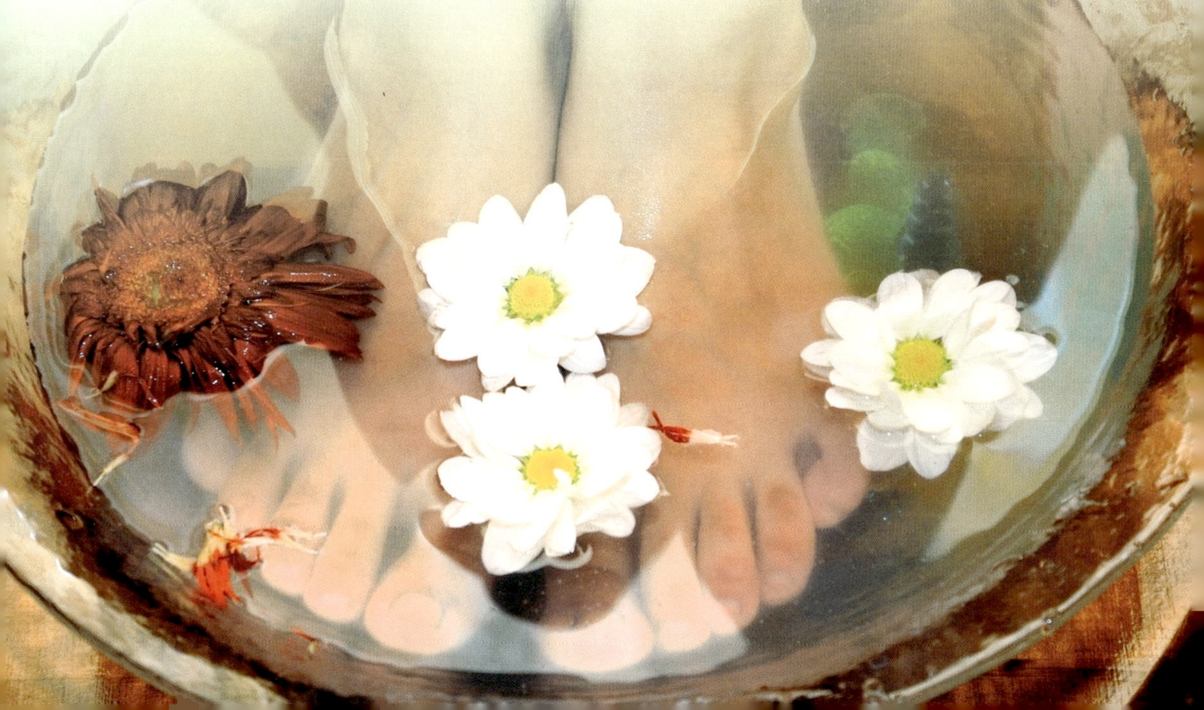

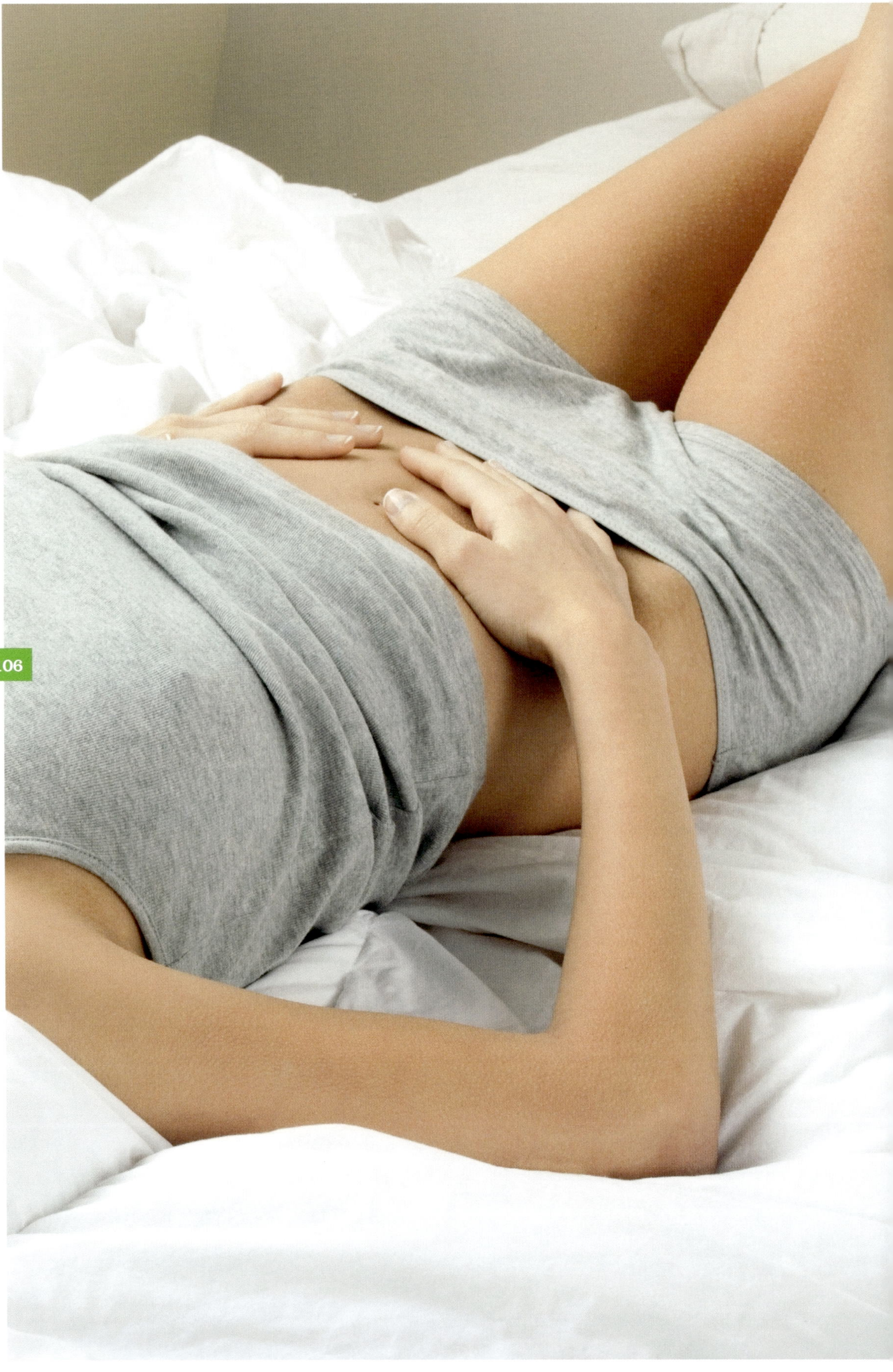

Bauchschmerzen

Bauchschmerzen treten sehr häufig auf. Etwa 25–30 % der Bevölkerung sind davon betroffen. Und nur wenige hatten in ihrem Leben bisher noch keine Bauchschmerzen. Sie treten zwar häufig auf, sind jedoch zum Glück nur selten ein konkreter Hinweis auf eine bestehende Erkrankung. Nicht immer lassen sich durch die Intensität der Schmerzen Rückschlüsse auf die Ursache ziehen. Bauchschmerzen können weniger schwerwiegende Gründe haben, wie z. B. Blähungen oder Koliken im Magen-Darm-Trakt. Möglich sind aber auch schwere Erkrankungen wie z. B. Darmkrebs oder eine Blinddarmentzündung.

Im Bauchraum befinden sich viele verschiedene Organe und Bauchschmerzen können mit jedem einzelnen davon verbunden sein: Verdauungsorgane (Magen, der untere Abschnitt der Speiseröhre, Dickdarm, Dünndarm, Leber, Gallenblase und Bauchspeicheldrüse), Aorta (die im Inneren des Bauchraums verläuft), der Blinddarm, die Nieren und die Milz. Die Schmerzen können jedoch auch von anderer Stelle ihren Ausgang nehmen (ausstrahlende Schmerzen) und z. B. vom Brustraum oder Beckenbereich herrühren.

Wenn der Schmerz innerhalb des Bauchraums lokalisiert werden kann, ist er meistens ein Hinweis auf ein Problem eines der darin liegenden Organe, wie Blinddarm, Gallenblase oder Magen (schwerwiegend ist hier beispielsweise ein Magengeschwür).

Schmerzen, die durch Koliken ausgelöst werden, sind auf Verstopfung, Verdrehen oder auf eine Verkrampfung der glatten Muskulatur zurückzuführen, mit der die Bauchorgane ausgestattet sind. Diese Schmerzen treten in regelmäßigen Abständen (sozusagen in Wellen) auf und sie werden von Mal zu Mal stärker. Häufig sind dafür Nieren- oder Gallensteine die Ursache.

Grund zur Beunruhigung besteht dann, wenn die Schmerzen häufiger auftreten und länger anhalten (länger als 24 Stunden) oder gar von Fieber begleitet werden.

Mögliche Ursachen für Bauchschmerzen sind: Blinddarmentzündung, Verstopfung, Cholezystis (Gallenblasenentzündung) mit oder ohne Gallenstein, chronische Darmträgheit, Aneurisma der Aorta, Divertikulitis (entzündliche Erkrankung der Dickdarmschleimhaut), Lebensmittelunverträglichkeit oder -vergiftung, Magen-Darm-Grippe (Viruserkrankung), übersäuerter Magen, Magenverstimmung oder Refluxösophagitis (auch Sodbrennen genannt), Reizdarmsyndrom, Nierensteine, Magengeschwüre, Pankreatitis (Bauchspeicheldrüsenentzündung), Harnwegsinfekte usw.

Bauchschmerzen, die während der Menstruation auftreten, werden separat behandelt.

Ernährung

Bei Magenschmerzen ist es wichtig, auf den Genuss von Alkohol, Kaffee und Zigaretten zu verzichten. Der Tabak ist einer der schlimmsten Feinde für den

Magen – sowohl im gesunden wie auch im angeschlagenen oder besonders empfindlichen Zustand. Er hat in vieler Hinsicht eine schädigende Wirkung und löst etliche Magenerkrankungen aus: Magengeschwüre, Gastritis (Magenschleimhautentzündung), Krebs und Verdauungsstörungen. Im Magen sorgt der Tabakgenuss für eine Übersäuerung, vermindert die Absonderung von Natriumhydrogenkarbonat, Schleimstoffen und Prostaglandinen und reduziert die Durchblutung der Magenschleimhaut.

Sehr geschmacksintensive und reizende Lebensmittel (Scharfstoffe, Gewürze, Kaffee), Fette und sehr reichhaltige und stark gewürzte Gerichte verschlimmern die Beschwerden im Lauf der Zeit.

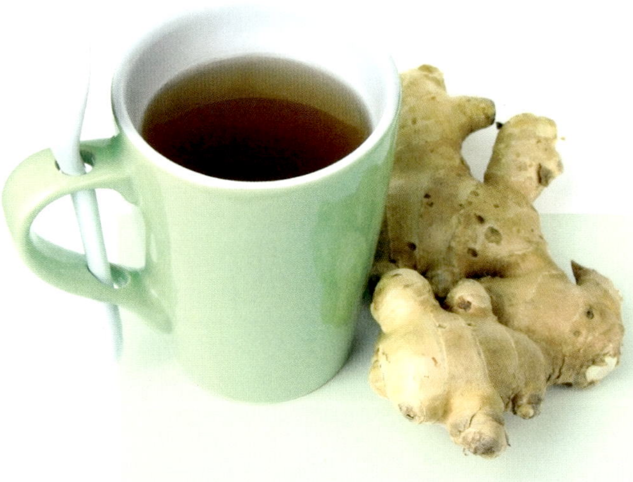

Pflanzenheilkunde

Einige Heilpflanzen sind bei Magenschmerzen sehr hilfreich.

- **Ingwer** *(Zingiber officinale)*
  Der Ingwer wird häufig in der Küche als Gewürz verwendet. Bei Verdauungsbeschwerden und deren Folgen – wie z. B. Magenschmerzen und damit verbundene Übelkeit, Durchfall oder Blähungen – ist er die ideale Heilpflanze und ist insbesondere beim Verzehr von reichhaltigen Gerichten sehr zu empfehlen.

- **Kamille** *(Matricaria chamomilla)*
  Eine Pflanze zur Unterstützung der Verdauung mit entzündungshemmenden Eigenschaften. Bei verdauungsbedingten Bauchschmerzen, Magen-Darm-Krämpfen und Koliken sowie Erbrechen ist diese Heilpflanze eine gute natürliche Alternative. Sie verbessert das Befinden bei Übelkeit und wirkt vorbeugend.

  Zur Bereitung eines verdauungsunterstützenden Tees werden 6 – 8 Kamillenblüten mit einer Tasse kochendem Wasser übergossen und 10 Minuten ziehen gelassen. Zur vollen

Ingwer hilft

- **Teeaufguss bei Koliken:**
  1 EL klein geschnittene Ingwerwurzel mit 1 Tasse Wasser aufgießen und 3 – 5 Minuten kochen lassen,
  3 Tassen pro Tag trinken.

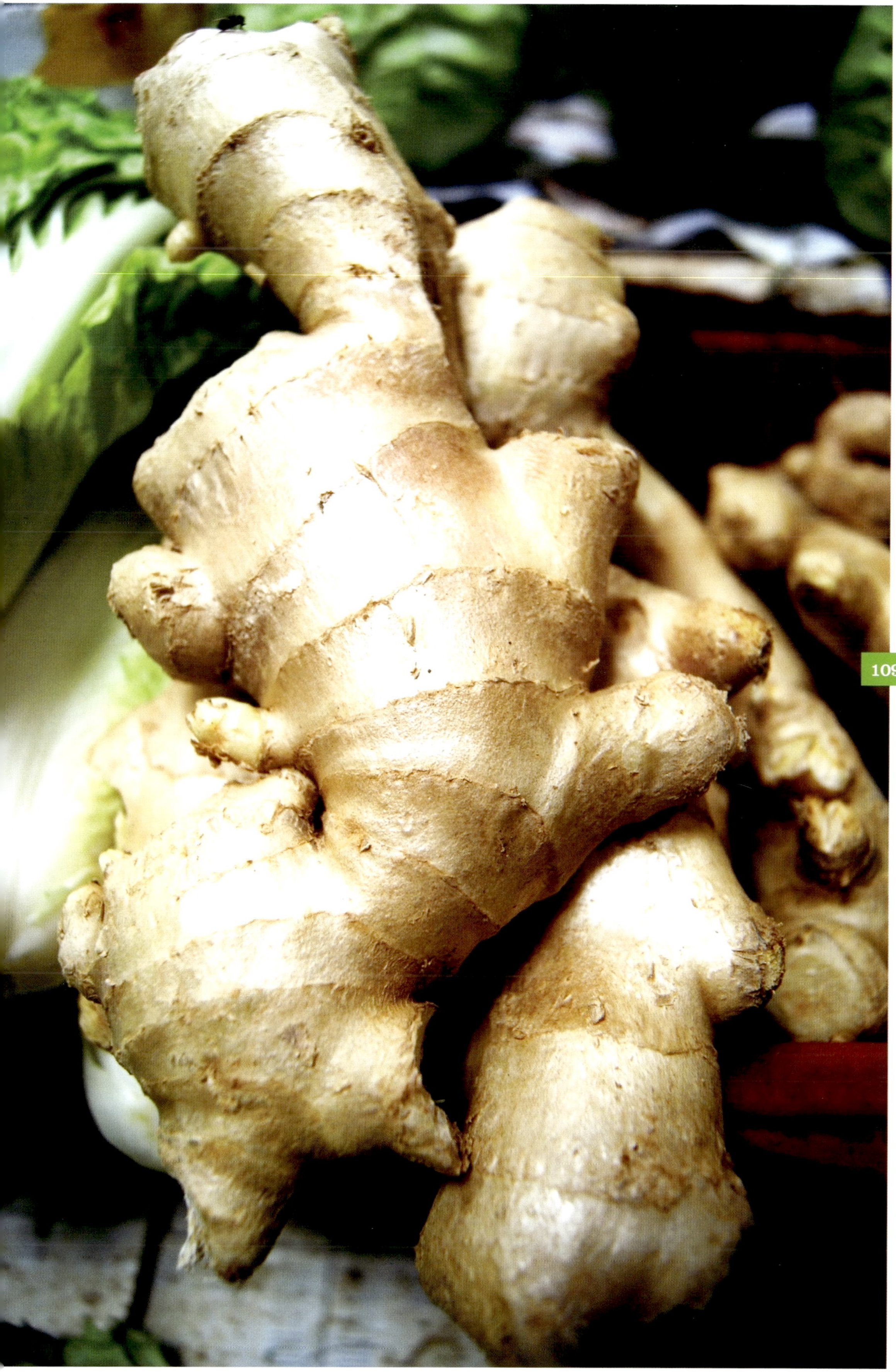

Tipps zur Behandlung von Babys

In den ersten 4 Lebensmonaten leiden viele Babys an Koliken. Sie schreien zwei oder drei Stunden lang, bekommen ein gerötetes Gesicht, strecken und krümmen sich und sind durch nichts zu beruhigen. Auch wenn dies Anlass zur Sorge geben kann, so ist Ihr Baby in der Regel dennoch völlig gesund und hat lediglich Probleme mit der Verdauung. Zur Linderung nimmt man das Baby am besten in den Arm und massiert ihm kreisförmig den Bauch. Zur Beruhigung steht auch in diesem Fall die Kamille zur Verfügung, die selbst für die Kleinsten wohltuend und völlig unschädlich ist. Man bereitet einen Teeaufguss zu und flößt ihn dem Baby lauwarm und in kleinen Mengen am besten zwischen den Mahlzeiten ein.

Gleichermaßen hilfreich ist es, das Baby so auf den Arm zu legen, dass sein Kopf auf der Höhe der Ellenbogenfalte und die Windel in Ihrer Hand liegt. Der leichte Druck Ihres Unterarms auf den Bauch des Babys lindert die Schmerzen und vermindert die Gasentwicklung im Verdauungstrakt. Ebenso können Sie eine Bauchmassage durchführen oder die Beine des Babys ganz leicht gegen den Bauch drücken, sodass die Krämpfe gelöst werden und die Verdauungswinde besser entweichen können.

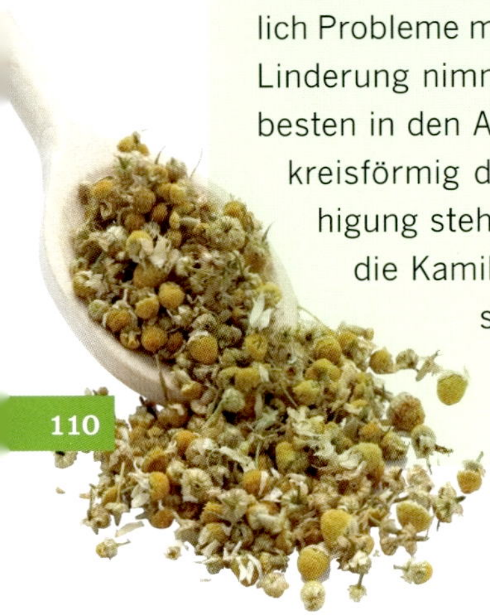

Entfaltung seiner Wirkung und zur Schmerzvorbeugung sollte der Tee möglichst warm gleich nach den Mahlzeiten getrunken werden.

- **Anis** *(Pimpinella anisum)*
  Anis ist besonders hilfreich bei Blähungen, da er die Gase ausleitet. In Kombination mit seiner krampflösenden Wirkung ist er daher bei Verdauungsproblemen, die mit

Anis für Magen und Darm

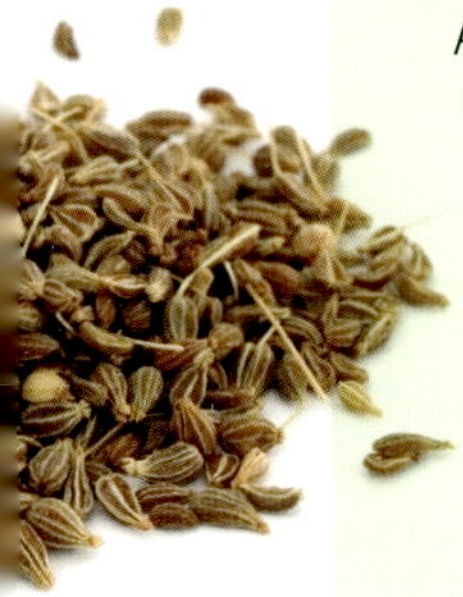

- **Blähungstreibender Tee:** ½ TL Anisfrüchte mit 1 Tasse kochendem Wasser übergießen, 10 Minuten ziehen lassen, abschütten und jeweils 1 Tasse nach den Mahlzeiten trinken. Blähungen und Krämpfe können so vermieden werden.
- **Verdauungsanregender Tee:** Man vermischt zu gleichen Teilen Anisfrüchte, Fenchelfrüchte und Melisse. Von dieser Mischung 1 TL mit 1 Tasse kochendem Wasser übergießen, 10 Minuten ziehen lassen und abschütten. 3-mal täglich 1 Tasse nach den Mahlzeiten trinken.

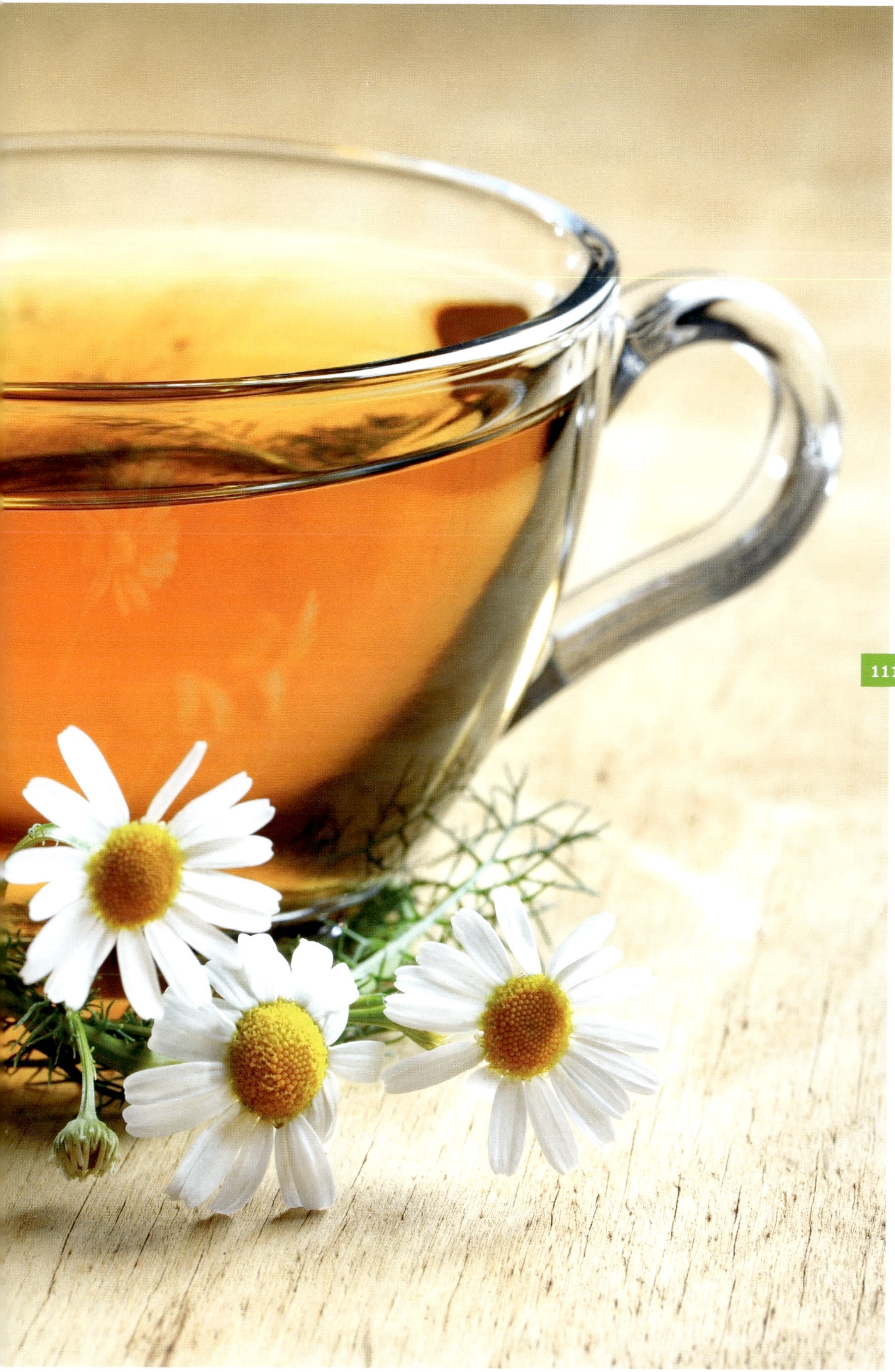

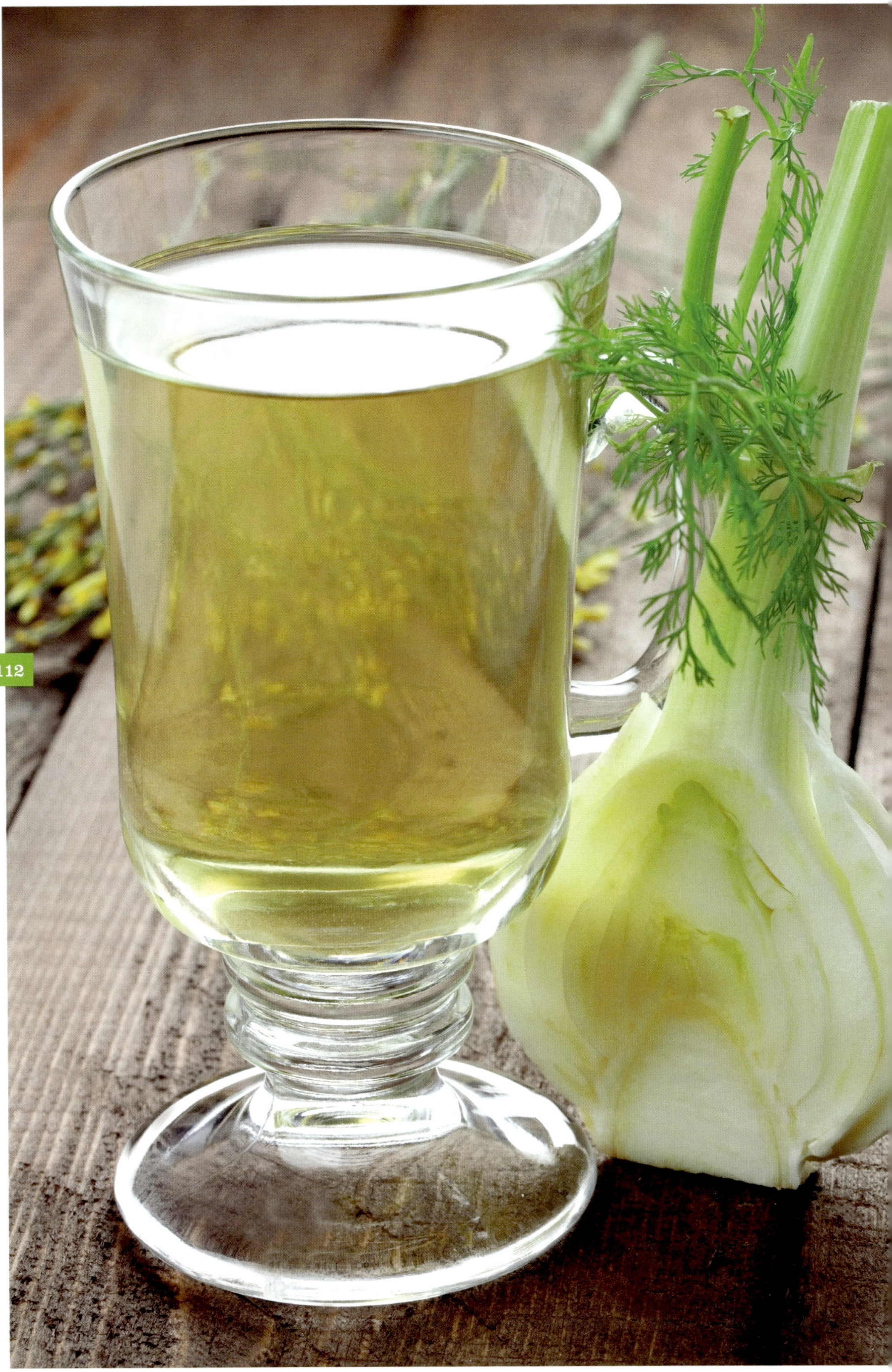

schmerzhaften Darmkrämpfen einhergehen, auch bei den Kleinsten ein sehr gutes Heilmittel. Außerdem wirkt er Mundgeruch sehr gut entgegen.

Darüber hinaus ist er schleimlösend und antiseptisch, weshalb er sich auch bei festsitzendem Husten, Bronchitis und Rachenentzündung bewährt hat. Traditionell sind getrocknete Anisfrüchte lose oder in Teebeuteln erhältlich und werden als Teeaufguss zubereitet. Dabei wird 1 TL mit 1 Tasse heißem Wasser übergossen. Auch das ätherische Öl (insgesamt 0,10 ml pro Tag, verteilt auf 3 Portionen) wird gerne eingesetzt. Anis ist außerdem auch Bestandteil von etlichen Tees und pulverisierten Pflanzenmischungen zur Verdauungsförderung und gegen Koliken und Verdauungsbeschwerden bei Babys und Kleinkindern. Anisöl sollte bei Kindern unter 6 Jahren und bei epilepsiekranken Menschen, wie auch generell über einen längeren Zeitraum oder in höheren Dosierungen nicht angewendet werden.

- **Fenchel** *(Foeniculum vulgare)*
Fenchel und Anis sind vom Geschmack sehr ähnlich, auch wenn es sich um verschiedene Pflanzen handelt. Wie auch der Anis zeichnet sich der Fenchel aus durch seine verdauungsfördernden Eigenschaften und ist ein zuverlässiges Heilmittel bei Magenschmerzen und Verdauungsbeschwerden. Wegen seiner sanften Wirkungsweise und seinem angenehmen Geschmack kann er auch zur Behandlung von Verdauungsproblemen, Koliken und Appetitlosigkeit bei Kindern eingesetzt werden. Zur Bereitung eines Tees gegen Blähungen wird 1 EL zerstoßene Fenchelfrüchte mit 1 Tasse kochendem Wasser übergossen, 10 Minuten ziehen gelassen und abgeschüttet. Am besten trinkt man diesen Tee noch warm nach den Hauptmahlzeiten. Auch zur Linderung von Übelkeit während der Schwangerschaft ist ein Teeaufguss aus Fenchelfrüchten wirksam.

Rachenschmerzen

Durch den Rachen wandert die Nahrung auf dem Weg zur Speiseröhre und die Luft zur Luftröhre und zum Kehlkopf. Sein medizinischer Name lautet „Pharynx". Oftmals sind hier auftretende Beschwerden mit Entzündungen (Pharyngitis = Entzündung der Rachenschleimhaut; bakterielle oder virale Mandelentzündung), Refluxösophagitis (auch Sodbrennen genannt) oder gar sehr schweren Erkrankungen wie z. B. Krebs (die weniger häufige Ursache) verbunden. Die meisten Beschwerden im Rachenraum haben keine ernsten Ursachen und verschwinden oftmals wieder von alleine.

Natürliche Heilmittel

Folgende natürliche Heilmittel sind bei Schmerzen im Rachenraum besonders zu empfehlen:

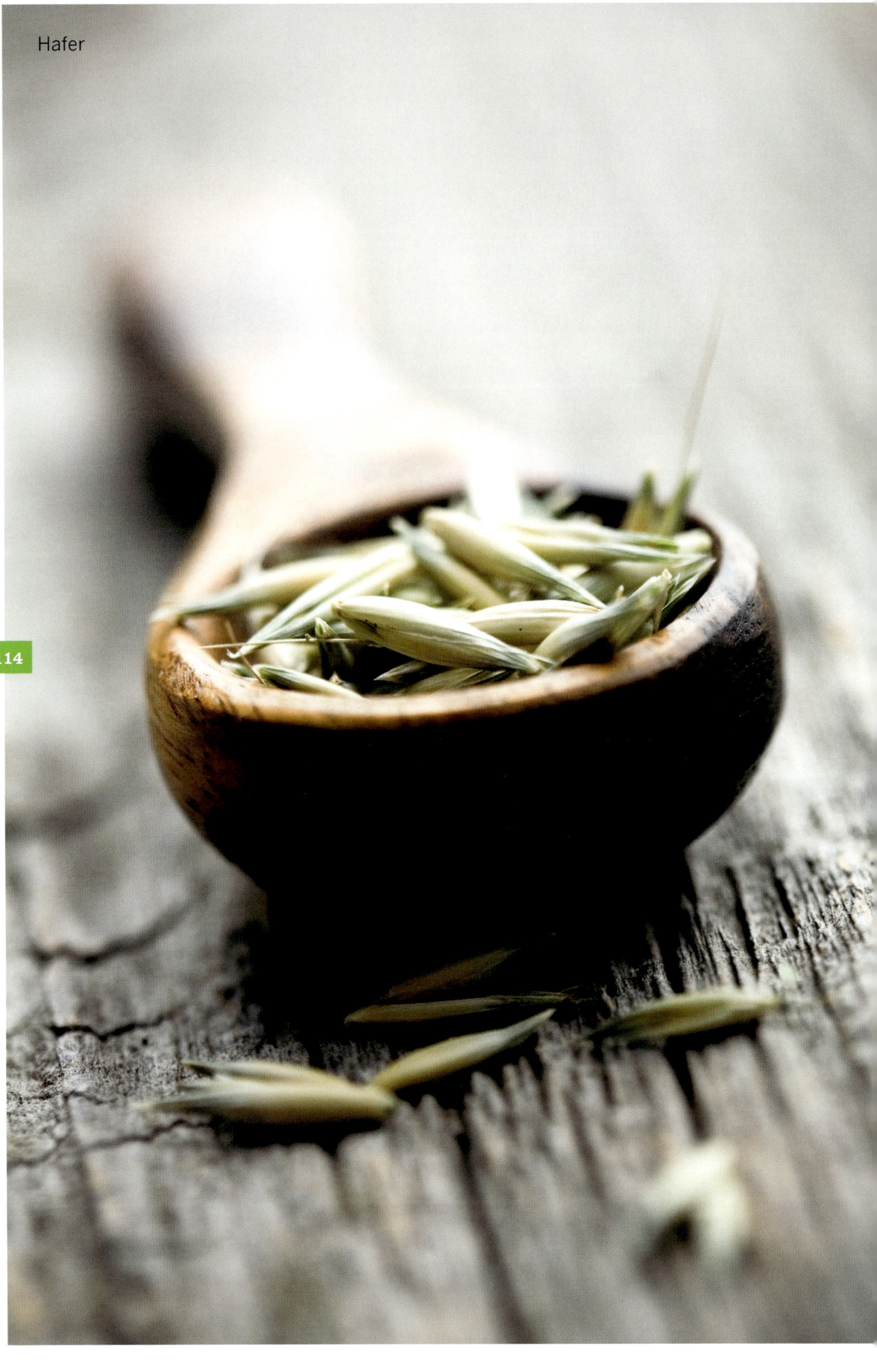

- **Hafer**: Er besitzt schmerzstillende und entzündungshemmende Eigenschaften. Zur Bereitung einer Spüllösung für den Rachen werden 50 g zerstoßener Hafer (ungeschälte Haferkörner und der oberirdische Teil der Pflanze) mit 1 l kochendem Wasser übergossen, 20 Minuten ziehen gelassen, abgeschüttet und die Lösung in ein verschließbares Gefäß gegeben.
- **Knoblauch**: Er besitzt desinfizierende Eigenschaften, sowohl roh (besonders effektiv) als auch gegart.
- **Teebaumöl**: 4 – 5 Tropfen Teebaumöl in ein Gefäß mit Wasser geben und maximal 3-mal pro Tag damit gurgeln, bis die Beschwerden abgeklungen sind.
- **Wilde Malve** *(Malva sylvestris)*: Diese Pflanze hat sich bei Rachenschmerzen, Bronchitis und anderen Atemwegsinfektionen sowie bei Angina und grippalen Infekten besonders bewährt. Man kann davon bis zu 3 TL pro Tag einnehmen. Ein Teeaufguss verschafft Linderung bei Verstopfung.

Die natürliche Medizin gründet sich auf einen ganzheitlichen Ansatz und versucht über die Symptombehebung hinaus, sowohl Körper als auch Geist ins Gleichgewicht zu bringen.

Prämenstruelles Syndrom

Die weiblichen Fortpflanzungsorgane (Gebärmutter, Eierstöcke, Vagina, Scheide) geben häufig Anlass zu körperlichen Beschwerden. Oftmals ist es schwierig, die eigentlichen Ursachen herauszufinden, da diese Organe auf der Ebene der Nervenreizleitung eng mit dem Verdauungssystem verbunden sind.

Die Gründe dafür können sehr vielfältig sein und mit unterschiedlichen Erkrankungen zusammenhängen, wie z. B. Dismenorrhoe (Schmerzen während der Menstruation), Entzündungen, eine Eileiterschwangerschaft, Eierstockkrebs oder Endometriose.

Die konventionelle Medizin bietet für einige der Symptome des Prämenstruellen Syndroms (PMS) eine Fülle von verschiedenen Arzneimitteln an. Bei Schwellungen, Gewichtszunahme und Spannungsschmerzen in der Brust werden in der Regel nichtsteroidale Antirheumatika (NSAR) gegeben und bestimmte harntreibende Mittel. Sollten die Regelbeschwerden sehr stark sein und eine wahre Beeinträchtigung darstellen, wird oftmals eine Hormonbehandlung mit oral verabreichten Verhütungsmitteln durchgeführt. Sollten Angstzustände, starke Stimmungsschwankungen oder gar Depressionen auftreten, setzt die Schulmedizin auch angstlösende und antidepressive Arzneimittel ein.

Die Behandlung mit diesen Medikamenten bringt viele Neben- und Wechselwirkungen mit sich (sowohl bei kurzer als auch bei längerer Anwendung).

Daher ist es besser für Ihre Gesundheit, zunächst einmal alle natürlichen Heilmethoden auszuprobieren. Die natürliche Medizin gründet sich auf einen ganzheitlichen Ansatz und versucht über die Symptombehebung hinaus, sowohl Körper als auch Geist ins Gleichgewicht zu bringen. Im Folgenden werden einige der effizientesten Behandlungsmethoden der natürlichen Medizin vorgestellt.

Gesunde Ernährung

Eine ausgewogene, vielfältige Ernährung mit reichlich Obst, Gemüse, Vollkorngetreide und Hülsenfrüchten sowie arm an gesättigten Fetten tierischen Ursprungs, die in mehreren kleinen Portionen (ca. 4–5) über den Tag verteilt wird, lindert und verringert die Beschwerden des prämenstruellen Syndroms. Insbesondere die Zufuhr von Vitamin B_6, Magnesium, Kalzium und ungesättigten Fettsäuren sollte gewährleistet sein.

- **Vitamin B_6 oder Pyridoxin**
  Es senkt den Östrogenspiegel, erhöht den Progesteronspiegel, baut Angstzustände ab und wirkt leichter Erregbarkeit, Schlaflosigkeit und Depressionen entgegen. Darüber hinaus vermindert es das Spannungsgefühl in der Brust. In der Woche vor dem Beginn der Regelblutung sollte ein Speiseplan befolgt werden, der dem Körper ausreichende Mengen an Vitamin B_6 zuführt. Es ist in tierischen Nahrungsmitteln wie rotem, mageren Fleisch, Fisch, Eiern und Hühnerfleisch sowie einigen Früchten wie z. B. Bananen und auch Nüssen enthalten.

- **Kalzium und Magnesium**
  Ein Magnesiummangel kann ganz allgemein verschiedene Schmerzzustände nach sich ziehen und die Schwelle für prämenstruelle Schmerzen herabsetzen. Magnesium ist in Nüssen, Vollkorngetreide, grünem Blattgemüse und in Bananen enthalten. Als Kalziumquelle kommen alle Milchprodukte in Frage (am besten entrahmt) wie auch Kohlgewächse (Kohl und Brokkoli) und kleinere Fische, die mitsamt der Gräten verzehrt werden (z. B. Sardinen).

- **Vitamin E**
  In Studien konnte gezeigt werden, dass die Zufuhr von Vitamin E entscheidend zur Linderung von Beschwerden wie Kopfschmerzen, Müdigkeit, Depressionen und Schlaflosigkeit beiträgt. Die wichtigsten Quellen sind Weizenkeime, Olivenöl (Extra Vergine), Nüsse und Vollkorngetreide.

- **Essentielle Fettsäuren**
  In der zweiten Hälfte des Monatszyklus sollten dem Organismus ausreichende Mengen essentieller Fettsäuren zugeführt werden. Dadurch können Beschwerden wie ein Spannungsgefühl in der Brust, Kopfschmerzen und Gebärmutterkrämpfe vermieden werden. Sie sind enthalten in den Ölen von

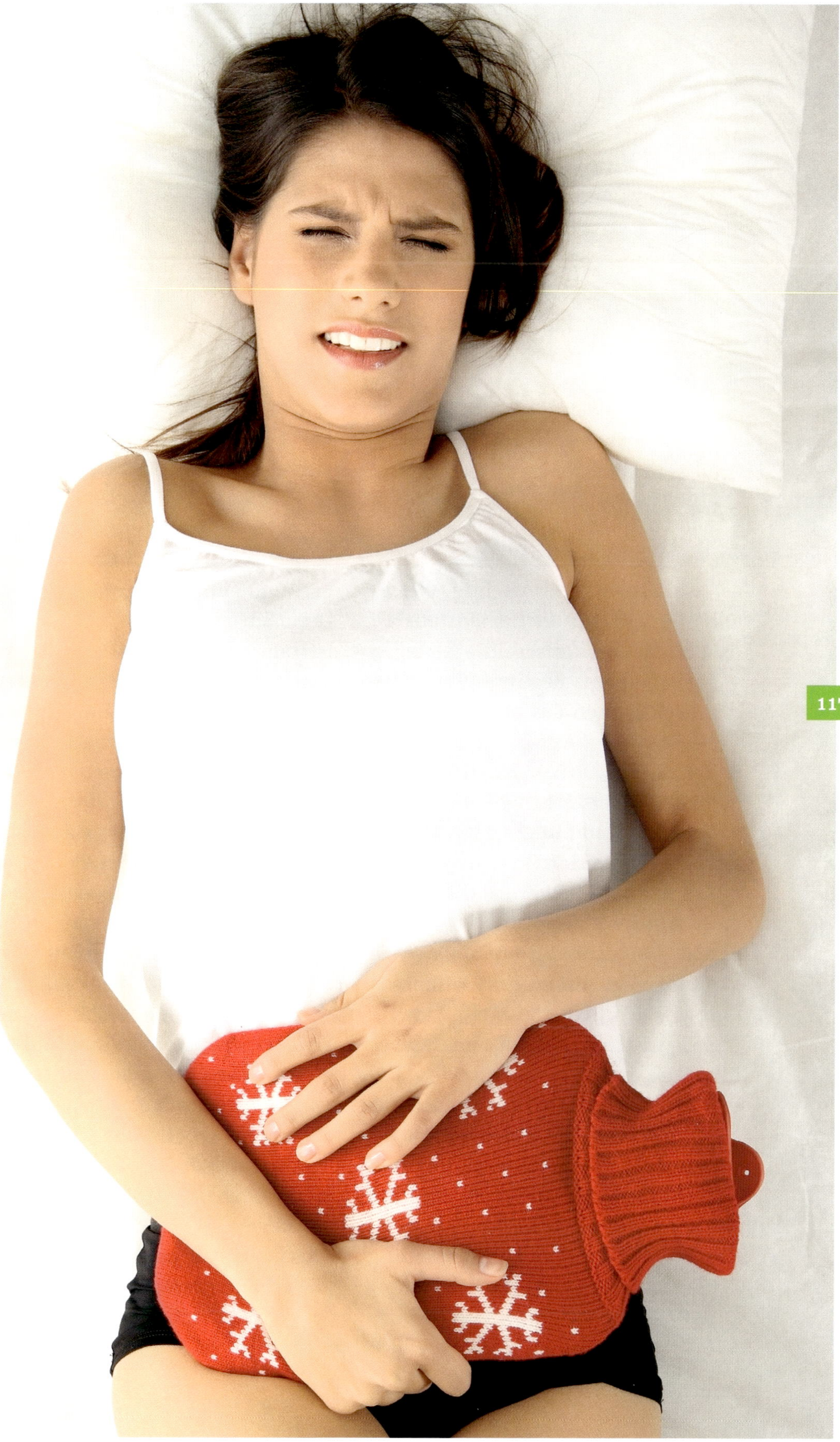

- **Wilde Yamswurzel** *(Dioscorea villosa)* Aufgrund ihrer entzündungshemmenden und krampflösenden Wirkung ist die Yamswurzel zur Linderung des PMS (Spannungsgefühl in der Brust, Muskelschmerzen, Schmerzen im Beckenbereich, Hexenschuss) gut geeignet. Ebenso lindert sie einige Beschwerden, die mit den Wechseljahren auftreten können, wie Migräne, Gelenkschmerzen und Trockenheit der Scheide. Diese Pflanze ist in Kapselform erhältlich (Dosierungsanweisung des Herstellers beachten), ebenso in getrockneter und pulverisierter Form zur Herstellung von Teeaufgüssen (2 Tassen pro Tag).

- **Passionsblume** *(Passiflora incarnata)* Zum Abbau von Nervosität und Angstzuständen sowie zur Vorbeugung von Schlaflosigkeit ist die Passionsblume eine hervorragende Heilpflanze. Sie wirkt krampflösend, sorgt für Entspannung der Nerven und der Muskulatur und hilft bei Stress aufgrund von persönlichen Problemen und Schwierigkeiten am Arbeitsplatz. Sie lindert Schmerzen, die eine psychosomatische Ursache haben und vermindert die nervliche Erregbarkeit in den Wechseljahren und beim PMS. Häufig wird die Passionsblume (oft auch mit anderen Heilpflanzen vermischt) in Form von Kapseln oder Tabletten angeboten. Bei der Einnahme sollte die Dosierungsanweisung des Herstellers beachtet werden. Ebenso ist sie in getrockneter Form zur Bereitung von Teeaufgüssen (1 TL pro Tasse), als flüssiges Extrakt (2 ml alle 8 Stunden) oder Tinktur erhältlich. Oftmals ist sie Bestandteil von Hustensirup und anderen Produkten mit beruhigender Wirkung. Zur Behandlung von PMS-Beschwerden wie Angstzuständen können bis zu 3 Tassen Teeaufguss täglich (alle 8 Stunden) getrunken werden. Dabei sollten andere Beruhigungsmittel jedoch vermieden werden, weil es zu potenzierten Wechselwirkungen kommen kann. Auch in Schwangerschaft und Stillzeit sollte die Passionsblume nicht angewendet werden.

Zum Abbau von Nervosität und Angstzuständen sowie zur Vorbeugung von Schlaflosigkeit ist die Passionsblume eine hervorragende Heilpflanze.

Sport

Über die Ernährung und die Heilpflanzenkunde hinaus leistet auch sportliche Betätigung einen wichtigen Beitrag zur Linderung von PMS-Beschwerden. Es gilt als erwiesen, dass Frauen, die Sport treiben, deutlich seltener von

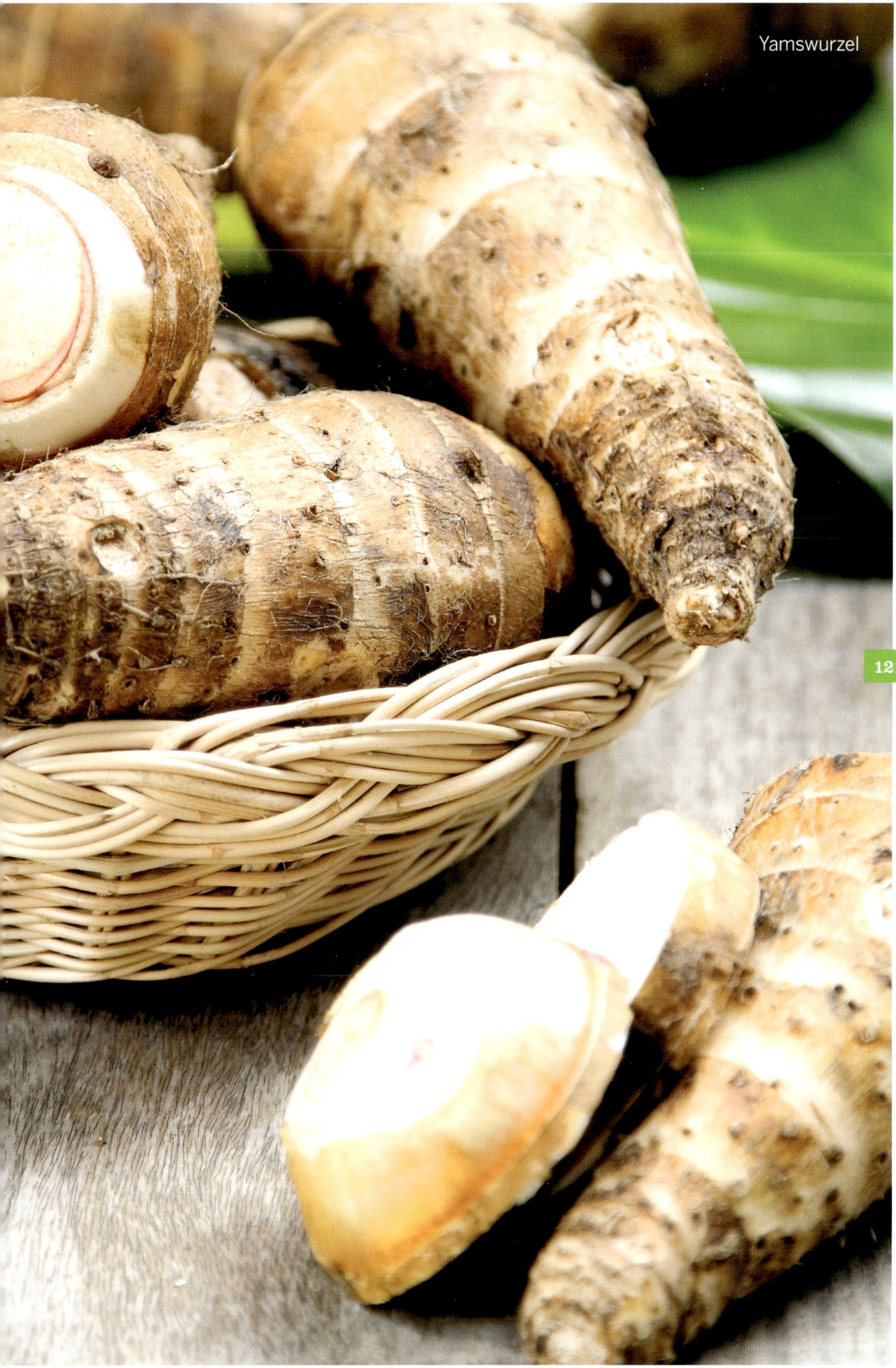

prämenstruellen Beschwerden betroffen sind als andere. Insbesondere kurz vor Beginn der Regelblutung – im Idealfall jedoch auch täglich – vermag eine leichte und regelmäßige sportliche Betätigung prämenstruellen Beschwerden vorzubeugen. Bereits ein kurzer Spaziergang von etwa 30 Minuten verbessert die Durchblutung und hilft gegen Kopfschmerzen und leichte Reizbarkeit. Außerdem verschafft Bewegung mehr Energie – eine wichtige Hilfe im Kampf gegen Traurigkeit und Niedergeschlagenheit – und wirkt Wassereinlagerungen entgegen. Außer dem Spazierengehen sind auch Schwimmen, Radfahren und sanftes Laufen sowie Tanzen als unterstützende Sportarten gut geeignet.

Sport ist zweifellos sehr gut zur Linderung von PMS-Beschwerden, jedoch sollte man es auch nicht übertreiben. Zu viel sportliche Betätigung kann zu Amenorrhoe (Ausbleiben der Menstruation) führen.

Yoga

Auch diese Jahrtausende alte Technik sollte unbedingt in diesem Zusammenhang erwähnt werden. Ziel des Yoga ist die Wiederherstellung von Harmonie und Gleichgewicht zwischen Körper und Geist. Es ist erwiesen, dass Menschen, die regelmäßig Yoga praktizieren über einen wesentlich besseren körperlichen und seelischen Gesundheitszustand verfügen als andere.

Es gibt verschiedene Yogazweige, die hilfreichste Form zur Linderung von Menstruationsbeschwerden ist jedoch die des Hatha-Yoga. Sollten Sie noch nie zuvor Yoga praktiziert haben, ist es am besten, einen Yogakurs zu besuchen und die verschiedenen Stellungen und die damit verbundene Atemtechnik zu erlernen. Nach kurzer Zeit können Sie die erlernten Übungen auch täglich zu Hause ausführen. Nehmen Sie sich dafür täglich etwa 10 bis 30 Minuten Zeit. Bereits innerhalb von wenigen Wochen werden Sie eine deutliche Verbesserung feststellen, sodass die täglichen 30 Minuten, in denen Sie Yoga machen, zu einem der lohnenswertesten Momente am Tag werden. Im Folgenden finden Sie zwei Übungen, die Sie gut zu Hause durchführen können.

- **Die Schulterbrücke:** Legen Sie sich mit schulterbreit aufgestellten Beinen auf den Rücken, heben Sie das Becken so weit wie möglich und spannen Sie dabei die Gesäßmuskeln an. Die Schultern sollten auf dem Boden bleiben. Halten Sie die Stellung für 10 Sekunden. Senken Sie das Becken wieder und legen Sie dabei ganz bewusst jeden einzelnen Wirbel der Wirbelsäule auf dem Boden ab. Entspannen Sie, sobald Rücken und Becken wieder am Boden liegen. Führen Sie die Übungen 10-mal durch. Bleiben Sie danach am Boden liegen und machen Sie mit dem Becken kleine Kreisbewegungen, ohne den Rücken anzuheben. Machen Sie zunächst einige Kreisbewegungen im Uhrzeigersinn, dann in die Gegenrichtung. Es ist eine perfekte Bewegung, um den Bereich des Bauches zu entspannen.

- **Der Stuhl**: Stellen Sie sich auf die Füße und fassen Sie die Seiten der Rückenlehne eines Stuhls an. Beugen Sie die Knie, bis Sie sich in einer sitzenden Position befinden. Bleiben Sie einige Sekunden in dieser Stellung und kehren Sie in die Ausgangsposition zurück. Führen Sie die Übungen 10-mal durch.

Qigong

Ähnlich wie Yoga ist Qigong eine Jahrtausende alte Disziplin. Es stammt aus der fernöstlichen Kultur und fußt auf einer Verbindung verschiedener Techniken, sanfter Bewegungen, Atmung sowie Konzentration, die sowohl ein natürliches Gleichgewicht von Geist und Körper als auch eine Steigerung der Lebensenergie zur Erhaltung der Gesundheit und zur Behandlung von Krankheiten anstreben. Anhand verschiedener Studien wurde gezeigt, dass Qigong-Übungen während der Menstruation die damit verbundenen Beschwerden deutlich lindern konnten.

Vermeidung von Stress

Stress, wie er z. B. durch Probleme am Arbeitsplatz oder auch zu Hause sowie vor Prüfungen oder während eines Umzugs entstehen kann, verstärkt die Beschwerden des PMS. Sie werden als wesentlich stärker empfunden als z. B. im Urlaub oder in einer entspannteren Lebenssituation. Gelingt es, anstrengende Situationen in der Familie oder am Arbeitsplatz in dieser Zeit zu vermeiden und für eine entspannte Stimmung beim Essen zu sorgen, sind die Beschwerden geringer. Yoga, Atemübungen, Meditation oder andere Entspannungstechniken können zu einem Spannungsabbau und somit zu mehr Entspannung beitragen. Auch ein gutes Buch zu lesen, Musik zu hören oder einen Spaziergang zu machen kann hilfreich sein. Es gibt auch einige Hausmittel, die zum Abbau von Stress gut geeignet sind.

- In diesem Fall könnte z. B. Ihr Partner seine Fähigkeiten beim Massieren zeigen.
- Ruhe ist in unserer Zeit von besonderer Bedeutung. Sie sollten genug schlafen, damit der Körper über ausreichende Energiereserven verfügt, um die hormonellen Schwankungen gut zu überstehen.
- Vergessen Sie nicht den Kontakt zur Natur und zum Sonnenlicht. Natürliches Licht ist sozusagen ein Nährstoff, den der Körper dringend braucht. Beim Eintreffen auf die Netzhaut hat es über den Hypothalamus und die Zirbeldrüse eine entscheidende Wirkung auf das Hormonsystem. Außerdem beeinflusst das Licht das seelische Befinden, sodass Niedergeschlagenheit und Depressionen im Herbst und im Winter zunehmen können.
- Teilen Sie Ihren Familienangehörigen, Freunden und guten Kollegen Ihre Beschwerden und Stimmungsschwankungen mit. Dadurch fühlen Sie sich etwas erleichtert und entspannt und Sie verhindern, dass die Situation ausufert. Suchen Sie gleichermaßen etwas Zerstreuung und entfliehen Sie wenn möglich der

Routine. Vergessen Sie nicht, dass das Lachen das Nervensystem entspannt und dem Stress entgegenwirkt, da man nicht gleichzeitig lachen und besorgt oder verängstigt sein kann.
- Gönnen Sie sich in der Zeit vor dem Einsetzen der Monatsblutung etwas Ruhe und ziehen Sie sich ein wenig von den alltäglichen Pflichten zurück. Sie sollten Ihrem Körper eine Verschnaufpause gönnen und sich dem stürmischen Lebensrhythmus entziehen. Hören Sie auf Ihren Körper und besinnen Sie sich auf mehr Beschaulichkeit. So können Sie sich mit Ihrer Weiblichkeit aussöhnen.

Aromatherapie

Die Aromatherapie setzt beim PMS zur Erlangung von körperlichem und emotionalem Wohlbefinden und zur Linderung der Beschwerden ätherische Öle ein.

- **Zur Verminderung von Wassereinlagerungen:** Die ätherischen Öle der Geranie, des Ysop, des Lavendel, der Melisse, des Ylang-Ylang oder des Majoran können in diesem Fall sehr hilfreich sein. Ein heißes Bad mit 5 Tropfen Geranienöl oder 5 Tropfen Rosenöl sorgt einerseits für Wohlbefinden und lindert andererseits die Beschwerden. Auch eine Massage mit einer Mischung von 50 ml Mandelöl als Basis und jeweils 5 Tropfen Melisse, 5 Tropfen Ylang-Ylang und 5 Tropfen Lavendel oder Rose ist sehr wirksam.
- Zur Beruhigung des Nervensystems und bei leichter Reizbarkeit: Hierfür sind die ätherischen Öle des Styrax, der Bergamotte, der Kamille, der Zeder, der Geranie, des Jasmin, des Lavendels, des Majorans, der Rose und des Ylang-Ylang sehr zu empfehlen. Dabei können die Öle ins Badewasser geträufelt, eingeatmet oder zur Massage verwendet werden. Vermischen Sie 3 ml Bergamotteöl mit 3 ml Lavendelöl und 2 ml Rosenöl. Fügen Sie etwa 10 Tropfen dieser Mischung dem Badewasser zu oder lassen Sie ein paar Tropfen davon in der Duftlampe verdampfen. Mit 50 ml Mandelöl vermengt erhalten Sie ein wunderbares Massageöl.
- **Bei Niedergeschlagenheit und seelischer Belastung:** Einige ätherische Öle wirken stimmungsaufhellend und vertreiben negative Gedanken. Dazu zählen Basilikum, Kampfer, Orangenblüte, Bergamotte, Salbei, Weihrauch, Ylang-Ylang, Geranie, Jasmin, Melisse, Orange und Rose. Am besten setzt man sie ein zur Raumluftverbesserung und als Badezusatz. Vermischen Sie 2 ml Salbeiöl mit 2 ml Rosenöl und geben Sie etwa 6 Tropfen von dieser Mischung in eine Duftlampe.

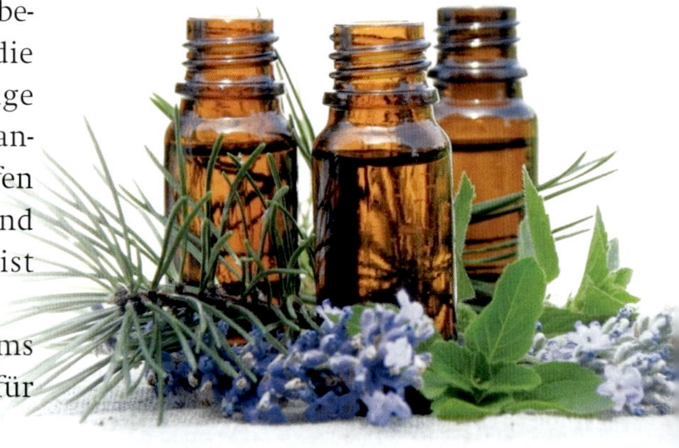

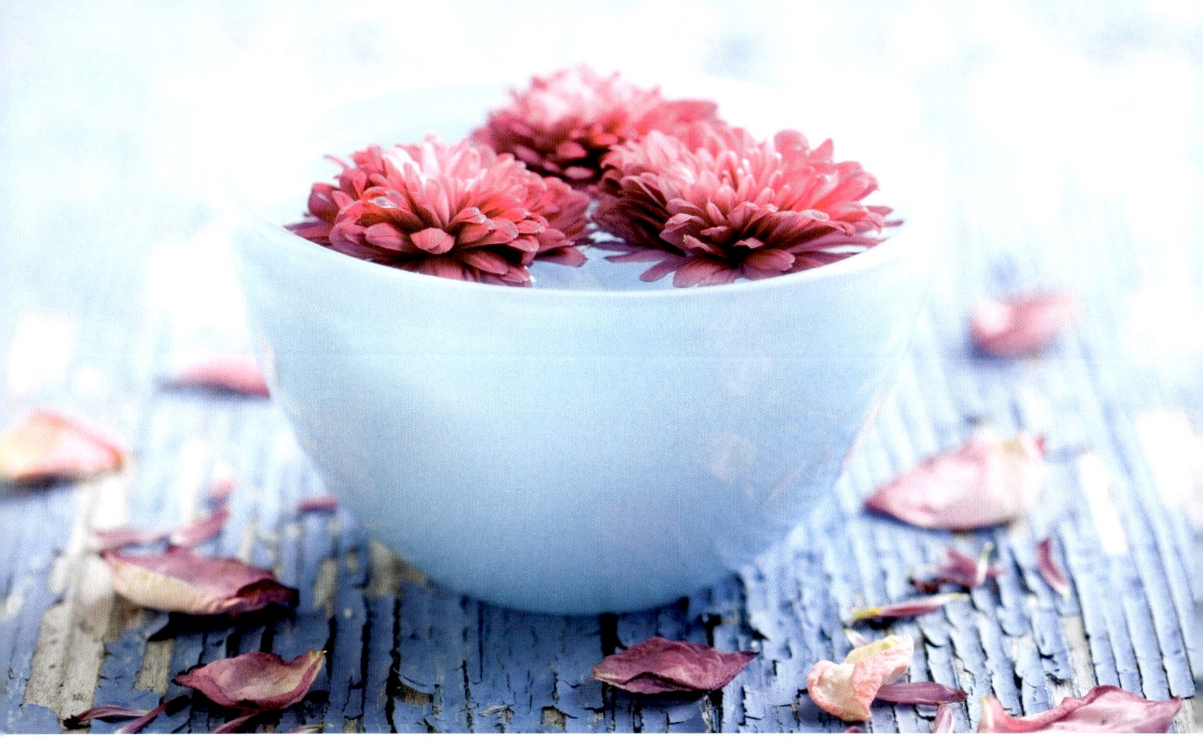

Homöopathie

PMS kann sehr gut homöopathisch behandelt werden. Um herauszufinden, welche Heilmittel am besten geeignet sind, sollten Sie einen homöopathischen Experten zu Rate ziehen. Die folgenden Heilmittel sind zur Linderung der am häufigsten auftretenden Beschwerden geeignet, wenn diese punktuell auftreten:

- **Bauch- und Unterleibsschmerzen:** *Actae racemosa*, *Chamomilla* oder *Belladonna*.
- **Nervosität:** *Ignatia*, *Ambra grisea*, *Natrium muriaticum* oder *Platina*.
- **Gefäßveränderungen:** *Lachesis*, *Pulsatilla* oder *Sulfur*.
- **Spannungsgefühl in der Brust:** *Laccanium*, *Bryonia* oder *Phytolacca*.

Homöopathische Arzneimittel sollten stets fest verschlossen und vor Licht sowie starken Gerüchen geschützt an einem trockenen Ort aufbewahrt werden. Am besten werden sie etwa 30 Minuten vor dem Genuss von Speisen oder Getränken eingenommen. Zu Wechselwirkungen mit anderen Arzneimitteln befragen Sie am besten Ihren Arzt oder Homöopathen. Homöopathische Heilmittel sollten nicht mit Wasser eingenommen werden, es sei denn, sie liegen bereits in gelöster Form vor.

Reflexzonenmassage

Menstruationsbeschwerden können durch Reflexzonenmassage gelindert werden, wenn diese regelmäßig und vorbeugend angewendet wird. Sie kann am Gesäß oder an den Füßen durchgeführt werden. Zur Lockerung der Gesäßmuskeln werden diese mit beiden Händen kräftig geschüttelt. Bei der Reflexzonenmassage der Füße werden gezielt die Reflexpunkte der Eierstöcke, der Lymphbahnen und des Beckenbereichs lokalisiert und behandelt.

Menstruationsbeschwerden/Dysmenorrhoe

Die Dysmenorrhoe oder schmerzhafte Menstruation wird oft als Schmerzen im Unterleib oder im Beckenbereich wahrgenommen. Sie kann vor dem Einsetzen der Monatsblutung auftreten oder damit einhergehen. Sie ist am häufigsten bei jungen Frauen verbreitet (etwa 25–60 % sind davon betroffen) und führt oftmals zu einem Ausfall am Arbeitsplatz oder in der Schule. Außerdem werden in diesem Zusammenhang vergleichsweise viele Schmerzmittel eingenommen – die meisten davon in Form von Selbstmedikation.

Die Dysmenorrhoe kann einhergehen mit anderen Symptomen wie z. B. Übelkeit, Erbrechen, Mattigkeit, Durchfall, Nervosität, Rückenschmerzen, Schwindelgefühl und Kopfschmerzen. Wer darunter leidet, ist in regelmäßigen Abständen durch die in diesem Zusammenhang auftretenden Beschwerden sowohl körperlich als auch psychisch erheblich beeinträchtigt.

Man unterscheidet zwischen primärer und sekundärer Dysmenorrhoe. Die primäre Dysmenorrhoe tritt in Form von akuten und krampfartigen Schmerzen im Unterleib in Erscheinung und dauert zwischen 24 und 48 Stunden vor dem Einsetzen der Regelblutung an. Meistens sind davon junge Frauen im Alter zwischen 17 und 25 Jahren betroffen. Später, insbesondere nach einer oder mehreren Geburten, treten sie nicht mehr auf. Die sekundäre Dysmenorrhoe äußert sich in stärkeren und länger andauernden Schmerzen, die etwa eine Woche vor dem Beginn der Regelblutung einsetzen und während der Blutung entweder noch stärker oder aber auch schwächer werden können. Manchmal dauern sie über die gesamte Blutungszeit an. Meistens sind davon Frauen um die 30 Jahre betroffen, insbesondere, wenn sie bereits eine oder mehrere Geburten hatten. Allerdings kann die sekundäre Dysmenorrhoe auch ein Anzeichen für eine ernsthafte Erkrankung sein und sollte am besten von einem Arzt abgeklärt werden.

Die Ursache für krampfartig auftretende Regelschmerzen liegt in der Freisetzung von Prostaglandinen (chemische Substanzen, die bei unterschiedlichen Vorgängen in unserem Organismus eine wichtige Rolle spielen), die dem Abstoßen der Gebärmutterschleimhaut vorangeht.

Zur Linderung von Regelschmerzen greift die konventionelle Medizin auf nichtsteroidale entzündungshemmende Arzneimittel zurück. Ihr schmerzlindernder Effekt geht auf das Absinken der Prostaglandine in der Gebärmutterschleimhaut zurück. Dabei sind sie nahezu frei von Nebenwirkungen. Dennoch ist eine natürliche Behandlung dieser Beschwerden zu empfehlen.

Ernährung

Wie auch beim PMS ist bei Menstruationsbeschwerden anzuraten, dem Körper möglichst viele mehrfach ungesättigte Fette zuzuführen, die in Pflanzenölen, besonders im Olivenöl, im Fisch und in Vollkorngetreide enthalten sind. Sollte das über die Ernährung nicht möglich sein, können Sie auch auf Nachtkerzenöl-Kapseln zurückgreifen, die wir bereits zur Linderung des PMS empfohlen hatten. Außerdem wurde mehrfach nachgewiesen, dass ein Verzicht auf Kaffee, Alkohol, Einfachzucker sowie gesättigte Fette und eine vermehrte Aufnahme von Zink, Magnesium (Vollkorngetreide, grünes Blattgemüse und Hülsenfrüchte) und Vitamin B_6 zu einer erheblichen Erleichterung der Beschwerden führen.

Bei Menstruationsbeschwerden sollten Sie außerdem viel Flüssigkeit, am besten Wasser, aufnehmen. Dadurch wird die Entwässerung des Körpers über die Nieren angeregt. Ernähren Sie sich kurz vor und während der Menstruation mit ausreichend viel Vollkorngetreide, Obst und Gemüse. So kommt es nicht so schnell zu Verstopfungen, durch die die Krämpfe noch zusätzlich verstärkt werden.

Akupunktur und Moxibustion

Diese beiden Techniken haben bei Menstruationsbeschwerden eine schmerzlindernde Wirkung. Außerdem harmonisieren sie den Menstruationszyklus und die Funktion der Geschlechtsorgane. Während der Monatsblutung können dadurch direkt bei der Anwendung die Unterleibskrämpfe gelindert werden.

Akupressur

Eine andere effektive Methode, um Schmerzen ohne Nebenwirkungen zu lindern, ist die Akupressur. Der Druck auf bestimmte Punkte und Leitbahnen (Meridiane) sorgt dafür, dass der Organismus seine normale Funktion wieder aufnimmt. Der Druck wird mit dem Daumen und dem Zeigefinger ausgeführt. Wenn man den entsprechenden Punkt gefunden hat, legt man die

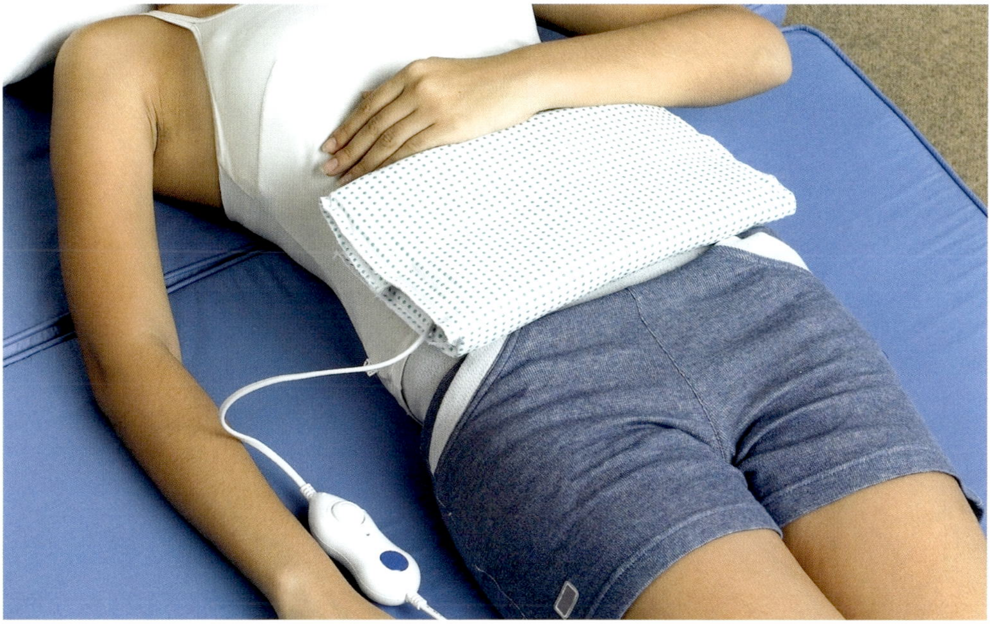

Eine effektive Methode, um Schmerzen ohne Nebenwirkungen zu lindern, ist die Akupressur.

Fingerspitze von Zeigefinger oder Daumen an dieser Stelle auf die Haut und führt mit ansteigendem Druck leichte, langsame Kreisbewegungen (etwa zwei Kreisbewegungen pro Minuten) aus, bis man die tieferen Muskelschichten oder den Knochen erreicht hat.

Wärmetherapie

Auch Wärme hat bei Unterleibskrämpfen eine lindernde Wirkung. Durch die Wärme einer Wärmflasche oder eines Heizkissens entspannt sich die Muskulatur und macht die Krämpfe leichter erträglich. Zu diesem Zweck können auch warme Umschläge, wenn gewünscht auch mit Tonerde, aufgelegt werden. Auch Massagen des unteren Bauchbereichs können schmerzlindernd sein.

Aromatherapie

Zur Linderung von Menstruationsschmerzen sind die ätherischen Öle der Myrte, Kamille, Zypresse, Pfefferminze sowie des Wacholders, Majorans und Rosmarins zu empfehlen, die sowohl einzeln als auch in Kombination untereinander bei Menstruationsbeschwerden schmerzlindernd wirken. Am besten führt man etwa 10 Tage vor dem Beginn der Monatsblutung regelmäßige Massagen im Unterleibsbereich mit einer Mischung aus 50 ml Mandelöl, 10 Tropfen Myrtenöl, 10 Tropfen Kamillenöl und 5 Tropfen Pfefferminzöl aus. Die regelmäßige Anwendung vor dem Einsetzen der Blutung vermindert die Regelschmerzen ganz erheblich.

Shiatsu

Ziel dieser Behandlungsform ist die Anregung der unterschiedlichen Systeme des Organismus und die Lockerung der Gelenke. Dabei werden bestimmte Punkte des Meridiansystems nach der Traditionellen Chinesischen Medizin, die den ganzen Körper überziehen, durch leichten Druck mit den Daumen, Ellbogen, Händen, Knien und Füßen stimuliert, wodurch die Lebensenergie Chi zum Fließen angeregt werden soll. Ein Überschuss an Energie an bestimmten Punkten wird zu anderen Bereichen geführt, an denen ein Energiemangel besteht. So wird der Organismus energetisch harmonisiert. Bei Menstruationsbeschwerden kann sich diese Behandlungsform als sehr hilfreich erweisen.

Selbstmassage

Oft sind Menstruationsbeschwerden auf eine angestaute Anspannung im Unterleib zurückzuführen, die durch eine Massage der Muskulatur im Unterbauch gelöst werden kann. Legen Sie sich auf den Rücken und lassen Sie die Knie nach außen fallen, wobei sich die Fußsohlen berühren. Massieren Sie

Ihren Bauch von innen nach außen von den Leisten in Richtung Knie. So können die Spannungen in den schmerzenden Bereichen gelöst werden. Verwenden Sie dabei ein Massageöl, das aus folgenden Komponenten hergestellt wird: 10 Tropfen Majoranöl, 10 Tropfen Ylang-Ylang-Öl, 10 Tropfen Lavendelöl vermischt mit 50 ml Mandelöl (als Grundlage).

Sich annehmen und entspannen

Das seelische Befinden übt auf den Menstruationszyklus einen großen Einfluss aus. Menstruationsbeschwerden sind oft mit einem Übermaß an Stress und psychischer Anspannung verbunden, die sich im Unterleib niederschlagen und dort Krämpfe auslösen können. Die Ursache dafür können jedoch auch eine Ablehnung des eigenen Geschlechts und ein Zurückweisen der eigenen Weiblichkeit sein, was sich in einer Ablehnung der Regelblutung niederschlägt. Bemühen Sie sich um ein Annehmen und einen liebevollen Umgang mit dem weiblichen Körper.

Pflanzenheilkunde

Bei Menstruationsbeschwerden stehen etliche Heilpflanzen zur Verfügung.

- **Mönchspfeffer** *(Vitex agnus-castus)*
  Blüten und Samenfrüchte dieser Pflanze sind für die Linderung von Menstruationsbeschwerden sehr hilfreich. Ihre Wirkung ist auf ihre harmonisierenden Eigenschaften hinsichtlich des Verhältnisses von Östrogen- und Progestagenspiegel zugunsten des Progestagens (mit antiöstrogener Wirkung) zurückzuführen. Außerdem ist sie schmerzlindernd und leicht beruhigend.

  Der Mönchspfeffer ist in Form von Kapseln erhältlich. Bei der Einnahme sollte die Dosierungsanweisung des Herstellers berücksichtigt werden. Beachten Sie, dass es durch die Einnahme zu Wechselwirkungen mit Östrogen- und Progestagenpräparaten sowie zu einer übermäßigen Stimulierung des Eisprungs kommen kann. In der Schwangerschaft sollte diese Heilpflanze nicht angewendet werden.

- **Mutterkraut**
  (Tanacetum parthenium)
  Die überirdischen Teile des Mutterkrauts besitzen schmerzstillende und entzündungshemmende Eigenschaften. Daher wird es traditionell zur Behandlung von Amenorrhoe (Ausbleiben der Menstruation), Oligomenorrhoe (eine zu seltene Menstruation), dem prämenstruellen Syndrom wie auch von Migräne und Gelenkschmerzen eingesetzt.

  Zur Behandlung des PMS trinken Sie pro Tag 2 Tassen (alle 12 Stunden) Tee. Sollte eine Unverträglichkeit gegenüber Mutterkraut oder Vertretern dieser Pflanzenfamilie bestehen, ist eine Behandlung mit dieser Heilpflanze nicht zu empfehlen. Auch in Schwangerschaft und Stillzeit sollte darauf verzichtet werden.

- **Yamswurzel** *(Dioscorea villosa)*
  Die unterirdischen Pflanzenteile der Yamspflanze haben eine entzündungshemmende und krampflösende Wirkung. Sie lindern die Symptome des PMS, wie z. B. Spannungen in der Brust, Schmerzen in der Muskulatur der Eierstöcke sowie Rückenschmerzen. Auch bei Beschwerden in den Wechseljahren, wie z. B. Migräne, Gelenkschmerzen oder Trockenheit der Scheide, ist Yamswurzel gut geeignet. Sie ist in Kapselform (Dosierungsanweisung des jeweiligen Herstellers beachten) sowie getrocknet und pulverisiert zur Bereitung von Teeaufgüssen (2 Tassen pro Tag) erhältlich.

- **Teemischungen**
  Man vermischt zu gleichen Teilen Mönchspfeffer, Salbei und Weißdorn und übergießt 1 EL der Mischung mit 1 Tasse kochendem Wasser. 10 Minuten ziehen lassen und abschütten. Am besten wird dieser Tee für die Dauer der Beschwerden gleich nach dem Aufstehen auf nüchternen Magen getrunken.

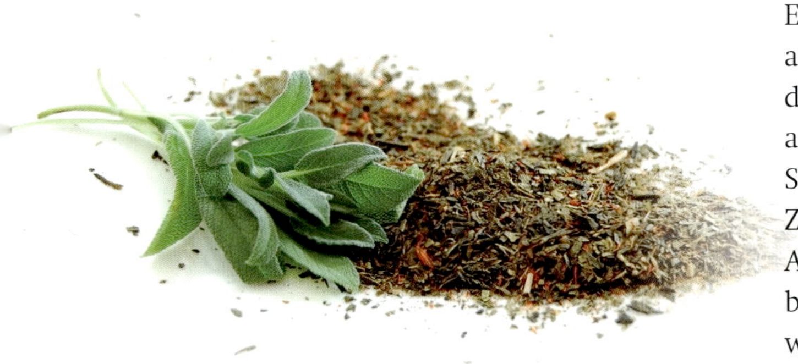

- **Passionsblume** *(Passiflora incarnata)*
  Zur Linderung von Nervosität, Angstzuständen und Schlaflosigkeit ist die Passionsblume eines der besten Heilmittel. Ihre beruhigende Wirkung entspannt Nerven und Muskeln. Sie ist gut geeignet bei Stresssituationen, persönlichen Krisen, Problemen am Arbeitsplatz sowie zur Behandlung von psychosomatischen Schmerzen. Ebenso kann sie bei übermäßiger Nervosität in den Wechseljahren und beim PMS eingesetzt werden. Aufgrund ihrer krampflösenden Eigenschaften ist die Passionsblume bei Muskelkrämpfen wie z. B. nervlich bedingten Darmkrämpfen und in der Nacht auftretenden Wadenkrämpfen sehr zu empfehlen.

  Meistens wird die Passionsblume in Kapsel- oder Tablettenform verabreicht, gelegentlich auch in Kombination mit anderen Heilpflanzen. Bei der Einnahme sollten die Dosierungsanweisungen des jeweiligen Herstellers beachtet werden. Ebenso ist diese Heilpflanze getrocknet und zerkleinert zur Bereitung von Teeaufgüssen (1 TL pro Tasse), als Extrakt (2 ml alle 8 Stunden) und als Tinktur (0,5 – 2 ml alle 8 Stunden) erhältlich. Passionsblume ist auch Bestandteil von beruhigenden Sirups oder anderen Arzneimitteln. Zur Linderung von Nervosität oder Angstzuständen kann die Passionsblume als Teeaufguss zubereitet werden. Trinken Sie davon bis zu 3 Tassen täglich (alle 8 Stunden).

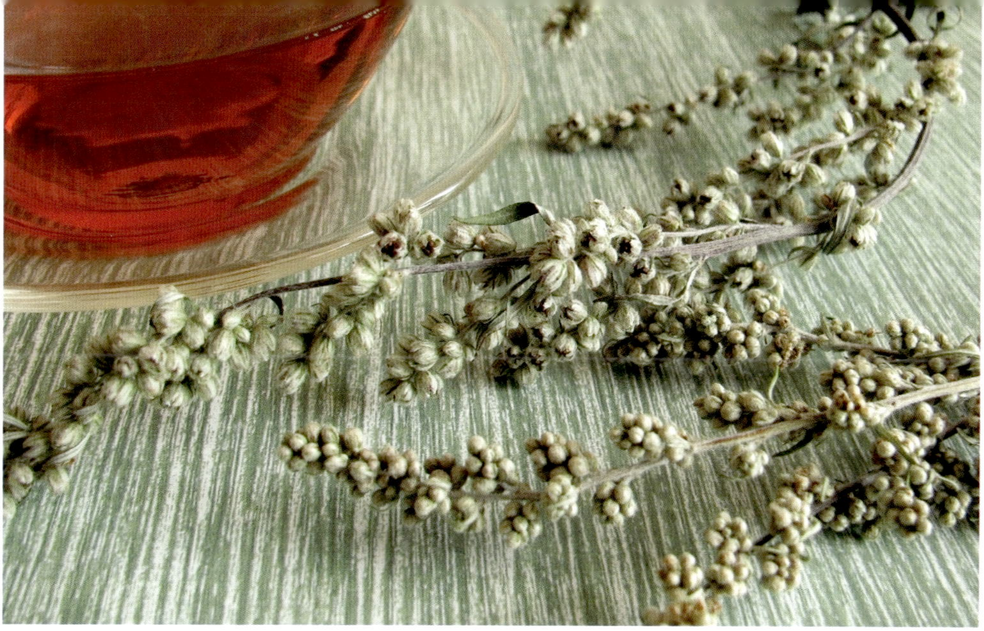

Werden bereits beruhigende Arzneimittel eingenommen, sollte bedacht werden, dass diese in ihrer Wirkung dadurch potenziert werden können. In Schwangerschaft und Stillzeit ist von der Anwendung dieser Heilpflanze abzusehen.

- **Ringelblume** *(Calendula officinalis)*
  Auch die Ringelblume besitzt eine entzündungshemmende und krampflösende Wirkung, weshalb sie zur Behandlung von Menstruationsbeschwerden gut geeignet ist. Zur Bereitung eines Teeaufgusses wird 1 El Ringelblumen mit 1 Tasse kochendem Wasser übergossen. Trinken Sie während der letzten 15 Tage vor Einsetzen der Regelblutung 1 Tasse pro Tag, vorzugsweise vor einer der Mahlzeiten.

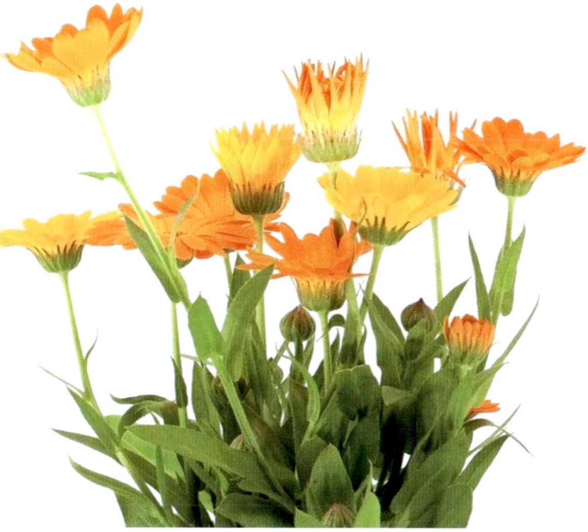

- **Beifuß** *(Artemisia vulgaris)*
  Diese Heilpflanze wird traditionell bei Beschwerden der weiblichen Geschlechtsorgane eingesetzt. Sie normalisiert den Monatszyklus, lindert Regelschmerzen und kann bei Amenorrhoe erneut die Regelblutung auslösen. Sie ist getrocknet und zerkleinert zur Bereitung von Teeaufgüssen erhältlich und kann außerdem als Badezusatz verwendet werden. Trinken Sie pro Tag 3 Tassen Beifußtee und nehmen Sie einmal pro Tag ein Beifußbad. Bei übermäßiger Dosierung kann sich diese Pflanze jedoch auch ungünstig auf das Nervensystem auswirken.

- **Basilikum** *(Ocimum basilicum)*
  Das Basilikum hat eine krampflösende Wirkung und ist eine vorzügliche Heilpflanze bei Regelschmerzen. Es erleichtert das gesamte Menstruationsgeschehen, behebt nervlich bedingte Verdauungsbeschwerden und stimuliert die Milchproduktion bei stillenden Müttern. Außerdem besitzt es belebende Eigenschaften, weshalb es insbesondere bei Mattigkeit und nervlicher Erschöpfung verzehrt werden sollte. Zur Bereitung eines Teeaufgusses: 1 TL pro Tasse, 3 Tassen täglich. In der Schwangerschaft sollte man von einer Behandlung mit Basilikum absehen.

Brustschmerzen

Nach dem Eisprung kommt es aufgrund der hormonellen Auswirkungen auf das Gewebe der Brust in der zweiten Hälfte des Monatszyklus zu einer erhöhten Empfindlichkeit. Die Brust schmerzt und fühlt sich zwischen 2 und 15 Tagen vor der Regelblutung gespannt an, was mit ihrem Einsetzen wieder nachlässt. Diese Beschwerden werden als „Mastodynie“ bezeichnet. Sie sind meistens harmlos und nur in seltenen Fällen mit der Bildung von Tumoren verbunden, die sich dann als gutartig oder als Zysten erweisen.

Zusätzlich zu den Schmerzen können sich während des Monatszyklus Knoten oder Wülste im Brustgewebe bilden.

Tragen Sie bei Beschwerden der Brust einen bequemen Büstenhalter und achten Sie bei der Ernährung auf eine ausreichende Zufuhr an Vitamin A (Eier, Karotten, Aprikosen, Kohl) und Vitamin E (Vollkorngetreide, Pflanzen- und Olivenöl). Dadurch können die Beschwerden vermindert werden. Außerdem ist es ratsam, den Genuss von Salz und anregenden Stoffen (Kaffee, Schokolade und Cola) in dieser Zeit so gering wie möglich zu halten. Auch Massagen und Wasserbäder können zu einer Linderung der Schmerzen beitragen.

Zusätzlich zu den Schmerzen können sich in dieser Phase kleinere Knoten oder Wülste im Brustgewebe bilden. Dabei handelt es sich um mit Flüssigkeit gefüllte Zysten, die gegen Ende des Zyklus größer werden. Sollten diese nach der Regelblutung nicht wieder verschwunden sein, sollten Sie jedoch einen Gynäkologen zu Rate ziehen. Das Brustgewebe von jüngeren Frauen ist in der Regel faseriger und neigt stärker zur Knotenbildung. Diese werden mit dem Näherrücken des Blutungsbeginns größer und verschwinden mit dem Einsetzen der Regel. In jedem Fall sollten Sie die Brust jeden Monat selbst untersuchen und sorgfältig abtasten. So kennen Sie sich besser aus und können etwaige Veränderungen leichter einschätzen und gegebenenfalls einen Spezialisten aufsuchen.

Pflanzenheilkunde

Bei menstruationsbedingten Beschwerden in der Brust ist die Nachtkerze eine sehr gute Heilpflanze.

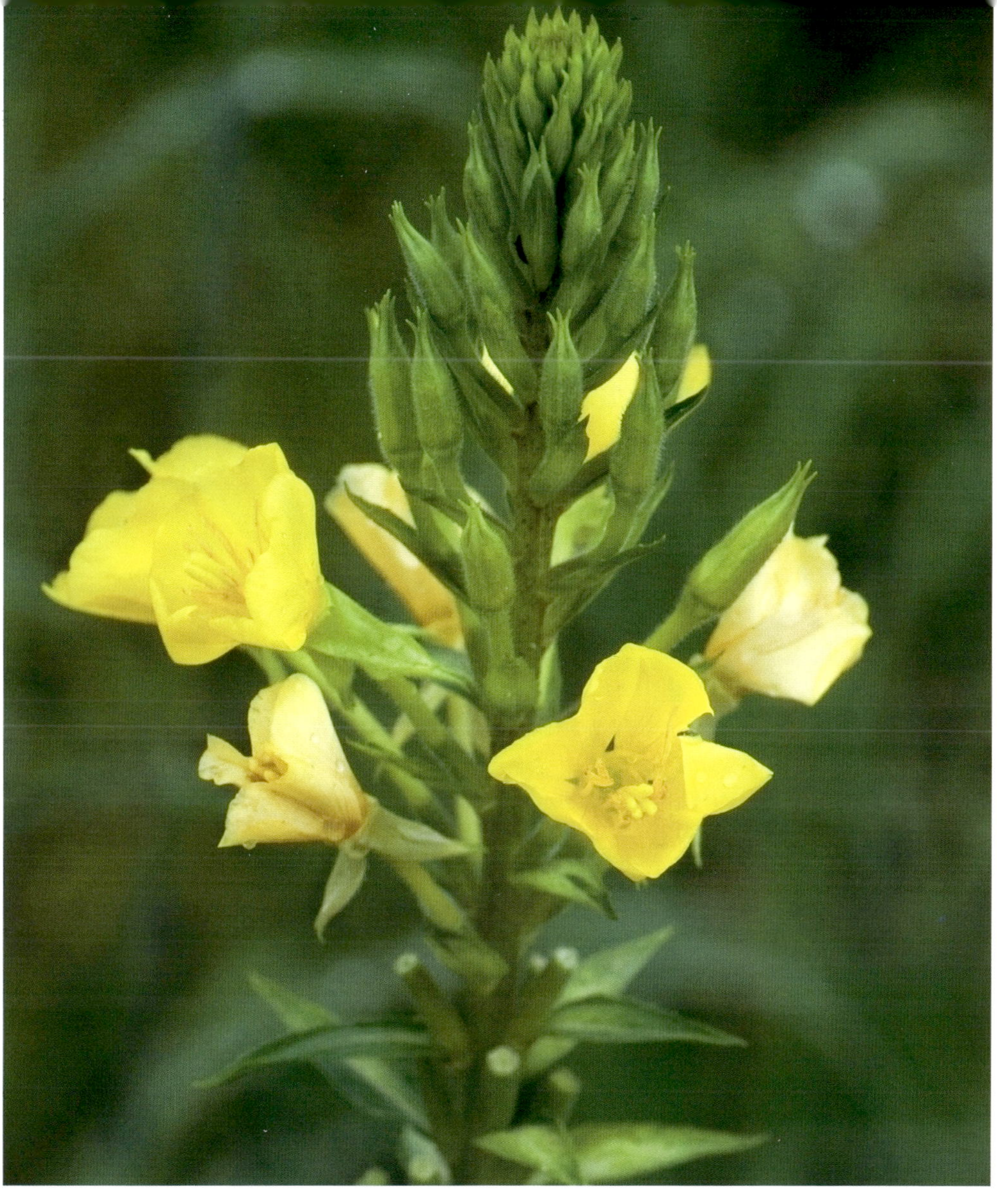

- **Nachtkerze** *(Oenothera biennis)*
  Das in den Samenfrüchten der Nachtkerze enthaltene Öl ist reich an ungesättigten Fettsäuren (Linolsäure und Gamma-Linolsäure). Damit lassen sich außer Hautproblemen auch menstruationsbedingte Brustschmerzen wirksam behandeln. In diesem Fall werden in den zweiten vierzehn Tagen Nachtkerzenölkapseln (2–4 g pro Tag) eingenommen.

Schmerzen im Mundraum

Bei der craniomandibulären Dysfunktion (CMD, Fehlregulation der Muskel- oder Gelenkfunktion der Kiefergelenke) kann der Mund nicht mehr ohne Beschwerden geöffnet und geschlossen werden. Die Ursachen dafür können sehr unterschiedlich sein. Sie können mit einer zu starken Kaubewegung verbunden sein, bei der die Zähne unbewusst zu heftig aufeinander gepresst

Karies (etwa bei 90 % der Bevölkerung) und Zahnfleischentzündungen (etwa 70 %).

Bakterieller Zahnbelag

Beschwerden im Mundraum und an den Zähnen sind häufig durch bakteriellen Zahnbelag verursacht. Dabei handelt es sich um eine weiße, an den Zähnen anhaftende Schicht, die aus vielen Bakterien besteht. Viele davon sind harmlos, andere hingegen leben von Zucker und scheiden als Stoffwechselprodukte Säure aus. Dadurch werden den Zähnen Mineralstoffe entzogen und es entstehen Löcher oder Karies, die bis ins Innere des Zahnes vordringen. Ein Karies kann an Löchern und Speiseresten erkannt werden sowie an einer schmerzhaften Reaktion des Zahns, wenn er mit Kälte oder Wärme in Kontakt kommt. Parodontose und Zahnfleischerkrankungen hingegen sind in ihrem Anfangsstadium wesentlich schwieriger festzustellen, da sie sich unter dem Zahnfleisch im Bereich der Zahnhälse verstecken. Die hauptsächlichen Ursachen sind bakterieller Zahnbelag und Zahnstein (verhärteter Zahnbelag), die sich im Zahnfleisch ablagern. Zunächst werden dadurch Zahnfleischentzündungen ausgelöst, die mit Schmerzen, Zahnfleischbluten und Mundgeruch einhergehen. Wenn nichts dagegen getan wird, verschlimmert sich die Entzündung und die Bakterien greifen die Zahnsubstanz an. Die Blutungen des Zahnfleischs werden stärker und das Zahnfleisch beginnt, sich vom Zahnhals zu lösen. Dadurch bilden sich Taschen im Zahnfleisch, in denen sich noch mehr Beläge sammeln können. Karies und Parodontose gehören zu den häufigsten Erkrankungen im Mundraum und sind für weitere Krankheiten verantwortlich, wie z. B. verschiedene Entzündungen, Phlegmone (eitrige Entzündungen, durch die Körpergewebe zerstört werden kann und die zu Blutvergiftung führen können) und übler Mundgeruch usw.

Tägliche Hygiene

Zur Gesunderhaltung des Mundraums ist eine gründliche Hygiene unabdingbar. Der Speichel spielt ebenso eine wichtige Rolle. Zähne und Speichel stellen zusammen die erste Stufe der Verdauung dar, wobei der Speichel und seine Zusammensetzung für die Erhaltung der Zähne entscheidend ist. Davon hängt der pH-Wert, also auch der Säuregehalt, im Mundraum ab und in Verbindung damit die Vermehrung des bakteriellen Zahnbelags, auf den die Entstehung von Karies und die Zerstörung der Zähne zurückzuführen ist. Außerdem führt der Speichel – wenn auch nur in geringen Mengen – den Zähnen Kalzium und Fluor zu, mit denen die Zähne neu mineralisiert werden, was zur Konservierung des Zahnschmelzes beiträgt. Die Speicheldrüsen produzieren pro Tag etwa einen Liter Speichelflüssigkeit, in der Nacht etwas weniger. Deshalb ist es so wichtig, sich vor dem Zubettgehen die Zähne zu putzen. Am Tag sollte man sich zum Erhalt eines gesunden Gebisses und zur Vermeidung von Infektionskrankheiten

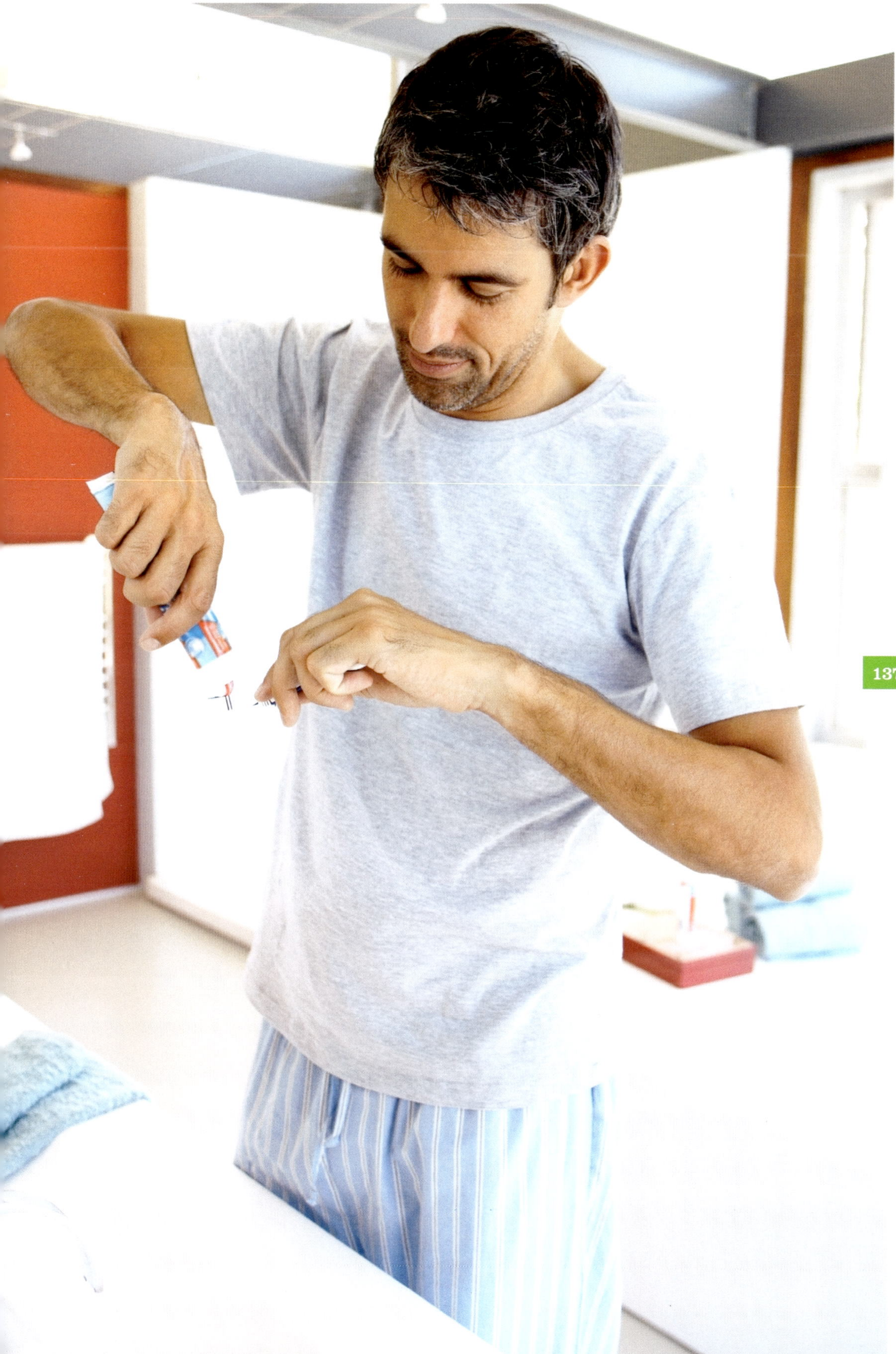

nach jeder Mahlzeit die Zähne putzen. Bei guter Zahn- und Zahnfleischpflege entstehen weitaus weniger gesundheitliche Probleme. Tatsächlich ist der bakterielle Zahnbelag in einem gesunden Mundraum wesentlich weniger aggressiv.

Das wichtigste Werkzeug: die Zahnbürste

Die richtige Zahnbürste macht bis zu 90 % einer guten Mundhygiene aus. 95 % der Reinigungsarbeit wird von der Zahnbürste übernommen, die im trockenen Zustand wesentlich mehr Zahnbelag aufnehmen kann. „Obwohl die Zahnpasta unmittelbar den Eindruck von Frische vermittelt, ist eine trockene Zahnbürste wesentlich effektiver“, versichert der bioenergetische Zahnarzt Dr. Jaume Ibarrola. Zur Ergänzung ist die Verwendung von Zwischenraumbürstchen oder Zahnseide unbedingt zu empfehlen, je nachdem wie groß die Zahnzwischenräume sind. Zuletzt kann der Mund mit einer Spüllösung mit Zitronen-, Myrrhen- oder Zypressenöl ausgespült werden. Sowohl bei Zahnpasta als auch bei Spüllösungen ist es besser, auf natürliche Produkte ohne Zusatz von Fluorid zurückzugreifen. Auch wenn dieses Mineral der Mineralisierung der Zähne dient, so ist eine Überdosis doch giftig und stellt für den Organismus eine gefährliche Belastung dar. Stattdessen können Zahncremes mit Tonerde, Salbei, Rathaniawurzel oder Teebaumöl verwendet werden. Sollten Sie im Lauf des Tages nach den Mahlzeiten nicht zum Zähneputzen kommen, sollten Sie einen Apfel essen oder ein zuckerfreies Kaugummi kauen. Dadurch wird die Speichelproduktion angeregt und die Bildung von Bakterien vermindert.

Die Feinde der Zähne

Zu den Bestandteilen der Nahrung, die die Entstehung von Karies am stärksten begünstigen, zählen Zucker und Stärke. In Kombination, wie sie in Süßspeisen und süßen Backwaren zu finden sind, stellen sie für unsere Zähne eine Gefahr dar, da die Bakterien im Mund infolgedessen noch mehr Säure absondern, durch die der Zahnschmelz angegriffen wird. Der Schlüssel zu gesunden Zähnen liegt weniger darin, den Konsum von Zucker und Stärke drastisch zu reduzieren. Entscheidender ist es, den richtigen Zeitpunkt für den Verzehr zu finden. Der mit den Mahlzeiten aufgenommene Zucker ist wesentlich weniger gefährlich als der zwischen den Mahlzeiten aufgenommene, zumal beim Essen die Speichelsekretion angeregt wird, durch die der Zahnschmelz geschützt wird. Am schädlichsten ist das Naschen von Süßigkeiten, die einen hohen Anteil an raffiniertem Zucker haben (Schokolade, Bonbons, Plätzchen, Kaubonbons ...) oder der Verzehr von Lebensmitteln, denen sehr viel Zucker zugesetzt wurde (Fertiggerichte, Fertigsoßen usw.). Beide sind in gleichem Maße an der Bildung von Karies beteiligt. Auch die Häufigkeit, mit der Zucker aufgenommen wird, trägt zur

Bildung von Karies bei: Etwa 30 Minuten nach dem Verzehr hat sich der pH-Wert des Zahnbelags wieder normalisiert. Wenn hingegen ständig Zucker verzehrt wird, kann sich der pH-Wert nicht normalisieren und verbleibt im sauren Bereich – mit schädlichen Auswirkungen auf den Zahnschmelz. Entscheidend ist außerdem der Zeitraum, in dem der Zahnschmelz mit Süßem in Kontakt bleibt, weshalb der Verzehr von weichen und klebrigen Lebensmitteln (Bonbons, Süßigkeiten, Honig …), die gelutscht und nicht gekaut werden, vermieden werden sollte. Außerdem sollten Erfrischungsgetränke oder zuckerhaltige Limonaden besser mit einem Trinkhalm getrunken werden. So wird der direkte Kontakt mit dem Zahnschmelz verringert und die Gefahr der Kariesbildung vermindert.

Gesunde Ernährung

Außer dem Verzicht auf Zucker ist das sorgfältige Zerkauen der Nahrung von großer Bedeutung. Dadurch wird die Speichelbildung angeregt und der normale pH-Wert im Mund kann in kürzerer Zeit wiederhergestellt werden. Durch die Reinigungswirkung des Speichels können Speise- und Zuckerreste zwischen den Zähnen leichter beseitigt werden. Daher ist der Verzehr von viel rohem Obst und Gemüse sehr sinnvoll, da diese zwangsläufig sorgfältig zerkaut werden müssen.

Eine gesunde und ausgewogene Ernährung ist außerdem für das Immunsystem wichtig. Eventuelle Infektionen im Mundraum können so besser abgewehrt werden. Dazu gehören Lebensmittel mit einem hohen Gehalt an Kalzium (Milch, Hülsenfrüchte, Nüsse …), Phosphor (Käse, Sonnenblumenkerne, Mandeln, Sardinen) und Fluor (Fisch, Meerefrüchte, Tee …), die zur Gesunderhaltung von Zähnen und Zahnfleisch einen wichtigen Beitrag leisten. Hinzu kommt Vitamin D (Milchprodukte, Eier …), durch das Kalzium und Phosphor in die Zähne eingelagert werden können, ebenso Vitamin A (Milchprodukte, Eier, Obst und Gemüse) zur Stärkung des Zahnschmelzes, wie auch Vitamin C (Zitrusfrüchte, Paprika, Kiwis, Erdbeeren …) zur Prävention von Zahnfleischerkrankungen. Bei der Verwendung von Zitrusfrüchten, insbesondere der Zitrone, sollte bedacht werden, dass die darin enthaltene aggressive Säure die Zähne in hohem Maße demineralisieren kann. Man sollte daher nicht hineinbeißen und beim Trinken des Saftes am besten einen Trinkhalm verwenden oder den Mund danach gut mit Wasser ausspülen.

Der Verzehr von viel rohem Obst und Gemüse ist sehr sinnvoll, da diese sorgfältig zerkaut werden müssen.

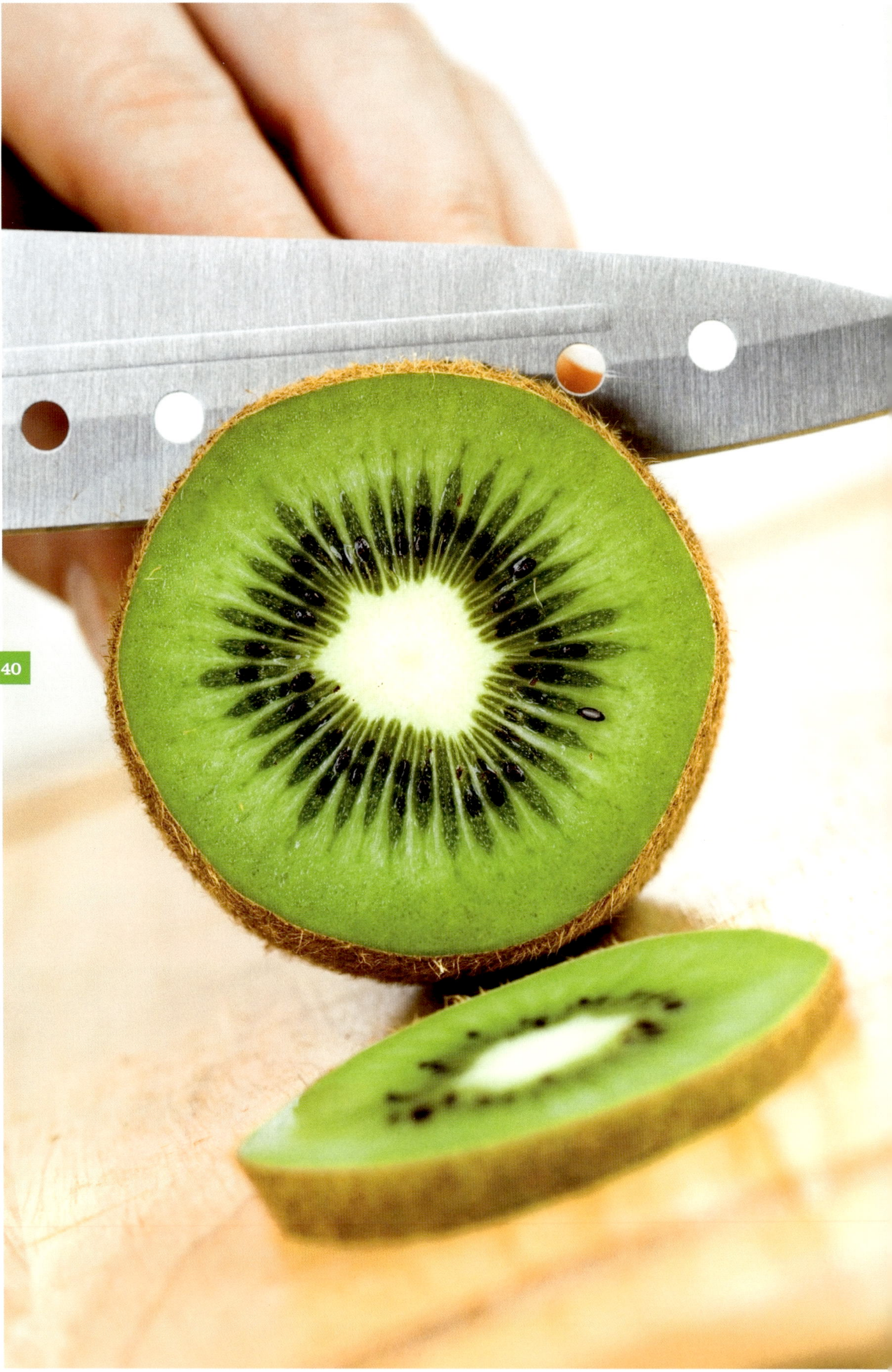

Erbliche Veranlagung

Farbe und Beschaffenheit der Zähne wie auch des Zahnfleischs sind grundsätzlich genetisch festgelegt. Das erklärt, weshalb manche Menschen bei gleichem Hygieneaufwand dennoch in höherem Maße an Karies leiden als andere. Trotzdem besteht kein Zweifel, dass eine sorgfältige Pflege des Mundraums den Zustand des Gebisses wesentlich beeinflusst: „Auch wenn eine ungünstige erbliche Veranlagung besteht, kann eine sorgfältige Pflege von Zähnen und Zahnfleisch Wunder bewirken", meint Dr. Ibarrola ermutigend. Eine stärkere Vergilbung der Zähne kann auch durch Tabak und einen übermäßigen Kaffeegenuss bedingt sein (ein weiterer Grund dies zu vermeiden), wie auch durch die Verwendung von Zahncreme mit starker Abriebwirkung. Sowohl die Zähne als auch das Zahnfleisch können dadurch Schaden nehmen. Die Folge von Tabakkonsum ist außerdem, dass das Zahnfleisch weniger Sauerstoff aus dem Blut aufnehmen kann und dadurch seine Widerstandsfähigkeit gegen bakteriellen Zahnbelag einbüßt. Wenn trotz einer Zahnfleischerkrankung keine Blutungen auftreten, schenken wir dem Problem oft nicht die nötige Aufmerksamkeit. Ähnlich verhält es sich beim Genuss von Alkohol. Spirituosen bewirken, dass das Zahnfleisch austrocknet, wodurch sich die Gewebszellen zurückbilden. Auf diese Weise kann sich das Zahnfleisch kaum gegen den Angriff durch Bakterien wehren und ist für bakteriellen Zahnbelag leicht angreifbar.

Besondere Aufmerksamkeit

Bereits bei Kindern muss auf eine sorgfältige Pflege des Mundraums geachtet werden, insbesondere wenn die ersten Zähne kommen. Bereits in dieser Zeit sollte Kindern die Notwendigkeit der täglichen Zahn- und Mundpflege vermittelt werden, denn ein gesunder Mundraum im Erwachsenenalter will schon von Kindheit an vorbereitet sein.

Bis zu einem Alter von 2 Jahren ist eine weiche Bürste ausreichend. Achten Sie jedoch auf eine sinnvolle Gründlichkeit, denn übermäßige Mundhygiene kann andererseits zu einer verminderten Speichelproduktion im Erwachsenenalter führen. Auch die Einnahme bestimmter Arzneimittel (Tranquilizer, Beruhigungsmittel, Antidepressiva, Antihistaminika) kann eine verminderte Speichelproduktion nach sich ziehen und somit die Kariesgefahr steigern.

Ohne Frage ist insbesondere in der Schwangerschaft eine besonders gründliche Mundhygiene angeraten. Die hormonelle Umstellung und die intensivierte Blutversorgung des restlichen Körpers entziehen dem Zahnfleisch viele Nährstoffe, was oft zu Zahnfleischentzündungen führt und das Risiko für Karies erhöht. Von Ihrer Ernährung in der Schwangerschaft hängt auch die künftige Gesundheit Ihres Babys ab.

Pflanzenheilkunde

Die Natur stellt zur Linderung von Beschwerden im Mundbereich einige Heilpflanzen zur Verfügung.

Temperatur abkühlen und spült damit zur Linderung von Schmerzen im Mundraum sowie bei Zahnfleischentzündungen den Mund aus.

- **Teebaumöl** *(Melaleuca alternifolia)*
  Die antiseptischen, wundheilungsfördernden und bakteriziden Eigenschaften des Australischen Teebaums sind im Teebaumöl vereint. Es kann 2- bis 3-mal täglich direkt oder zum Spülen (2 Tropfen Teebaumöl in etwas Wasser) angewendet werden. Es schützt das Zahnfleisch und beugt Zahnsteinbildung vor.

- **Nelkenöl** *(Eugenia caryophyllata)*
  Das Öl der Gewürznelke wird aufgrund seiner schmerzlindernden und beruhigenden Wirkung bei Zahnschmerzen eingesetzt. Man gibt 3–4 Tropfen auf ein Stück Gaze und positioniert sie an der schmerzenden Stelle.

- **Propolis**
  Dieses natürliche Antibiotikum zur Bekämpfung von Bakterien und zur Verhinderung von Karies kann in Form von Bonbons und Tabletten eingenommen werden und ist ein Bestandteil von Zahncremes und Mundspüllösungen.

- **Oregano** *(Origanum vulgare)*
  Diese Pflanze besitzt gute schmerzstillende und entzündungshemmende Eigenschaften. Sie ist zur Linderung von Zahn- und Ohrenschmerzen sowie von Beschwerden durch Haltungsschäden und durch Verspannungen gut geeignet. Oregano wirkt auch bei Gelenkentzündungen spürbar lindernd. Man gibt 2- bis 3-mal pro Tag einige Tropfen Oreganoöl auf die schmerzende Stelle und massiert es mit Kreisbewegungen ein. Zur Linderung von Zahnschmerzen wird Oregano-Kraut mit Klatschmohn vermischt. 2 EL dieser Mischung und 2 Gewürznelken werden mit heißem Wasser etwa 5 Minuten abgekocht. Vor dem Abschütten lässt man den Sud weitere 10 Minuten ziehen. Mehrmals am Tag mit dieser Lösung den Mund ausspülen.

- **Pfefferminze** *(Mentha x piperita)*
  Über ihre verdauungsfördernde Wirkung hinaus ist die Pfefferminze auch bei Kopf- und Zahnschmerzen, Beschwerden im Mundbereich sowie zur Linderung von Muskel- und Gelenkschmerzen geeignet. Gegen Zahnschmerzen 10 g Pfefferminzkraut in einen Topf mit Wasser geben und zum Kochen bringen, abschütten und zum Spülen verwenden. Dieser Sud kann auch zur Unterstützung der Verdauung nach dem Essen getrunken werden.

- **Myrrhe** *(Commiphora molmol)*
  Das Harz der Myrrhe wird in Wasser aufgelöst und zum Gurgeln und Spülen verwendet.

- **Echinacea** *(Echinacea purpurea)*
  Während man auf einen Zahnarzttermin wartet, kann man seinen Körper durch die Einnahme von 20 Tropfen Echinacea alle 4 Stunden

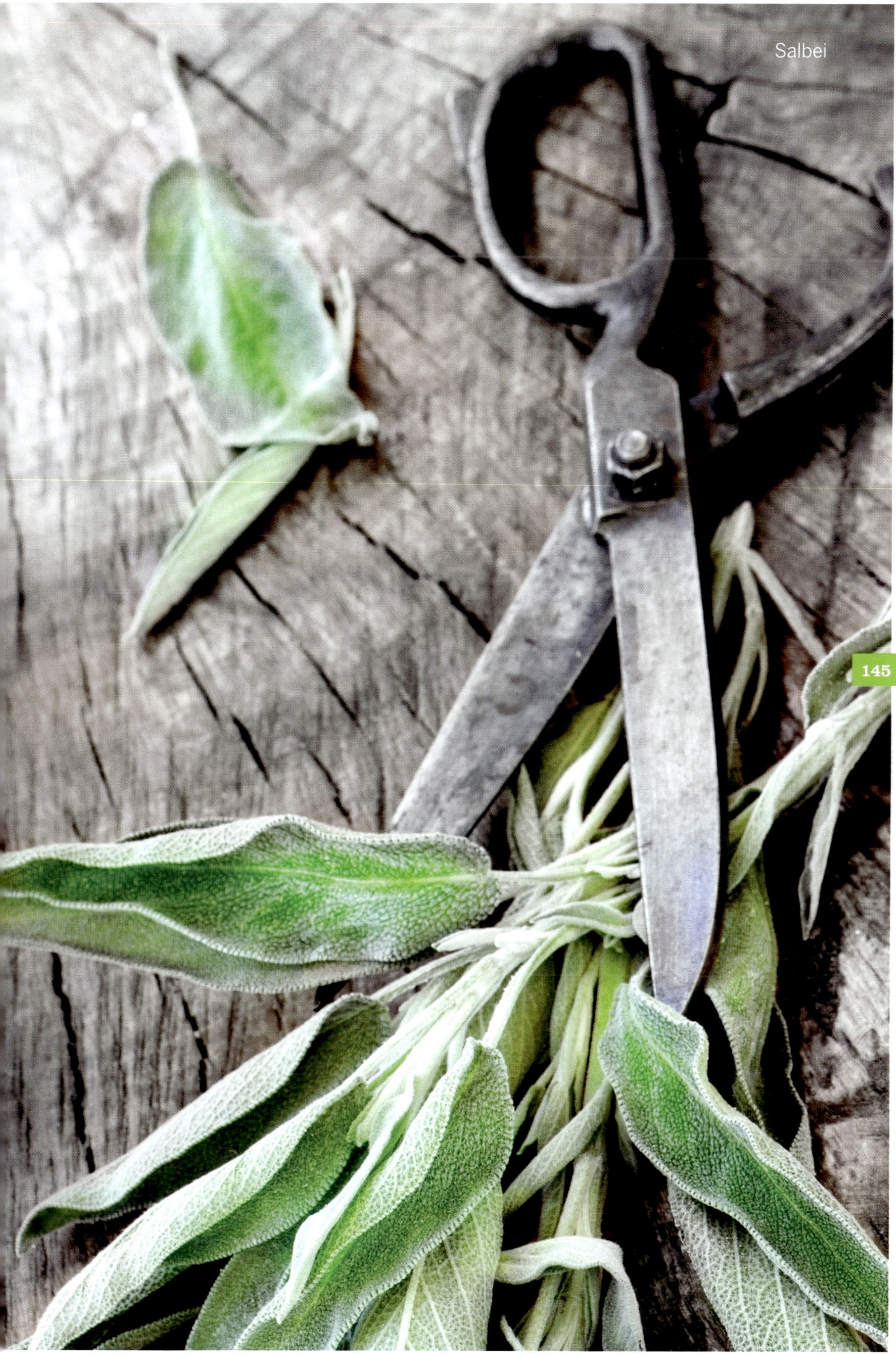

vor weiteren Infektionen schützen. Diese Heilpflanze ist bekannt für ihre stimulierende Wirkung auf das Immunsystem. Sie unterstützt den Körper außerdem beim Eindämmen von Infektionsherden und verhindert so deren Ausbreitung. Echinacea ist in Form von Tropfen erhältlich und kann entweder pur oder mit Wasser verdünnt eingenommen wie auch direkt auf die entsprechende Stelle aufgetragen werden.

Homöopathische Heilmittel bei Zahnschmerzen

Zur Linderung von Zahnschmerzen kommen verschiedene homöopathische Heilmittel infrage.

- *Mercurius:* Das bei Zahnschmerzen am häufigsten angewendete homöopathische Heilmittel, hauptsächlich zur Linderung von Beschwerden in der Nacht und in feuchtem Klima. Auch bei Zahnfleischentzündungen sehr gut geeignet.
- *Chamomilla:* Gut geeignet zur Linderung von ausstrahlenden Zahnschmerzen und von Ohrenschmerzen. Besonders angezeigt bei einer Verschlimmerung der Beschwerden nach dem Essen und nach dem Genuss von warmen Getränken.
- *Coffea:* Bei besonders starken Zahnschmerzen, die das Kauen unmöglich machen, nach dem Genuss von warmen Getränken stärker werden und einzig durch kaltes Wasser etwas zu lindern sind.
- *Plantago mayor:* Angezeigt bei stärker werdenden Schmerzen, die sich weiter ausbreiten.
- *Silicea:* Bei Abszessen und eitrigen Entzündungen an der Zahnwurzel. Zur Linderung von starken Schmerzen und Ruhelosigkeit in der Nacht.
- *Calcarea fluorica:* Bei Zahnschmerzen durch Karies. Hilfreich auch bei Beschwerden durch abgenutzten Zahnschmelz.

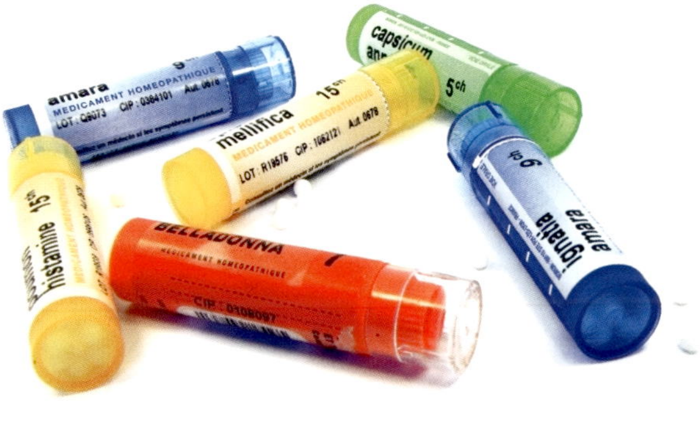

Schwangerschaftsbeschwerden und Geburtsschmerzen

Während der Schwangerschaft finden in Körper der Frau etliche Veränderungen statt: im Hormonhaushalt, Stoffwechsel und im Körperbau. Dadurch können häufig Schmerzen ausgelöst werden, wie z. B. im Bereich der Lendenwirbel, da der Rücken aufgrund der Vergrößerung des Unterleibs einer stärkeren Belastung ausgesetzt ist.

Bei der Geburt entstehen durch die Gebärmutterkontraktionen und beim Austritt des Kindes aus dem Mutterleib erhebliche Schmerzen. Auch unmittelbar nach der Geburt kann es im Genitalbereich und in der Brust zu

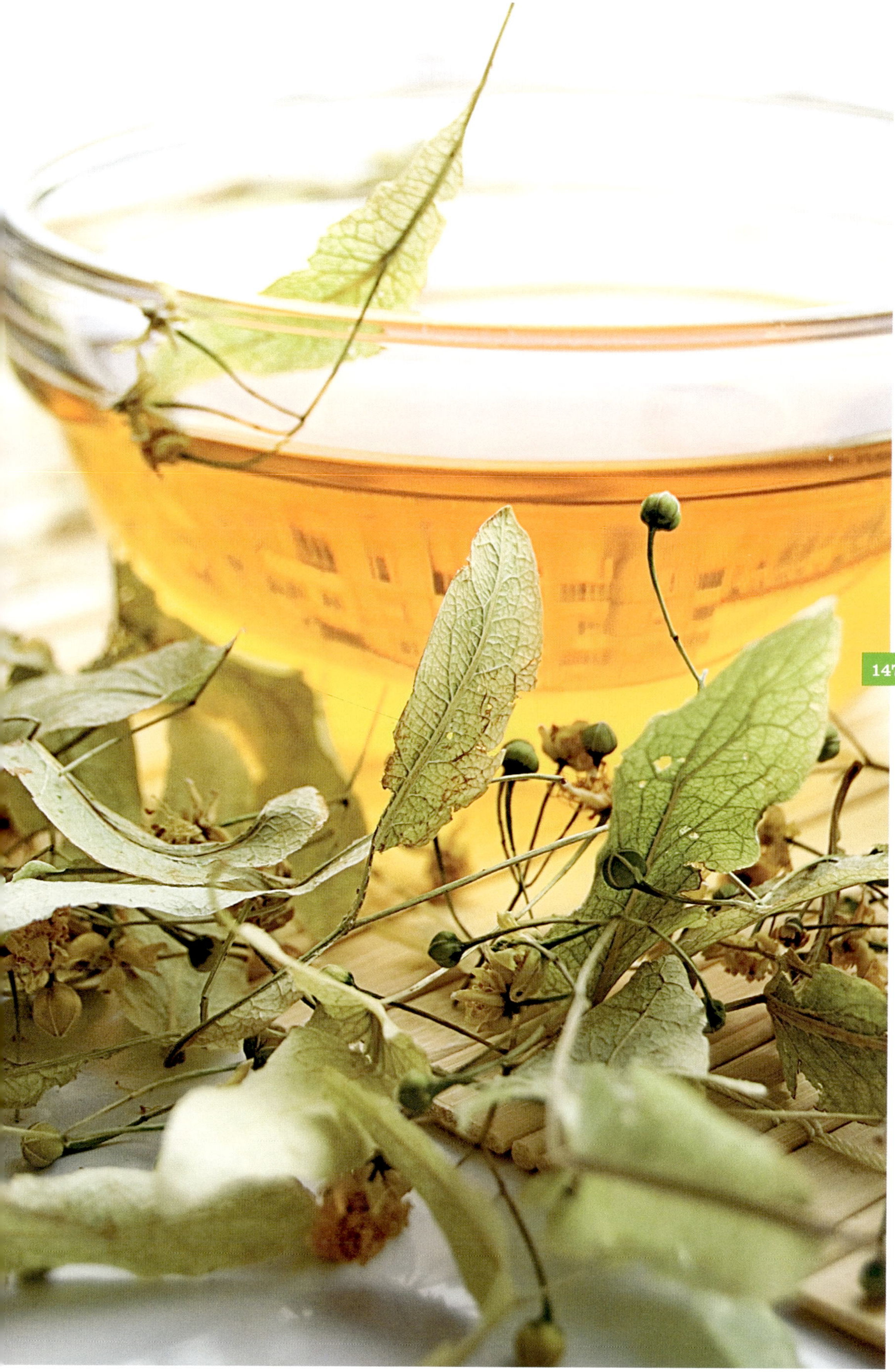

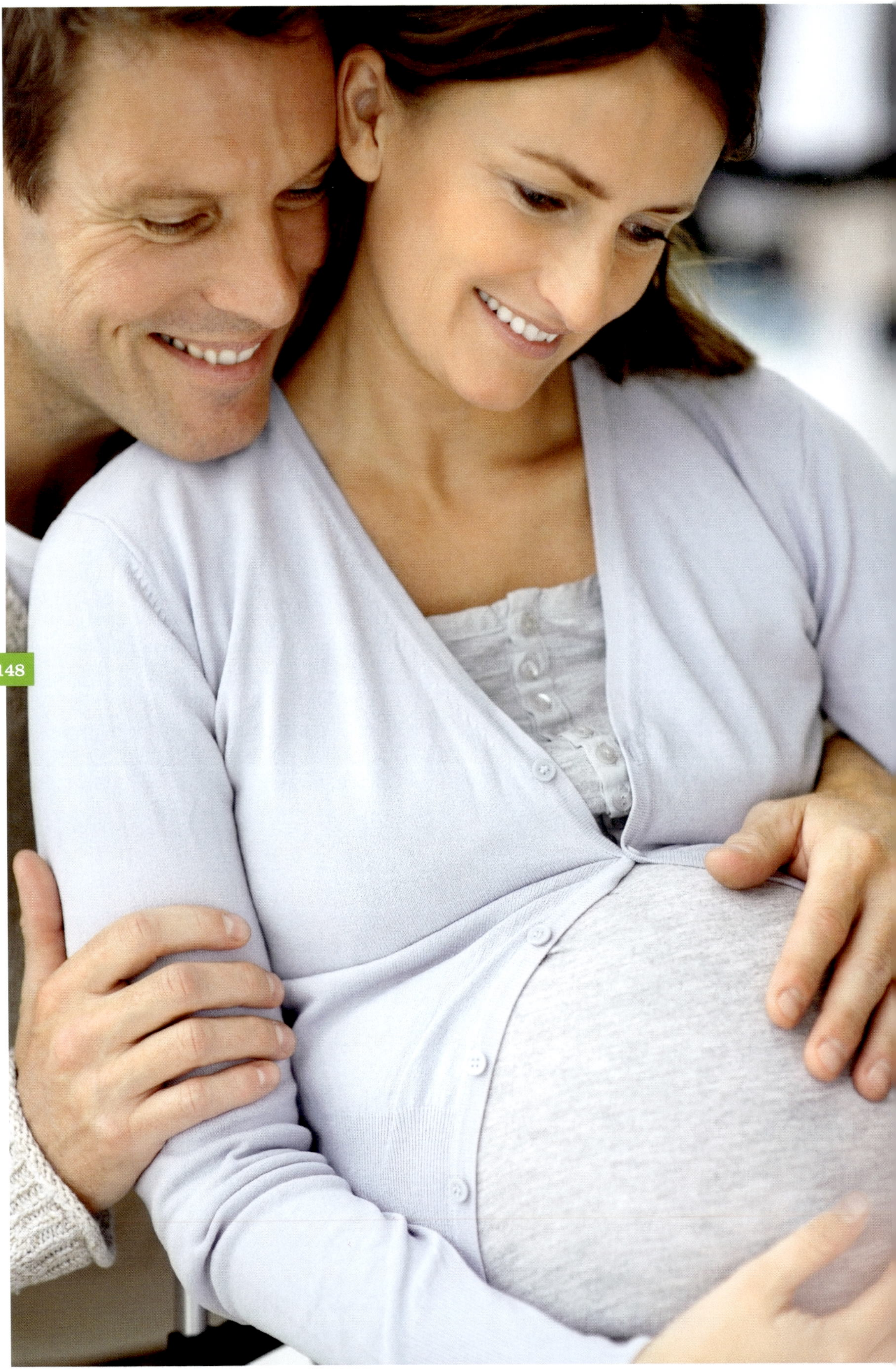

Schwellungsschmerzen kommen. Somit stellen die Schwangerschaft und die Zeit vor und nach der Geburt eine Phase im Leben einer Frau dar, die von charakteristischen Beschwerden gekennzeichnet ist. Die am häufigsten auftretenden Beschwerden werden im Folgenden dargestellt.

Rückenschmerzen

Durch die geburtsvorbereitenden Veränderungen im Körper der Frau und die Gewichtszunahme sind Rückenschmerzen bei Schwangeren weit verbreitet. Durch die Hormoneinwirkung werden die Bänder im Beckenbereich weicher, um dem heranwachsenden Kind im Mutterleib mehr Platz zu bieten. Diese Schmerzen können häufiger auftreten und stärker sein, als während der Menstruation. Zur Linderung gibt es verschiedene Methoden:

- Geben Sie einige Tropfen Lavendelöl ins Badewasser und nehmen Sie ein entspannendes Bad.
- Auch eine Massage mit ätherischen Ölen kann lindernd wirken. Vermischen Sie 200 ml Mandelöl mit insgesamt 20 Tropfen Wacholderöl sowie Kamillen- und Lavendelöl. Im Sommer können Sie die lindernde Wirkung der Kältetherapie nutzen: Legen Sie einen kalten Umschlag auf die schmerzende Stelle.
- Achten Sie auf eine korrekte Körperhaltung, um eine zu starke Belastung des Rückens zu vermeiden.
- Nutzen Sie die wohltuende Wirkung des Wassers und nehmen Sie öfter Bäder im Meer oder im Schwimmbad.

Die wohltuende Wirkung von Massagen

Grundsätzlich ist eine Massage in der Schwangerschaft ungefährlich und wohltuend, jedoch nicht für jede Frau und in allen Phasen der Schwangerschaft. Meistens ist dafür im zweiten und dritten Quartal die beste Zeit. Am besten ist es, einmal wöchentlich zwischen dem dritten und dem sechsten Monat eine Massage, in den letzten drei Monaten dann zweimal pro Woche, durchzuführen. Der Körper gewöhnt sich mit der Zeit an die plötzlichen hormonellen und anatomischen Veränderungen. Bei allen Massagen in der Schwangerschaft sollte zuvor jedoch besser Rücksprache mit einem Spezialisten gehalten werden. Zur wohltuenden Wirkung von Massagen zählen:

- Linderung von leichten Schmerzen und Muskelbeschwerden wie Krämpfen, Verspannungen und Verhärtungen.
- Linderung von Rückenschmerzen, Verminderung von Wassereinlagerungen.
- Unterstützung der körperlichen und seelischen Entspannung. Die Schwangere kann besser schlafen, wovon auch das Ungeborene profitiert.
- Anregung des Blutkreislaufs, bessere Versorgung der Körperzellen mit Sauerstoff und Nährstoffen für Mutter und Kind.

Das zweite und dritte Quartal der Schwangerschaft ist die beste Zeit für Massagen.

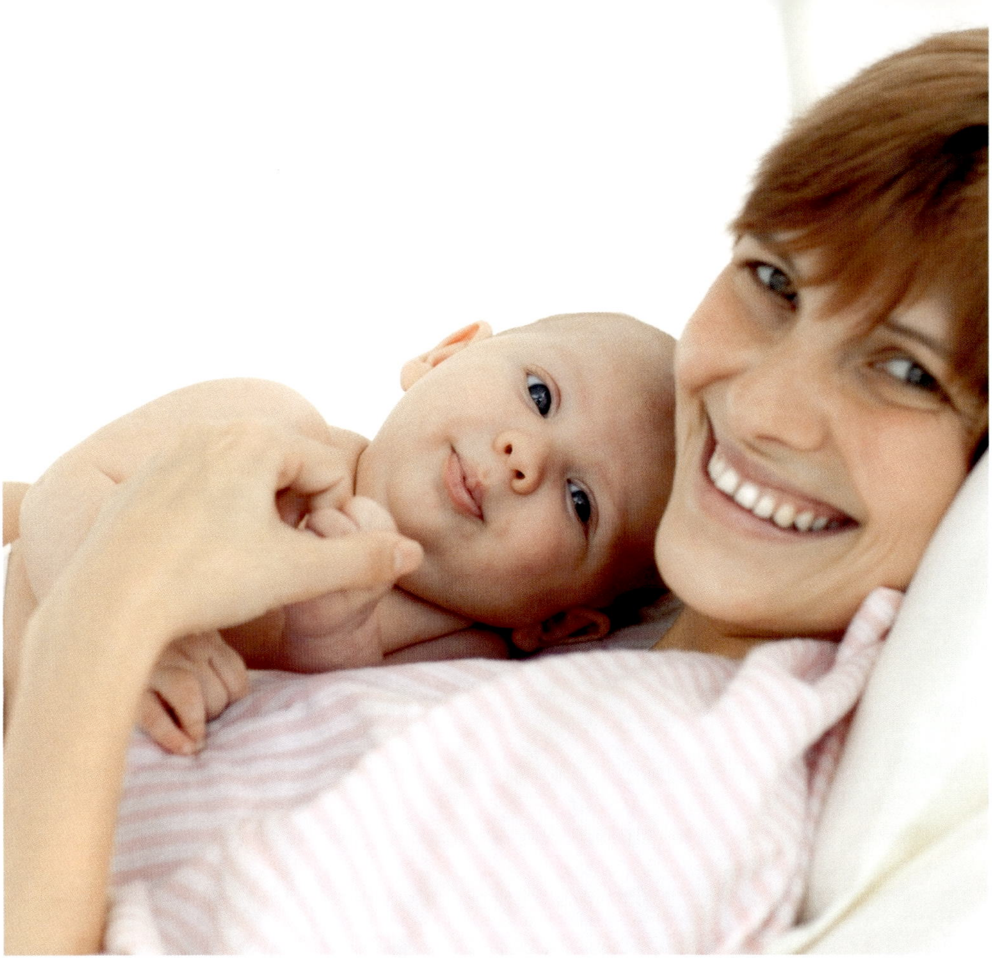

- Steigerung der Elastizität des Körpers und des Muskeltonus, wodurch das Auftreten von Schwangerschaftsstreifen und Krampfadern vermindert wird.
- Abbau von Angstzuständen und Nervosität, die während der Schwangerschaft häufig auftreten.

Natürliche Linderung von Geburtsschmerzen

Widerstand gegen den Schmerz verschlimmert ihn. Am besten ist es, sich dem Schmerz nicht zu widersetzen. Um dies zu erreichen, können verschiedene Methoden angewendet werden. Zwar stehen auch Möglichkeiten zur Verfügung, um den Schmerz zu betäuben, wie z. B. die Periduralanästhesie. Hier wollen wir uns jedoch den natürlichen Maßnahmen widmen, mit denen Geburtsschmerzen so gut als möglich gelindert werden können.

- **Körperliche und seelische Unterstützung:** Umgeben Sie sich mit Personen, denen Sie vertrauen und halten Sie sich in einer Ihnen angenehmen Umgebung auf.
- **Wasser:** Eine Dusche oder ein lauwarmes Bad ist angenehm und lindert die Schmerzen. In manchen Geburtshäusern oder Entbindungsstationen stehen spezielle Badewannen zur Verfügung, in denen sich

die Schwangere während der Eröffnungsphase entspannen und ihr Kind sogar zur Welt bringen kann. Es sind auch transportable Becken erhältlich, falls die Geburt zu Hause stattfindet.

- **Wärme oder Kälte:** Die Wärme regt den Blutkreislauf an und lindert die Wahrnehmung der Schmerzen. Hilfreich ist eine Wärmflasche oder ein warmer Umschlag im Bereich der Lendenwirbelsäule oder auf dem Unterleib. Wenn Sie die Kälte bevorzugen, können Sie hier einen Beutel mit zerstoßenem Eis auflegen.
- **Rhythmische Bewegungen:** Machen Sie einen Spaziergang oder laufen Sie einfach etwas herum. Regen Sie den Kreislauf und den Energiefluss an und sorgen Sie für ausreichende Sauerstoffzufuhr.
- **Homöopathie:** Damit wird nicht der Schmerz an sich behandelt, sondern vielmehr unsere Einstellung, die wir ihm gegenüber einnehmen, sodass die Angst davor von uns abfällt. Aus diesem Grund wird die Homöopathie hier immer häufiger eingesetzt.
- **TENS (Transkutane elektrische Nervenstimulation):** Hierbei werden zur Schmerzlinderung elektrische Impulse eingesetzt, die mittels aufgeklebter Pflaster im Bereich der schmerzenden Stelle an die Haut weitergegeben werden. Bei Geburtsschmerzen werden diese Pflaster meistens im Bereich der Lendenwirbelsäule oder des Unterleibs angebracht. Diese Methode ist völlig unschädlich und sehr wirkungsvoll, allerdings vergleichsweise teuer.

Nach der Geburt beginnen die Brüste, auf natürliche Weise Milch zu produzieren, damit das Kind in den ersten Lebensmonaten ernährt werden kann. Davor sondern die Brüste Kolostrum ab, eine gelbe Flüssigkeit, die sehr proteinreich ist und viele Antikörper enthält.

Milchstau

Wenige Tage nach der Geburt beginnt die Milchproduktion. Wenn sie zu spät erfolgt, kann sie durchaus auch Beschwerden nach sich ziehen. Von da an fühlen sich die Brüste immer wieder prall und angespannt an, als wären sie kurz davor, zu explodieren. In diesem Fall – oder wenn das Baby gar nicht so viel trinken kann – kann die Milch abgepumpt und kühl aufbewahrt bzw. eingefroren werden (bis zu 3 Monaten). Dazu sollten sterile Behälter verwendet werden, z. B. fest verschließbare Beutel. Wenn man einfach nur das Spannungsgefühl loswerden möchte, kann man die Brust massieren und etwas wärmen, bis die Milch austritt. Hilfreich ist auch, die Brust warm und in Kreisbewegungen abzubrausen, damit sie sich leichter entleeren kann. Außerdem sollte das Kind öfter an die betroffene Brust angelegt werden. Weitere Maßnahmen sind:

- Weiterhin häufig stillen. Manchmal entsteht ein Stau, weil eine Stillmahlzeit übersprungen wurde oder das Kind in der Nacht durchgeschlafen hat. Es ist jedoch sinnvoll, das Stillen in der Nacht beizubehalten.

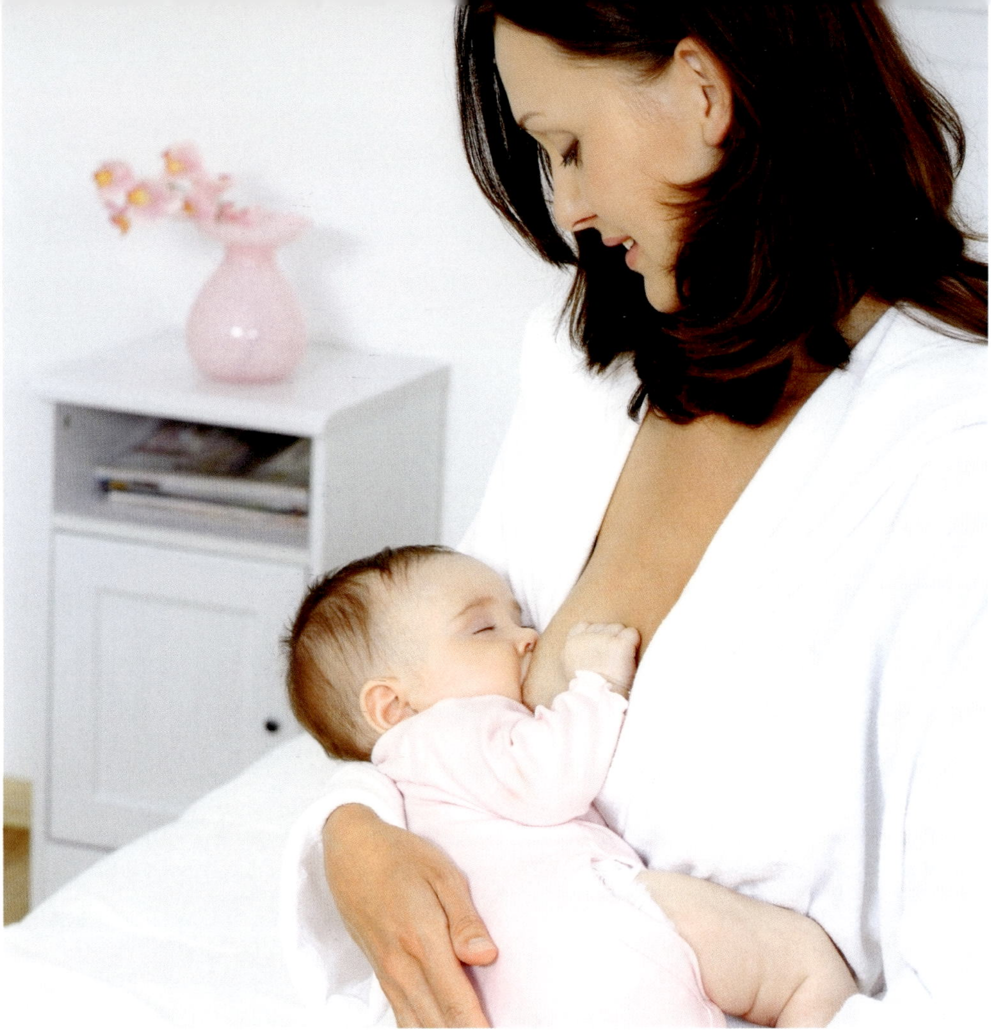

- Die Brüste bei jeder Stillmahlzeit sorgfältig leeren.
- Die Brüste vor jeder Stillmahlzeit wärmen, um die Symptome zu lindern.
- Einen Umschlag mit Magerquark oder zerstoßenen Petersilienblättern auf die verhärteten oder knotigen Brüste auflegen.
- Zwischen den Stillmahlzeiten zur Linderung einen Eisbeutel auf die Brust mit Milchstau auflegen.
- Wenn das Baby sich an der Brustwarze nicht richtig festsaugen kann, die Milch solange abpumpen, bis es dazu in der Lage ist.
- Stets darauf achten, dass der Stillvorgang und die Haltung beim Stillen korrekt sind.

Schrunden auf den Brustwarzen

Manchmal kann das Stillen auch schmerzhaft sein, z. B. wenn sich Schrunden auf den Brustwarzen bilden. Jedes Mal, wenn das Baby die Brust ergreift, spürt die Mutter einen stechenden Schmerz. Manchmal können die Brustwarzen sogar zu bluten beginnen. In diesem Fall sind Saughütchen aus Silikon (ähnlich den Saugern für Milchflaschen) sehr nützlich. Sie passen sich in der Form an die Brustwarzen an und ermöglichen es, das Kind ohne direkten Kontakt mit den Brustwarzen zu stillen. Das Kind muss dabei etwas fester saugen, doch bereits nach wenigen Tagen haben sich die Brustwarzen erholt und das Stillen kann wie zuvor ohne Saughütchen durchgeführt werden. Die Schrunden heilen ab und bereiten keine Beschwerden mehr. Weitere Hilfsmittel sind:

- Lanolinhaltige Salben zur Pflege der Brustwarzen, die nach und vor dem Stillen aufgetragen werden.
- Etwas Muttermilch zur Pflege der Brustwarzen, die nach jedem Stillen einmassiert wird. Dadurch werden die Brustwarzen vor Bakterien geschützt und die Bildung von Schrunden vermieden.
- Calendulasalbe zur Pflege schmerzender und rissiger Brustwarzen. Für das Baby ist diese Salbe völlig unschädlich.
- Kümmel, Anis und Fenchel als Teeaufguss regen die Milchproduktion an.

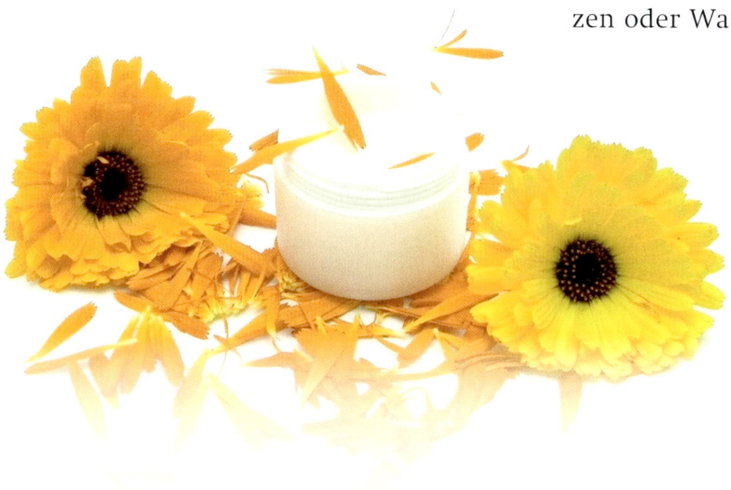

Brustdrüsenentzündung

Hierbei handelt es sich um eine Entzündung, die durchaus auch ansteckend sein kann. Sie geht einher mit Fieber, allgemeinem Unwohlsein und Entzündungsanzeichen in der Brust. Die Brust rötet sich, wird heiß und schmerzend. Normalerweise tritt eine Brustdrüsenentzündung nur einseitig auf. Sollte sie auftreten, ist eine medizinische Behandlung dringend erforderlich. Außerdem muss beim Stillen unbedingt auf eine optimale Haltung des Kindes geachtet werden. Zum Abstillen besteht hierbei kein Grund, allenfalls könnte die Milch übergangsweise abgepumpt werden. Ein plötzliches Abstillen kann sogar zu Komplikationen führen und einen Abszess nach sich ziehen.

Yoga vor der Geburt

Wer keinen Sport treiben möchte, kann sich mit Yoga in Form halten. Wer auch in der Schwangerschaft regelmäßig Yogaübungen macht, entzieht sch der Gefahr, übergewichtig zu werden oder unter Beschwerden wie Rückenschmerzen oder Wassereinlagerungen leiden

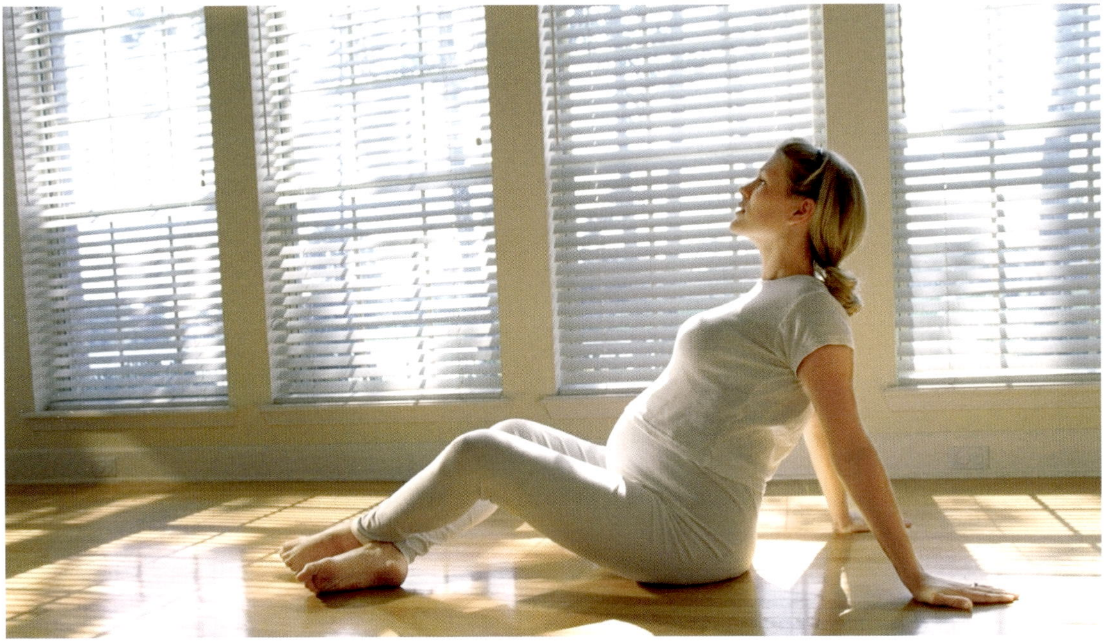

zu müssen. Außerdem verringert es die Kontraktionsschmerzen während der Geburt und verhindert das Auftreten von emotionalen Schwankungen oder gar Depressionen in unmittelbarem Anschluss an die Geburt (postpartale Depression).

Fibromyalgie (Faser-Muskel-Schmerz)

Auch wenn diese Krankheit schon lange bekannt ist, ist das Wissen darüber immer noch sehr gering. Meistens erkranken daran Frauen im Alter zwischen 20 und 50 Jahren. Ein Entzündungsprozess als Ursache dieser Erkrankung kann ausgeschlossen werden. Die Betroffenen klagen über andauernde Schmerzen im ganzen Körper, mit Überempfindlichkeit und Verhärtungen in Muskulatur, Gelenken und allen weichen Geweben. Der Schmerz wandert von einer Stelle zur anderen und tritt in unterschiedlicher Stärke auf. Manchmal nimmt er am Tage ab und wird in der Nacht erneut stärker, manchmal hält er den ganzen Tag über mit unerträglicher Intensität an.

Die Fibromyalgie wird zu den chronischen rheumatischen Erkrankungen gezählt. Aus den unterschiedlichen Symptomen kann in der Summe für die Betroffenen großes Leiden mit starker Beeinträchtigung entstehen, wenn die Krankheit nicht richtig behandelt wird. Eine genaue Diagnose ist aufgrund der weit verbreiteten und unbestimmten Symptome jedoch nicht einfach. Man zieht diese Krankheit in Betracht, wenn die betroffene Person seit 3 Monaten an nicht eindeutig lokalisierbaren Schmerzen leidet. Die Schmerzen können an vielen Stellen gleichzeitig auftreten. Häufig sind sie im Bereich des Nackens, entlang der Wirbelsäule oder in der Hüfte, an den Ellbogengelenken sowie in den Knien und Schultern zu spüren.

Mit den Schmerzen gehen Müdigkeit, steife Knochen nach dem Aufstehen,

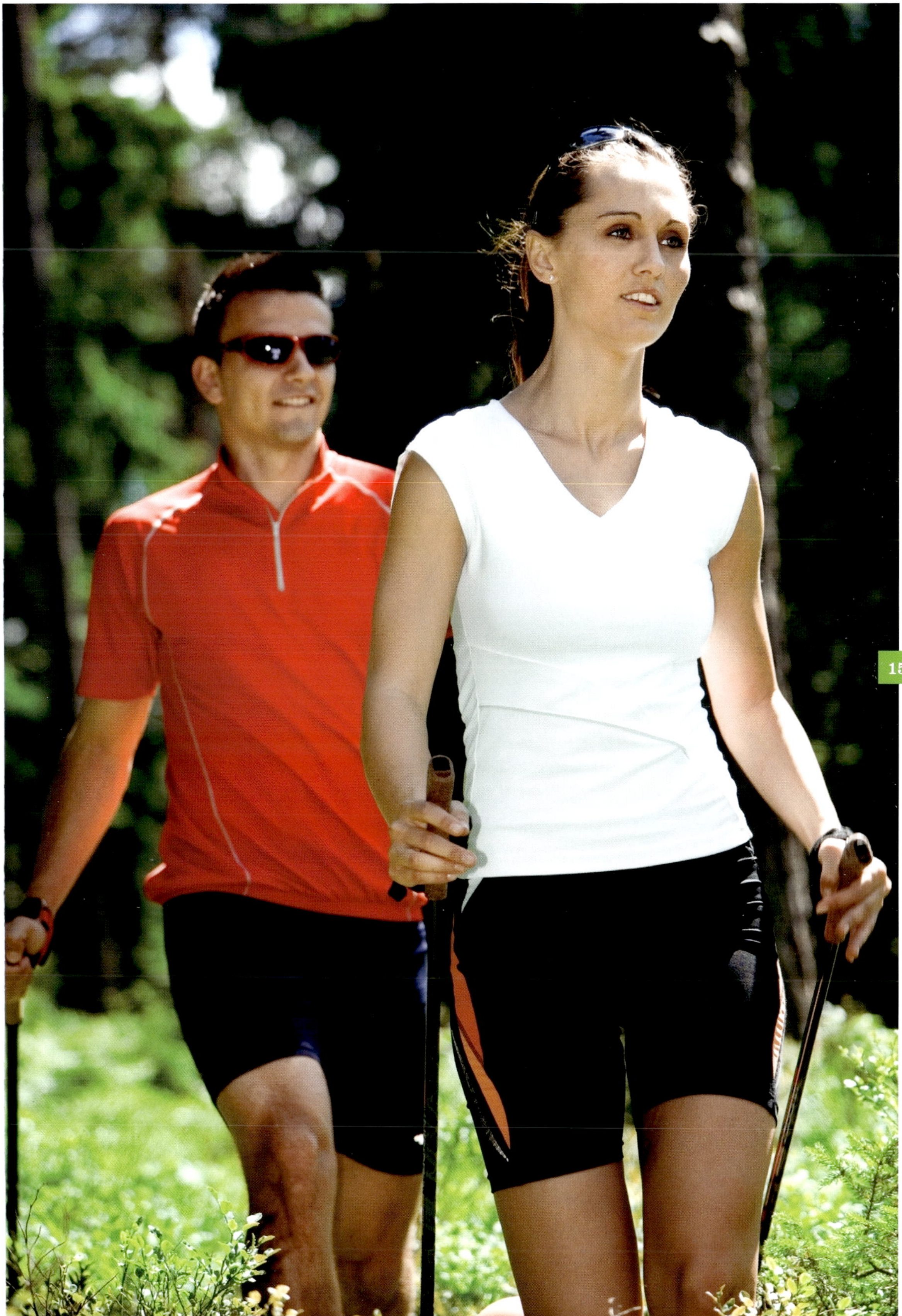

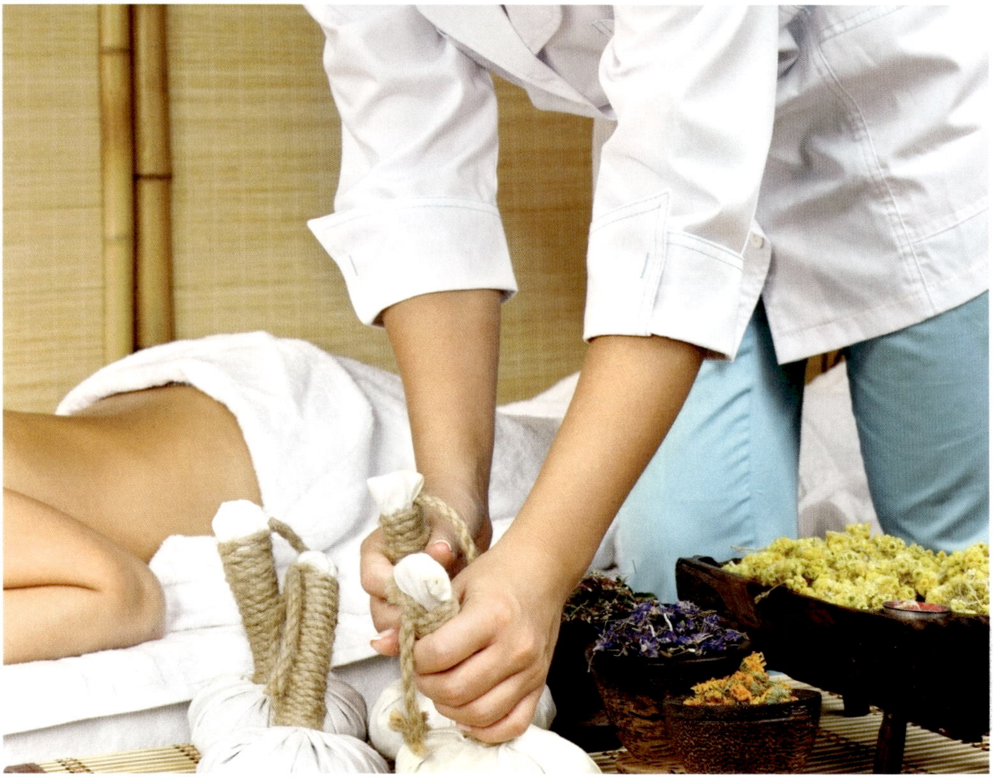

sollen negative Mechanismen, durch die im Organismus ein Unwohlsein ausgelöst wird, abgeschwächt werden.

Sympathikustherapie

Mit dieser Behandlungsmethode sollen Beschwerden gelindert werden, die mit einer Beeinträchtigung des sympathischen Nervensystems in Zusammenhang stehen. Dazu zählen Stress, Nervosität, Schlafstörungen sowie Fehlfunktionen des Hormonsystems aufgrund neurovegetativer Ursachen. Dabei werden die Nervenenden des sympathischen Nervensystems in der Nase mittels stumpfer Nadeln an ganz bestimmten Punkten stimuliert. Dabei können ebenso ätherische Öle eingesetzt werden, um den gewünschten Effekt zu verstärken. Um eine mehrere Monate lang andauernde Wirkung zu erzielen, werden zwischen 5 und 15 Anwendungen durchgeführt, die nach Möglichkeit ein- oder zweimal pro Woche erfolgen sollten.

Biofeedback

Diese Methode besteht im Abfragen von Veränderungen biologischer Vorgänge, die sich der Sinneswahrnehmung entziehen, mithilfe von bestimmten technischen Hilfsmitteln jedoch erfassbar sind. Dabei werden die Gewebsdurchblutung und der Muskeltonus (der von der elektrischen Aktivität in Nerven und Muskeln abhängt), der Puls sowie der seelische Zustand ermittelt.

Die bestehende Verbindung zwischen Körper und Geist ist uns normalerweise nicht bewusst. Die Hauptaufgabe des Biofeedback ist es, diesem engen Zusammenhang mehr Aufmerksamkeit zu verschaffen. Bei der Fibromyalgie beispielsweise sind Kreislauf, Muskeltonus und Atmung verändert. Das Biofeedback versucht, diesen Zusammenhang bewusst zu machen und dadurch zu normalisieren. Der Patient soll durch die Wahrnehmung von für gewöhnlich nicht wahrnehmbaren Signalen zu einer Kontrolle jener organischen Funktionen gelangen, durch die seine Lebensqualität beeinträchtigt wird.

Ozontherapie

Zur Schmerzlinderung kann an den entsprechenden Körperstellen subkutan und neben der Wirbelsäule Ozon eingeleitet werden. Anschließend wird das Gas durch Massagen im Gewebe verteilt.

Mesotherapie

Diese Behandlungsform wurde in Frankreich entwickelt und hat sich in den letzten 30 Jahren in Europa weit verbreitet. Sie besteht in der Injektion von Arzneimittelmischungen in winzigen Dosen unter die Haut an mehreren Körperstellen, den jeweiligen Symptomen entsprechend. Bei Muskel- und Sehnenschmerzen, wie sie bei einer Fibromyalgie typisch sind, ist diese Methode gut geeignet.

Ernährung

In den letzten Jahre wurde immer deutlicher, dass die Ernährung bei der Ausprägung der Beschwerden von Fibromyalgie-Patienten eine wichtige Rolle spielt. Mit einer Ernährungsumstellung kann man zur Schmerzlinderung gute Erfolge erzielen.

- **Stellen Sie Ihre Ernährung vorzugsweise aus Obst, Gemüse und Getreide zusammen.** Früchte liefern Ihnen ausreichend Vitamine, Mineralstoffe, Ballaststoffe und Zucker. Obst und Gemüse sind reich an Vitaminen, Ballaststoffen und Mineralsalzen. Hülsenfrüchte und Gemüse (zusammen mit Getreide) bilden die Grundlage für eine gesunde Ernährung. Reis, Mais, Brot, Nudeln und Hülsenfrüchte sind eine wichtige Quelle für Kohlenhydrate und pflanzliche Proteine.
- **Ersetzen Sie tierische durch pflanzliche Fette.** Nahrungsmittel tierischen Ursprungs erhöhen das Risiko zur Ausbildung von entzündlichen Prozessen im Organismus.
- **Verzichten Sie auf den Verzehr von Fertigprodukten.** Kaufen Sie keine vorgegarten Gerichte und verwenden Sie keine Gewürzmischungen.

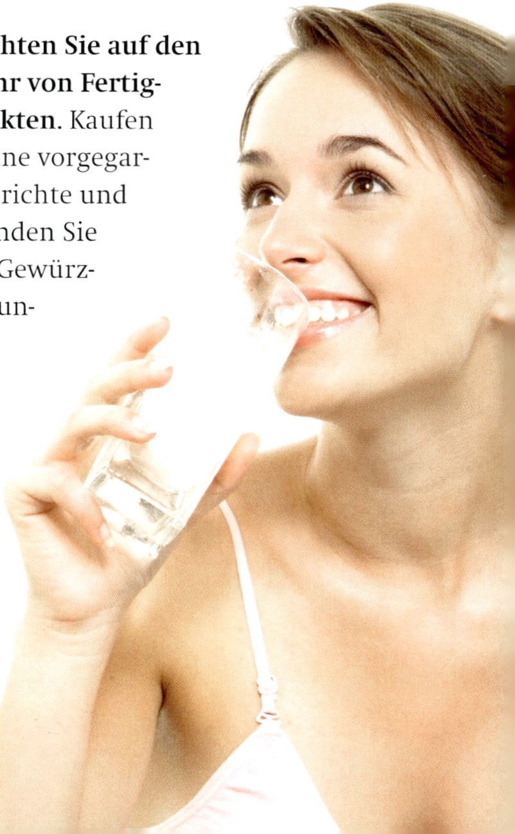

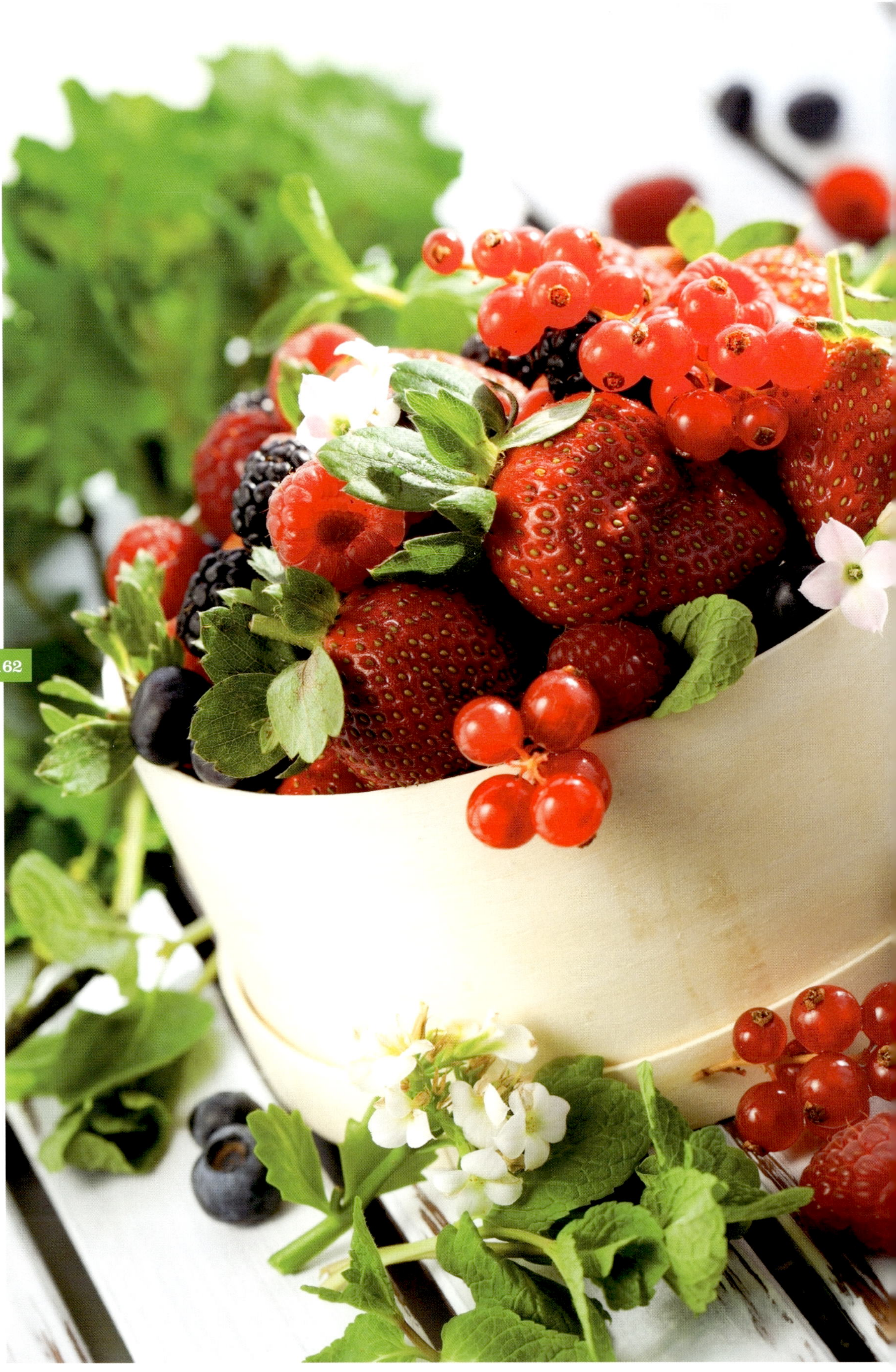

- **Reduzieren Sie den Verzehr von Zucker.** Fügen Sie den Speisen keinen zusätzlichen Zucker zu und achten Sie bereits beim Einkaufen darauf, dass die Nahrungsmittel keinen zusätzlichen Zucker enthalten. Am besten ist es, sich auf den im Obst natürlich enthaltenen Zucker zu beschränken und Honig, Milch sowie einige Gemüsesorten wie Karotten und Rüben als Zuckerlieferanten einzusetzen.
- Reduzieren Sie den Verzehr von Salz, um Wassereinlagerungen vorzubeugen. Fertiggerichte enthalten in der Regel sehr viel Salz, was für den Organismus schädlich ist.

Eine Ernährungsumstellung leistet einen großen Beitrag zur Schmerzlinderung.

Wie bei vielen anderen Beschwerden auch, liegt der Schlüssel zu einer weitestgehenden Gesunderhaltung in einer gesunden und ausgewogenen Ernährung, ausreichender Bewegung sowie Ruhe.

Die kritische Phase von Fibromyalgie-Patienten liegt zwischen 11 und 16 Uhr. In dieser Zeit sind sie meistens sehr erschöpft. Es ist empfehlenswert, Zwischenmahlzeiten in diesem Zeitraum durch einige Gläser Mineralwasser zu ersetzen, die dem Organismus neue Energie zuführen. Grundsätzlich sollten täglich 1–2 Liter Wasser pro Tag zusätzlich zu den Getränken beim Essen aufgenommen werden. Eine Behandlung mit Arzneimitteln kann zu einem ausgetrockneten Mund führen, was durch das Trinken von jeweils einem kleinen Schluck Wasser alle 10–15 Minuten behoben werden kann. Auf Alkohol sollte besser verzichtet werden. Wie einer Fibromyalgie vorgebeugt werden kann, ist nicht bekannt.

Rückenschmerzen

Von Rückenschmerzen sind etwa 80 % der Bevölkerung betroffen, entweder nur zeitweilig oder vergleichsweise häufig. Diese Zahl steigt mit zunehmendem Alter an: Unter den Personen, die älter sind als 65 Jahre, leiden etwa 90 % an Rückenschmerzen. Schmerzen im Rücken und im Lendenwirbelbereich oder damit verbundene Kopfschmerzen sind die häufigste Ursache für Ausfälle am Arbeitsplatz. Schmerzen im Bereich der Lendenwirbelsäule sind die beim Menschen am häufigsten auftretenden Schmerzen. Sie gehen auf den Umstand zurück, dass der Mensch auf zwei Beinen geht und dabei die Wirbelsäule aufrecht halten muss. Der Lendenwirbelsäulenbereich wird dabei am stärksten belastet und beschädigt, was mit starken Schmerzen bis in den Bereich des Gesäßes sowie der oberen Beine einhergeht und uns daran hindert, aufrecht zu gehen. Der Lendenwirbelsäulenbereich ist besonders häufig betroffen. Hochrechnungen zufolge leiden in Spanien rund 4,5 Millionen Menschen an Beschwerden im Lendensäulenbereich – und auch in

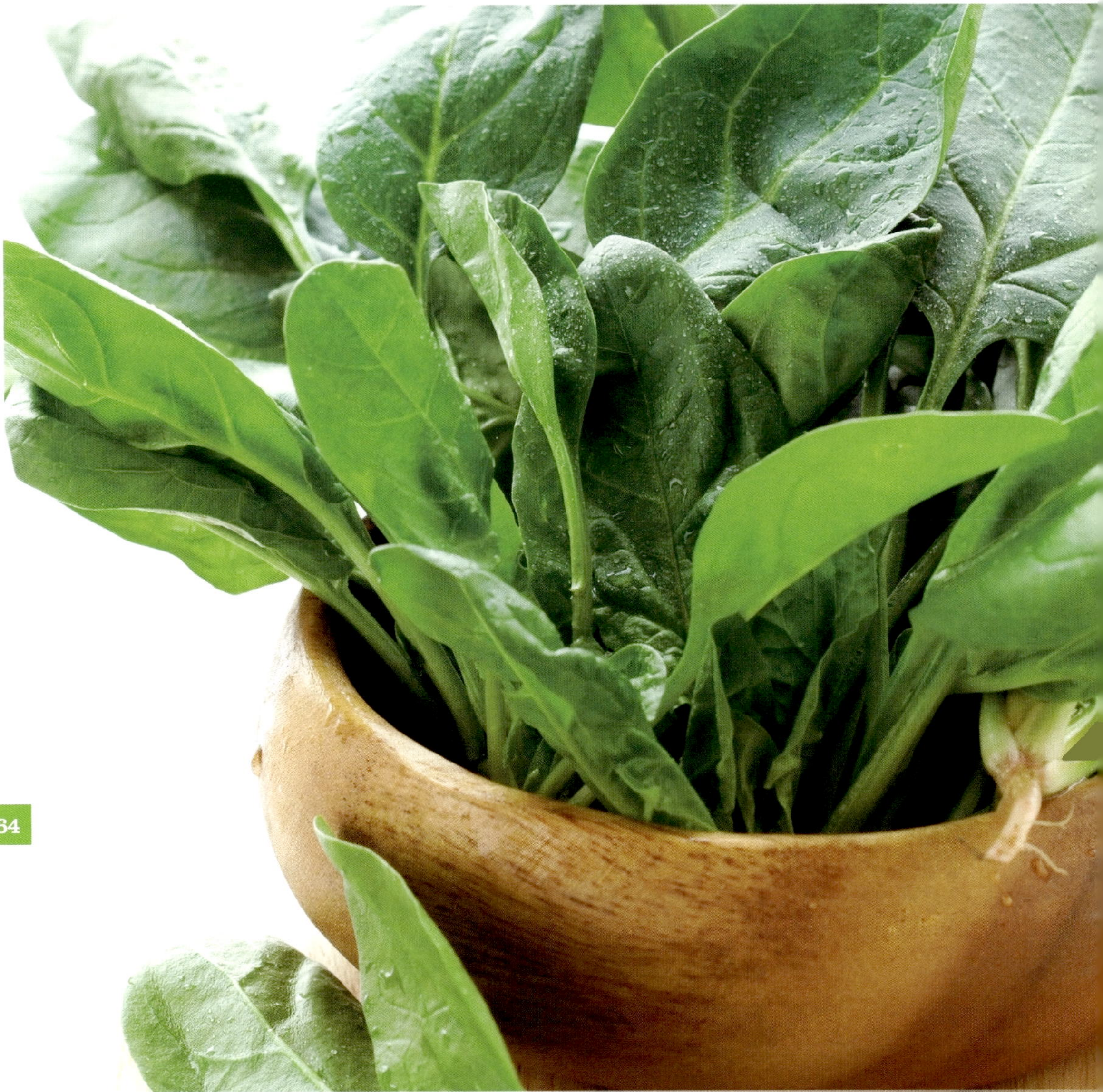

Schmerz-Ranking

- Fibromyalgie
- Hexenschuss
- Ischiassyndrom
- Arthrose

Kniegelenksarthrose ist in der Bevölkerung weit verbreitet. Sie ist auf den aufrechten Gang des Menschen zurückzuführen, wodurch das gesamte Körpergewicht auf den Knien lastet. Übergewicht, Haltungsschäden, unterschiedlich lange Beine, ein unausgewogener oder lahmender Gang verstärken das Problem. Auch Angstzustände, die einen starken Einfluss auf das Immunsystem haben, können zu einer degenerativen Gelenkserkrankung oder zur Ausbildung einer Autoimmunerkrankung beitragen.

Wie entstehen Rückenschmerzen?

- **Wenn man schwer trägt:** Bei einer Muskelanstrengung kann es zu einer schmerzhaften Muskelkontraktion kommen.
- **Zu viel sitzen:** Zu viel sitzen vermindert den Muskeltonus und begünstigt Rückenschmerzen.
- **Haltungsfehler:** Eine falsche Haltung der Wirbelsäule (Skoliose, Lordose, Kyphose, d. h. „Buckel") und der Füße (Plattfuß, Senkfuß) können Rückenschäden und -beschwerden auslösen.
- **Psychosomatische Beschwerden:** Angstzustände und Depressionen können sich auf körperlicher Ebene als Schmerzen niederschlagen und die Gesundheit des Rückens beeinträchtigen.
- **Klima und Temperatur:** Klimatische Veränderungen, Kalt- oder Zugluft sowie Feuchtigkeit sind häufige Ursachen für Rückenschmerzen.

Deutschland sind Rückenschmerzen die Volkskrankheit Nummer eins. Unter den Frauen sind bis zu 18 %, bei Männern bis zu 11,5 % davon betroffen, wobei daraus in der Hälfte aller Fälle ein chronisches Leiden entsteht. Diese Beschwerden sind der Preis dafür, dass der Mensch im Lauf seiner Entwicklung vom Vier- zum Zweibeiner geworden ist. Zahlreiche Experten versichern, dass unsere Spezies noch nicht ausreichend weit ausgereift ist, um die Folgen des aufrechten Gangs schadlos zu überstehen, zumal das gesamte Körpergewicht auf zwei Lendenwirbeln ruht: dem vierten und dem fünften.

Andererseits ist unser Körper dafür gebaut, dass wir uns ständig beugen und schnell bewegen. Dafür werden wir durch unseren heutigen Lebensstil immer wieder langen Phasen der Unbeweglichkeit unterworfen und befinden uns über längere Zeit in ein und derselben Position, sowohl im Sitzen als auch im Stehen. 80 % der Fälle von Rückenschmerzen sind nicht auf eine Verletzung der Wirbelsäule zurückzuführen, sondern auf eine mangelhafte Funktion von Muskeln, Bändern und Gelenken infolge von Überlastung. Um Rückenschmerzen noch rechtzeitig vorzubeugen ist es wichtig, die eigene Körperhaltung sorgfältig zu überprüfen und die Muskulatur durch sportliche Betätigung zu trainieren.

Durch folgende einfache Mittel können Rückenschmerzen vermieden werden:

- **Vermeiden Sie, schwer zu tragen:** Achten Sie auf eine gute Körperhaltung beim Verrichten Ihrer Aufgaben im Haus und am Arbeitsplatz. Legen Sie 10-minütige Pausen ein, ruhen Sie sich aus, setzen Sie sich gelegentlich auf das Sofa …
- **Schlafen Sie auf einer geeigneten Matratze:** Ihre Matratze sollte nicht zu weich und auch nicht zu hart sein, das Kopfkissen sollte keine übermäßige Neigung von Kopf und Nacken bewirken.

irgend möglich zu bleiben und zumindest ein wenig Sport zu treiben, wie z. B. Laufen oder Schwimmen. Insbesondere Schwimmen ist zur Vermeidung von Rückenschmerzen sehr zu empfehlen. Sollten Sie bereits Beschwerden haben, kann die Linderung dadurch beschleunigt werden, da beim Schwimmen Muskeln und Gelenke auch ohne allzu starke Belastung beweglich gehalten werden. Der Körper ist im Wasser wesentlich leichter und wiegt hier nur 10 % seines tatsächlichen Gewichts. Die förderlichste Schwimmtechnik ist das Rückenkraulen. Brustschwimmen ist weniger geeignet, da hierbei die Muskulatur im Bereich der Hals- und Rückenwirbelsäule stark beansprucht wird. Auch der Schmetterlingsstil sollte besser vermieden werden, da hierbei die Lendenwirbelsäule stark gebeugt wird. Ohnehin sollte die Lendenwirbelsäule durch gezieltes Muskeltraining unterstützt werden (durch Schwimmen, Laufen und aerobes Training).

Insbesondere in der Schwangerschaft und unter der Geburt sind die Wirbelsäule, ihre Bänder und Gelenke besonderen Veränderungsprozessen ausgesetzt, die ohne erfolgte vorbeugende Maßnahmen (wie Dehnungsübungen oder leichte sportliche Betätigung, wie z. B. Laufen) häufig Beschwerden nach sich ziehen.

Man sollte nicht vergessen, dass die Wirbelsäule einem Archiv gleicht, in dem sämtliche Aktivitäten unseres Lebens – von der Arbeit bis zum Sport – wie auch unsere Körperhaltung gespeichert werden. Waren unsere Lebensgewohnheiten schlecht, müssen wir im Alter die Rechnung dafür bezahlen. Tabak erhöht das Risiko von Rückenschmerzen, da er die Befeuchtung der Bandscheiben erschwert und zu Husten führt, wodurch der Druck im Bereich der Wirbelsäule erhöht wird. Häufig ist die Muskulatur von Rauchern in einem schlechteren Zustand als die von Nichtrauchern. Zuletzt hängt das Risiko für Rückenbeschwerden auch von der Persönlichkeit des Einzelnen ab. Angstzustände oder Unzufriedenheit sind zusätzliche Risikofaktoren, die ein Rückenleiden begünstigen.

Körperhaltung

Die Körperhaltung im Laufe des Tages und beim Schlafen schlägt sich direkt in der Gesundheit unseres Rückens nieder. Je nachdem, wie wir uns fühlen, ist die Belastung der Bandscheiben stärker oder schwächer (sie kann zwischen 60 % und 140 % variieren). Auch wenn wir keine Schmerzen haben, sollten wir dennoch jede unserer alltäglichen Aufgaben mit entsprechender Beachtung einer korrekten Körperhaltung ausführen, um eine Überlastung bestimmter Stellen zu vermeiden, was zu Rückenbeschwerden führen kann.

Wissenschaftlichen Studien zufolge können durch die Beachtung einer korrekten Körperhaltung mehr als 60 % der Arbeitsausfälle aufgrund von Rückenschmerzen vermieden werden. Wenn wir uns unserer Körperhaltung bewusst sind, können wir Rückenbeschwerden vermeiden oder ausheilen. Die folgenden Tipps erleichtern es Ihnen, Ihre täglichen Aufgaben zu

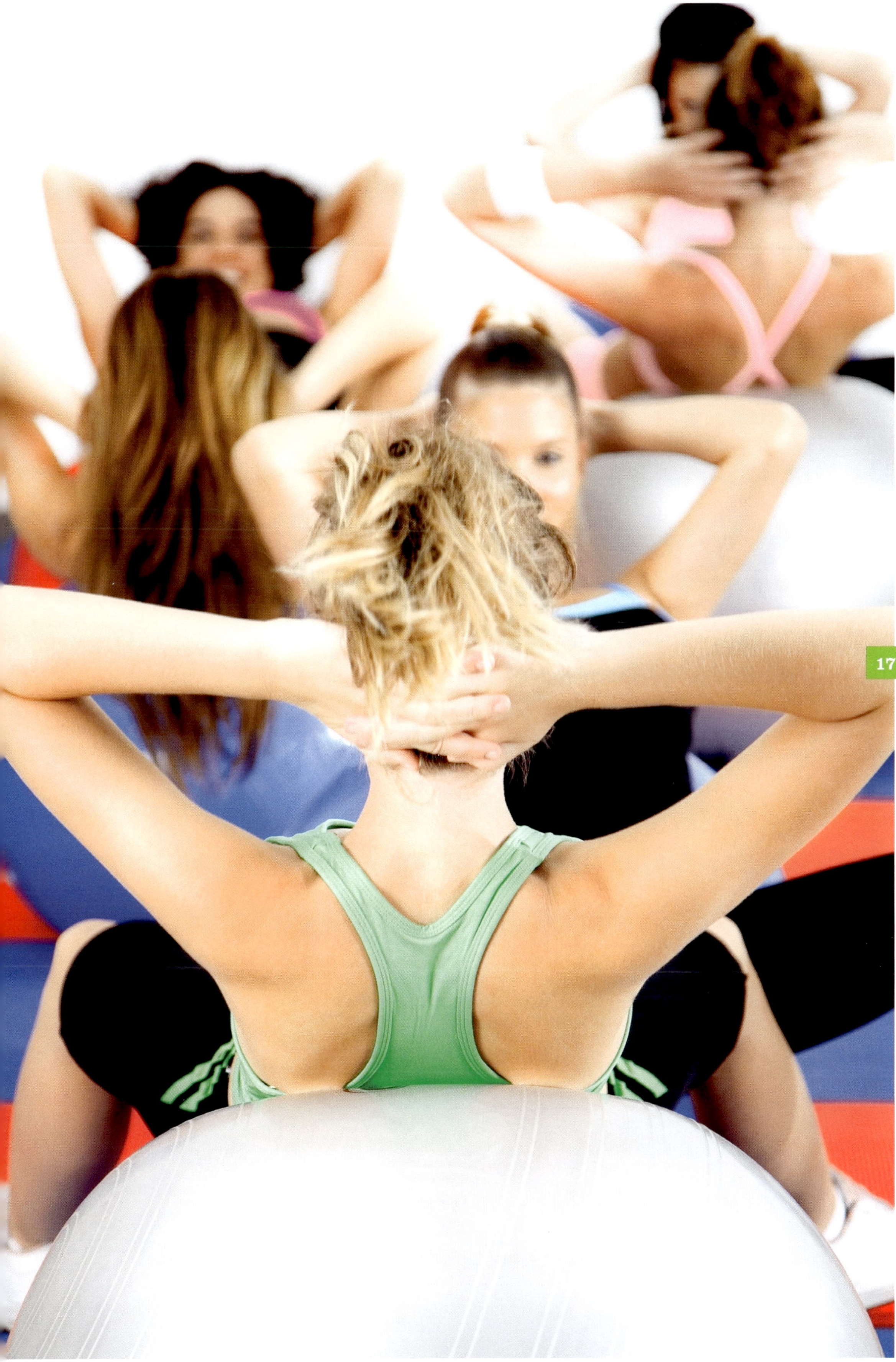

bewältigen, ohne dabei Ihre Muskulatur zu überlasten. Dadurch kann Rückenschmerzen vorgebeugt werden.

- **Stehen:** Verlagern Sie das Gewicht beim Stehen etwa alle 5 Minuten und ruhen Sie sich von Zeit zu Zeit etwas aus, um den Rücken zu entlasten. Ordnen Sie Ohren, Schultern und Hüften in einer Reihe an. Halten Sie den Kopf aufrecht und ziehen Sie den Bauch ein.
- **Sitzen:** Setzen Sie sich stets auf Stühle mit gerader Rückenlehne und lehnen Sie sich mit dem unteren Rücken an. Stellen Sie die Knie höher als die Hüften und richten Sie Ihren Sitzplatz so ein, dass die Füße fest auf dem Boden stehen. Verwenden Sie einen Fußschemel.
- **Autofahren:** Bringen Sie den Sitz in eine ausreichende Entfernung von den Fußpedalen und setzen Sie sich so hin, dass zwischen Knien und Hüften ein 90°-Winkel entsteht. Gegebenenfalls legen Sie noch ein Kissen auf den Sitz.
- **Vor dem Computer:** Die Körperhaltung wird hierbei wesentlich durch die Position der Augen auf den Bildschirm bestimmt. Der Bildschirm sollte auf Höhe der Augen angebracht sein. Beim Tippen dürfen die Schultern nicht hochgezogen werden. Verstellen Sie gegebenenfalls die Tischhöhe.
- **Vor dem Fernseher:** Ihr Sofa oder die Sessel sollten nicht zu niedrig sein. Außerdem sollten Sie die Arme und den Rücken anlehnen können (legen Sie sich ein Kissen in den Lendenwirbelbereich). Am besten legen Sie die Beine hoch, z. B. auf einen Schemel.
- **Schlafen:** Den Mund nach oben, die Knie angewinkelt, unterstützt von einem Kissen.

Die Wirbelsäule gleicht einem Archiv unserer körperlichen Aktivitäten und der Körperhaltung.

Physiotherapie

Ihr Ziel ist es, Schmerzen so weit wie möglich zu lindern, die Muskulatur zu entspannen, die Beweglichkeit zu verbessern und die Durchblutung zu fördern. Die Übungen sind auf den jeweiligen Patienten und das Krankheitsbild abgestimmt. Dabei wird die Körperhaltung zur Vermeidung von Schmerzen, Verspannungen oder einer Deformation der Wirbelsäule mithilfe von Massagen, Dehnungs- und Lockerungsübungen, Tiefenwärme (Ultraschall, Mikrowellen usw.), nieder- sowie mittelfrequente Elektrotherapie zur Schmerzlinderung und Muskelentspannung reguliert.

Sie ist zu empfehlen bei Beschwerden im Bereich der gesamten Wirbelsäule, Skoliose, Arthrose, Osteoporose und Bandscheibenvorfällen (falls der Arzt es angeordnet hat).

Korrektivgymnastik

Bei dieser Form der Gymnastik sollen Veränderungen in unserem Körperbau rückgängig gemacht werden. Sie

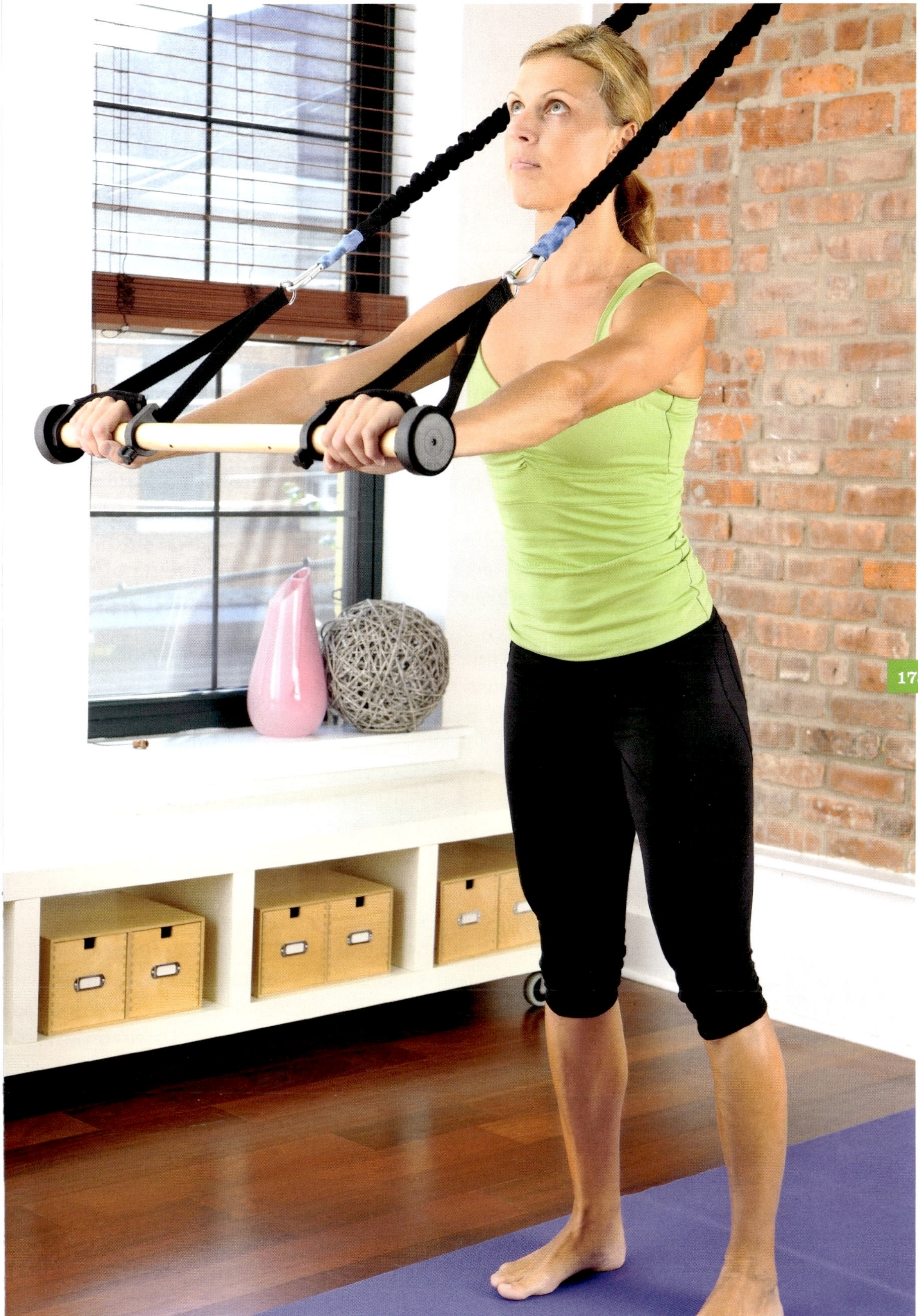

Ischiassyndrom

Darunter versteht man allgemein Schmerzen der Lendenwirbelsäule, die sich bis in die Beine und Zehen ziehen können. Ausgelöst werden sie durch eine Reizung des Ischiasnervs oder durch ein Zusammendrücken der im Rückenmark aufsteigenden Nervenwurzeln, jedoch sind auch andere Ursachen möglich. Meistens handelt es sich beim Ischiassyndrom um einen anhaltenden Schmerz, der jedoch stark zunimmt, wenn man eine bestimmte Körperhaltung annimmt, sich verdreht oder eine plötzliche Bewegung ausführt. Davon sind hauptsächlich Männer im Alter zwischen 20 und 40 Jahren betroffen.

Zu den Ursachen gehören starke körperliche Beanspruchung, eine schlechte Körperhaltung, heftige und abrupte Bewegungen beim Sport, Übergewicht, zu viel Sitzen, Osteoporose sowie jede andere Beeinträchtigung der Knochen und der Wirbelsäule, ebenso Tumore. Zur Vermeidung können bestimmte Maßnahmen ergriffen werden, wie z. B. in einem etwas härteren Bett zu schlafen, in dem die Wirbelsäule gerade bleibt.

- Beim Tragen von schweren Gegenständen sollten Sie das Gewicht so weit wie möglich auf den ganzen Körper verteilen.

- Beugen Sie beim Bücken nicht die Hüfte, sondern besser die Knie.

- Vermeiden Sie eine schlechte Körperhaltung und wechseln Sie immer wieder die Position.

- Treiben Sie Sport, um einen besseren Muskeltonus zu bekommen, und nehmen Sie überschüssige Pfunde ab.

- Tragen Sie stets geeignetes Schuhwerk und schützen Sie Ihren Rücken beim Arbeiten mit einer Rückenstütze.

Mögliche Konsequenzen des Ischiassyndroms sind eine Beeinträchtigung bei etlichen Aktivitäten und ein Einbüßen von Lebensqualität aufgrund ständig bestehender Schmerzen. Sollten die Schmerzen im Lendenwirbelbereich länger als 3 Tage andauern, sich häufig wiederholen, neue Symptome auftreten oder keine Behandlungsform anschlagen, sollte ein Arzt aufgesucht werden.

Normalerweise lässt sich das Ischiassyndrom leicht und erfolgreich behandeln. Dennoch werden oftmals nicht die Ursachen, sondern nur die Symptome behandelt. Aus diesem Grund bleibt gelegentlich keine andere Möglichkeit, als chirurgisch einzugreifen. Je nach Intensität der Beschwerden kann der Arzt Bettruhe anordnen, Schmerzmittel verschreiben und die schmerzende Stelle mit einem Verband ruhigstellen. Zur Behebung der

Schmerzen können auch gymnastische Übungen gemacht werden, die meistens effektiver sind als ein längeres Ruhigstellen. Empfehlenswert sind ebenso chiropraktische Maßnahmen. Chirurgische Eingriffe sind angezeigt bei schweren Bandscheibenvorfällen, Tumoren oder wenn es häufig zu lang anhaltenden Beschwerden kommt.

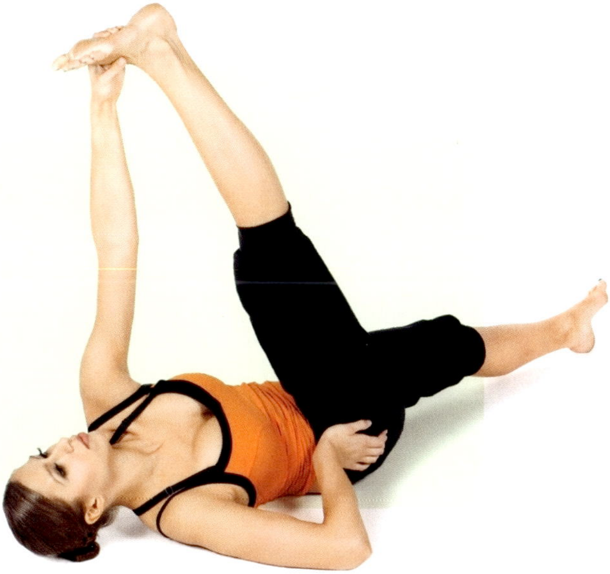

(Asanas) steigert es die Flexibilität des Rückens und sorgt für eine gute Körperhaltung.

Massagen

Rückenschmerzen, die durch Muskelverspannungen oder -verhärtungen entstehen, können durch Massage des weichen Gewebes behoben werden. Außerdem wird dadurch die Durchblutung gefördert und der Körper insgesamt entspannt, in seiner Funktionalität angeregt und grundsätzlich widerstandsfähiger und belastbarer gemacht. Je nach Art der Massage werden Muskeln, Blutkreislauf oder Lymphsystem beeinflusst. Es gibt verschiedene Massagetechniken, wie z. B. die Chiromassage, die Kalifornische Massage oder energetische Massagetechniken (aus Tibet, auf der Grundlage des Ayurveda, das Shiatsu, Tui-na, die thailändische Massage usw.). Ebenso können die entsprechenden Stellen mit einem alkoholischen Auszug aus Rosmarin eingerieben werden. Er ist in Apotheken erhältlich oder kann selbst hergestellt werden. Dazu werden 3 EL Rosmarin für 1 Woche in 96 %-igen Alkohol eingelegt. Das Gefäß sollte von Zeit zu Zeit geschüttelt werden. Danach wird der Kräuterauszug abgeschüttet und anschließend in ein Gefäß aus dunklem Glas gefüllt, in dem er gegen Licht geschützt ist.

Hydrotherapie

Bei Rückenschmerzen können warme Bäder mit einem Zusatz von Wacholderöl genommen werden. Das entspannt die Muskulatur an der schmerzenden Stelle.

Pflanzenheilkunde

Bei Rückenschmerzen können alle Pflanzen eingesetzt werden, die bisher zur Behandlung von rheumatischen Schmerzen vorgestellt worden sind. Im Folgenden stellen wir ein weiteres Heilmittel aus dem Pflanzenreich vor, das insbesondere bei Rückenschmerzen Linderung verschafft.

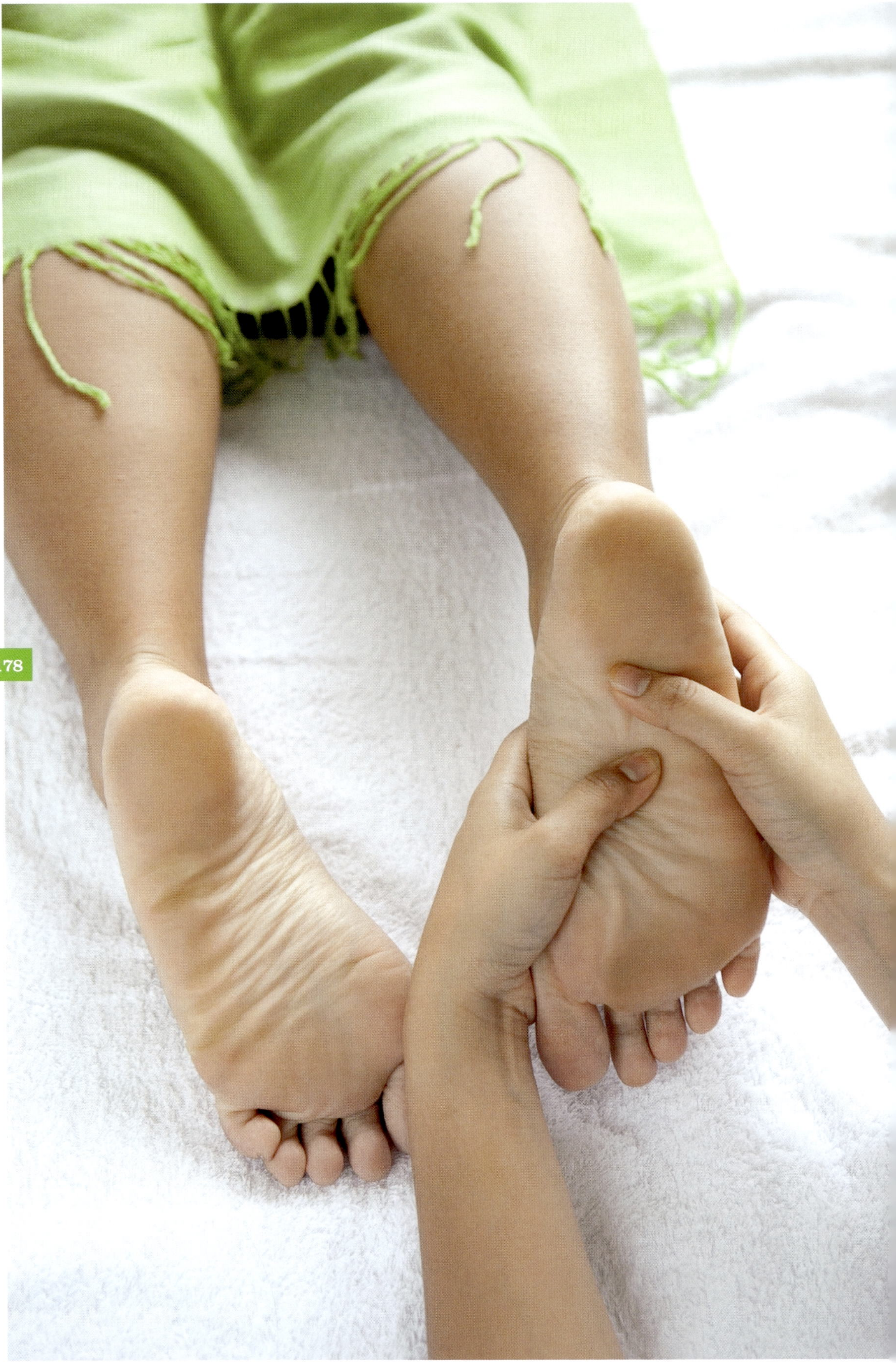

- **Afrikanische Teufelskralle** *(Harpagophytum procumbens)* Diese Pflanze eignet sich gut zur Behandlung von Rückenschmerzen, die auf entzündliche Prozesse in den Wirbelgelenken zurückzuführen sind. Zur Bereitung eines Teeaufgusses werden zu gleichen Teilen Afrikanische Teufelskralle (Wurzel), Silberweide (Rinde, die Acetylsalicylsäure enthält) und Gemeiner Schneeball (*Viburnum opulus*, auch hiervon die Rinde) gemischt. 25 g der Mischung mit 750 ml kochendem Wasser übergießen, 10 Minuten ziehen lassen und abschütten. Pro Tag 2–3 Tassen je nach Intensität der Schmerzen trinken. Eine Linderung tritt für gewöhnlich nach etwa einer Woche ein.

Nackenschmerzen

Eine der häufigsten Beschwerden, die in der Schmerzbehandlung auftreten, sind Nackenschmerzen. Früher waren davon hauptsächlich bestimmte Berufsgruppen betroffen (Sekretärinnen, Schneider, Fließbandarbeiter usw.). Da heute viele Tätigkeiten im Sitzen verrichtet werden, haben sich diese Beschwerden auf alle Berufe ausgedehnt, die am Schreibtisch ausgeführt werden und bei denen es notwendig ist, am Computer zu arbeiten.

Über lange Zeit glaubte man, dass Rücken- und Nackenschmerzen auf Veränderungen in der Wirbelsäule zurückzuführen seien. In den letzten Jahren wurde (dank der Röntgendiagnose) erkannt, dass die Ursachen dafür in Haltungsschäden und einer unzureichend ausgebildeten Muskulatur (aufgrund von zu wenig Bewegung) zu finden sind. Die Folge davon sind Entzündungen und Muskelverspannungen.

Nackenschmerzen können in allen Bereichen des Nackens ihre Ursache haben: in den Muskeln, Nerven, wie auch in den Wirbeln und Bandscheiben. Jedoch können sie auch mit anderen Körperteilen in Verbindung stehen, beispielsweise mit den Schultern, dem Kiefer oder den Oberarmen. Oftmals ist dabei die Beweglichkeit des Nackens stark eingeschränkt, insbesondere ein Drehen zur Seite ist unmöglich, was als steifer Nacken oder Torticollis („Schiefhals“) bezeichnet wird. Wenn sich Nackenschmerzen auf die Nerven auswirken (z. B. durch verkrampfte Muskeln oder verlagerte Bandscheiben, die auf einen Nerv drücken), kann es zu einem Taubheitsgefühl, Kribbeln oder Kraftlosigkeit in Armen, Händen oder in einem anderen Körperteil kommen.

Trotz lindernder Maßnahmen sollte die Entwicklung der Beschwerden aufmerksam beobachtet werden, da sich eventuell eine Arthrose der Halswirbel entwickeln kann, die die Knochensubstanz in Mitleidenschaft zieht. Die Schmerzen können dann chronisch werden und auch in einer Ruheposition nicht

Fast 25 % der Männer und 35 % der Frauen hatten im Laufe ihres Lebens bereits Nackenschmerzen.

und krampflösende Wirkung haben. Auch natürliche Behandlungsmethoden können hilfreich sein. Die Homöopathie behandelt das Krankheitsbild im Ganzen (nicht nur in den akuten Schmerzphasen). Die Akupunktur wird als Schocktherapie zur Schmerzlinderung eingesetzt. Chiromassagen und Osteopathie zielen darauf ab, Verkrampfungen zu lösen.

Auch Yoga, Tai-Chi sowie Atemübungen und andere Entspannungstechniken leisten einen guten Beitrag zu einer gesunden Körperhaltung.

Pflanzenheilkunde

Unter den Heilpflanzen gibt es ein wirksames Mittel zur Behandlung von Nackenschmerzen.

- **Gemeiner Schneeball** *(Viburnum opulus)*
  Zur Behandlung von Nacken- oder Genickschmerzen wird aus 30 g Rinde des Gemeinen Schneeballs ein Aufguss hergestellt.

Verbessern Sie Ihre Körperhaltung

Unser Nacken leidet ganz besonders unter unseren Lebensgewohnheiten. Mit zu großer Belastung werden wir oftmals nicht fertig, weshalb daraus ein chronisches Problem entstehen kann. Häufig sind Nackenschmerzen nicht mit konkreten Verletzungen verbunden, sondern sie entstehen durch eine unkontrollierte nervöse Anspannung, die sich wiederholt auf die Muskulatur auswirkt und deren Versorgung mit Blut und Lymphe einschränkt. Wenn keine Verletzung besteht, sind Nackenschmerzen das Resultat von nervenbeeinträchtigender Anspannung. Es kommt wiederholt zu Beschwerden und Beeinträchtigungen der Beweglichkeit, was die Handlungsfähigkeit erheblich einschränken kann. Wird eine Verletzung oder Abnutzung ausgeschlossen, liegt die Ursache wohl in unserer Lebensweise. Ebenso wenig dürfen unser Seelenleben und unsere geistige Haltung außer Acht gelassen werden, die ebenfalls einen wesentlichen Einfluss auf den Muskeltonus im Nacken haben. Meistens sind Nackenschmerzen auf eine geneigte Haltung des Kopfes und runde Schultern zurückzuführen. Dadurch kann der Nacken nicht ausreichend gestützt werden und es kann sogar zu einer Versteifung der Brustmuskulatur sowie einer Beeinträchtigung der Atmung kommen. Die Muskulatur verspannt sich schrittweise und kann auch andere Bereiche in Mitleidenschaft ziehen. Ziel einer Behandlung sollte sein, die verspannten Muskeln zu kräftigen, all jene Punkte zu lockern, die weitere Verspannungen in anderen Bereichen des Körpers verursachen und für eine verbesserte Körperhaltung zu sorgen. Dabei können Physiotherapie, Chiropraktik, Osteopathie oder eine Massage der Muskulatur sehr hilfreich sein.

Viele Menschen verbringen die meiste Zeit des Tages im Sitzen an einem Tisch, mit dem Blick auf einen Computerbildschirm gerichtet. Das führt

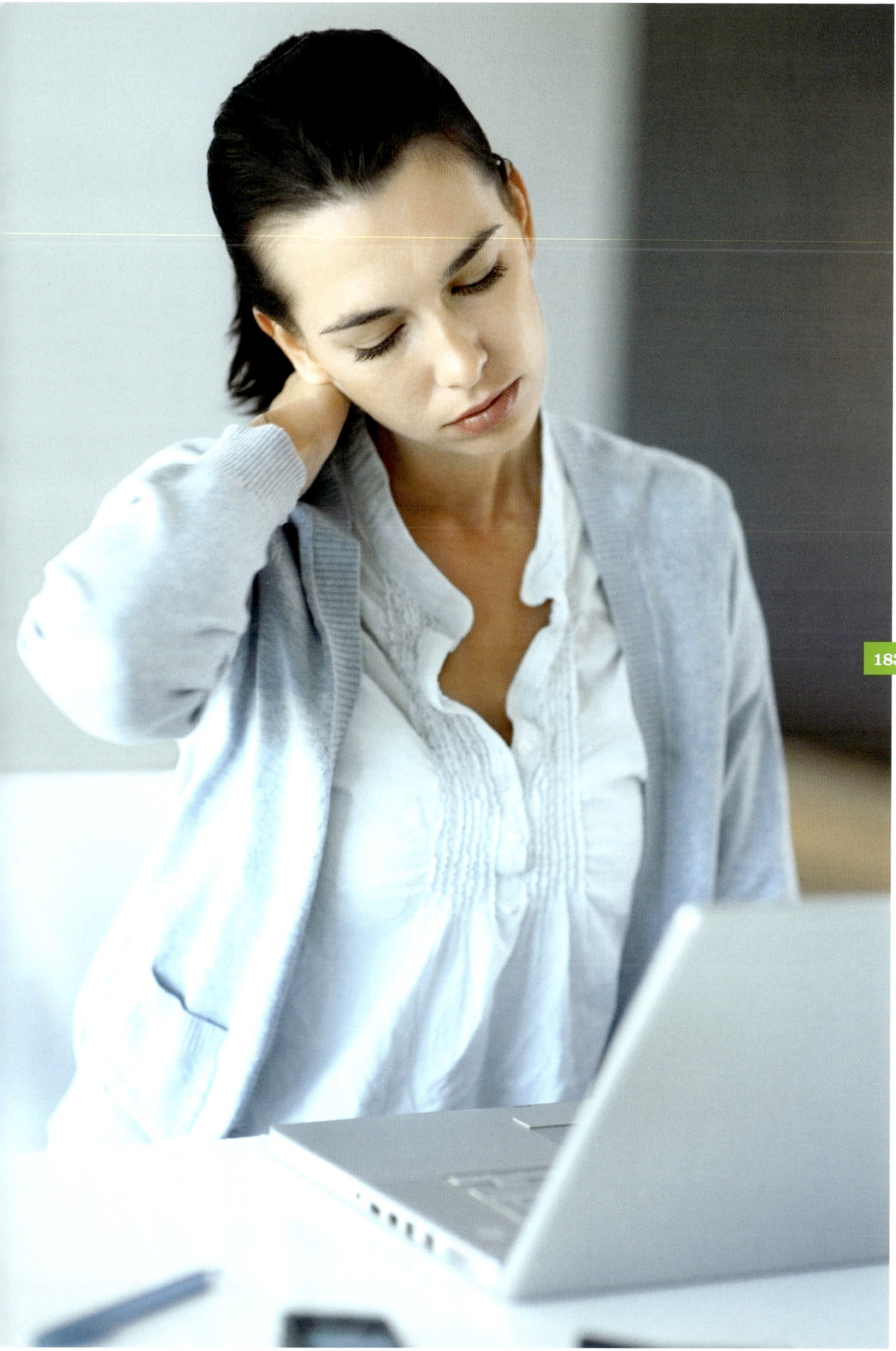

Was tun bei chronischen Nackenschmerzen?

Zunächst sollten Sie einen Arzt aufsuchen, um festzustellen, ob Verletzungen bestehen. Sollte dies nicht der Fall sein, ist es empfehlenswert, für eine bessere Körperhaltung zu sorgen. Machen Sie gymnastische Übungen zur Stärkung der Muskulatur und achten Sie auf mögliche Ursachen, durch die eine übermäßige Anspannung der Nackenmuskulatur ausgelöst werden könnte. Führen Sie an der schmerzenden Stelle von Zeit zu Zeit Selbstmassagen durch und legen Sie Fangopackungen auf. Dadurch können bestehende Verhärtungen in Nacken und Schultern gelöst werden.

Drehen Sie den Kopf ganz langsam von einer Seite zur anderen. Atmen Sie dabei ein und aus, das entspannt die Nackenmuskulatur. Ebenso kann eine heiße Dusche zur Linderung von Nackenschmerzen beitragen, am besten einmal täglich am Ende des Tages. Halten Sie die Brause auf die schmerzende Stelle und drehen Sie den Kopf ganz leicht hin und her, damit sich die Muskulatur entspannt.

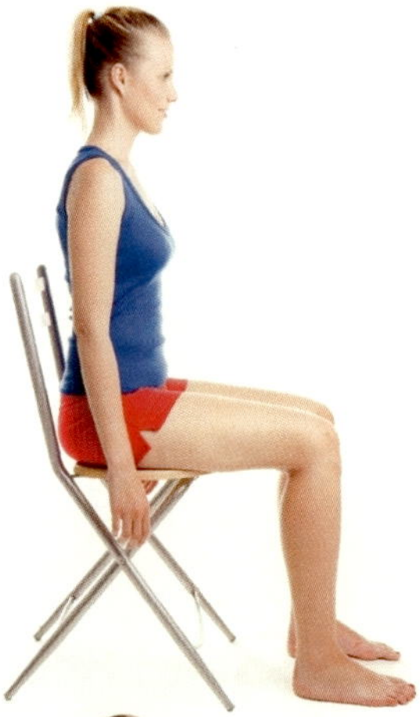

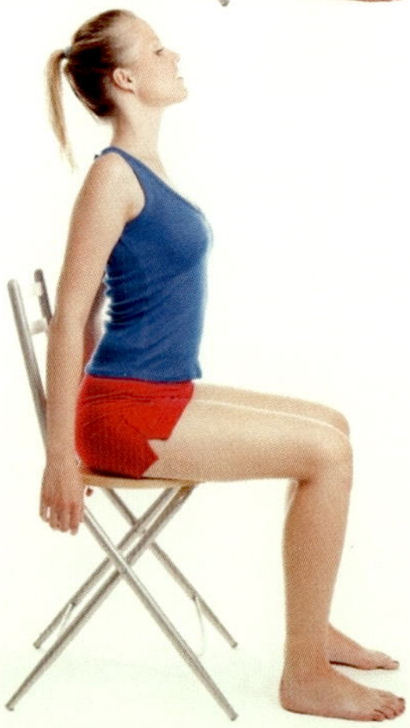

- Setzen Sie sich auf eine Stuhlkante, stellen Sie die Füße fest auf den Boden und nehmen Sie die Beine etwas auseinander. Die Fußzehen drehen Sie ein wenig nach außen. Sollten Ihre Schuhe einen Absatz haben, ziehen Sie sie besser aus.
- Legen Sie das Kinn leicht nach unten und bringen Sie die Arme neben den Körper, mit den Handflächen nach hinten.
- Atmen Sie ein und entspannen Sie sich. Drehen Sie Ihre Arme im Uhrzeigersinn hin und her, die Daumen ausgestreckt und die Finger gedehnt. Heben Sie ganz leicht das Brustbein, indem Sie es nach vorne schieben, und strecken Sie die Finger. Krümmen Sie ganz leicht den unteren Rücken. Entspannen Sie sich und wiederholen Sie die Übung 5-mal.

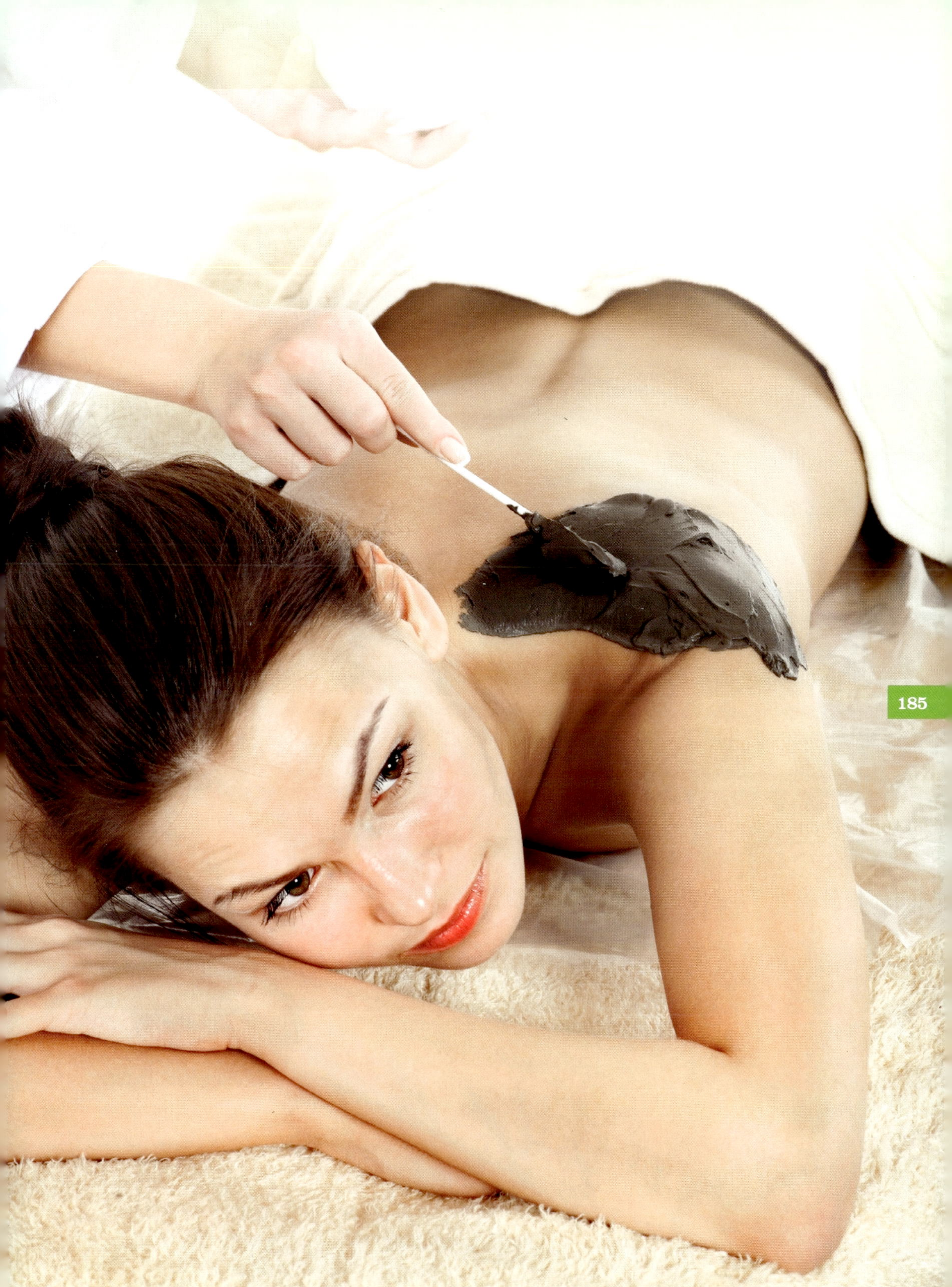

häufig zu einer falschen Körperhaltung mit runden Schultern und nach vorne hängendem Kopf, die wir unbewusst einnehmen, weil wir in unsere Arbeit vertieft sind. Sinnvoll ist es, in jeder Stunde einmal tief durchzuatmen und unseren Schultern und Nackenmuskeln eine Pause zu gönnen.

Entspannung

Stress, sowohl körperlich als auch psychisch, ist die häufigste Ursache von Verspannungen im Nacken. Mit den folgenden Übungen können Sie die angespannten Muskeln lösen, für mehr Beweglichkeit sorgen und die Durchblutung zum Gehirn verbessern. Führen Sie sie regelmäßig aus, am besten mehrmals täglich.

- Befreien Sie sich: Stellen Sie sich aufrecht oder setzen Sie sich, den Rücken gerade, die Schultern entspannt. Atmen sie langsam ein, während Sie den Kopf nach hinten neigen. Neigen Sie den Kopf dann nach vorne und atmen Sie aus. Führen Sie diese Bewegung langsam und fließend aus und wiederholen Sie sie 5- bis 10-mal.
- Dehnen Sie sich: Legen Sie eine Hand an den Kopf (über das Ohr auf der entgegengesetzten Seite). Ziehen Sie den Kopf behutsam auf die Seite und spüren Sie, wie die Nackenmuskulatur gedehnt wird. Ziehen Sie die Schulter des passiven Armes nach unten und atmen Sie bei jeder Dehnung. Führen Sie die Übung auf jeder Seite 3-mal aus.
- Entspannen Sie sich: Verschränken Sie die Finger im Nacken und neigen Sie den Kopf etwas nach vorne. Atmen Sie tief ein, drücken Sie mit den Handwurzeln gegen die Nackenmuskulatur und atmen Sie langsam aus. Wiederholen Sie diese Übung 3- bis 5-mal.
- Aktivieren Sie die Energie: Legen Sie die Finger rechts und links von der Halswirbelsäule an die Schädelbasis. Üben Sie an dieser Stelle einen leichten, tiefen Druck aus, ohne dass es wehtut. Neigen Sie den Kopf leicht nach hinten und atmen Sie dabei aus. Fahren Sie so mit allen Nackenmuskeln fort.
- Kräftigen Sie den Nacken: Rollen Sie ein Handtuch zusammen und halten Sie es an den Enden fest. Legen Sie es um den Nacken. Neigen Sie den Kopf nach hinten und drücken Sie mit dem Handtuch leicht dagegen. Danach drehen Sie den Kopf von einer Seite zur anderen, sodass der Kopf leicht über das Handtuch rollt. Wiederholen Sie diese Übung 10-mal und atmen Sie dabei tief ein und aus.

Eine Frage der Einstellung

- **Optimismus:** Es ist erweisen, dass eine positive Lebenshaltung die Behandlung von Schmerzen erheblich erleichtert und zu wesentlich besseren Resultaten führt.
- **Sich fit halten:** Körperliche und geistige Betätigung und Sport (zumindest ein täglicher Spaziergang) sowie eine gute Körperhaltung steigern die Lebensqualität.

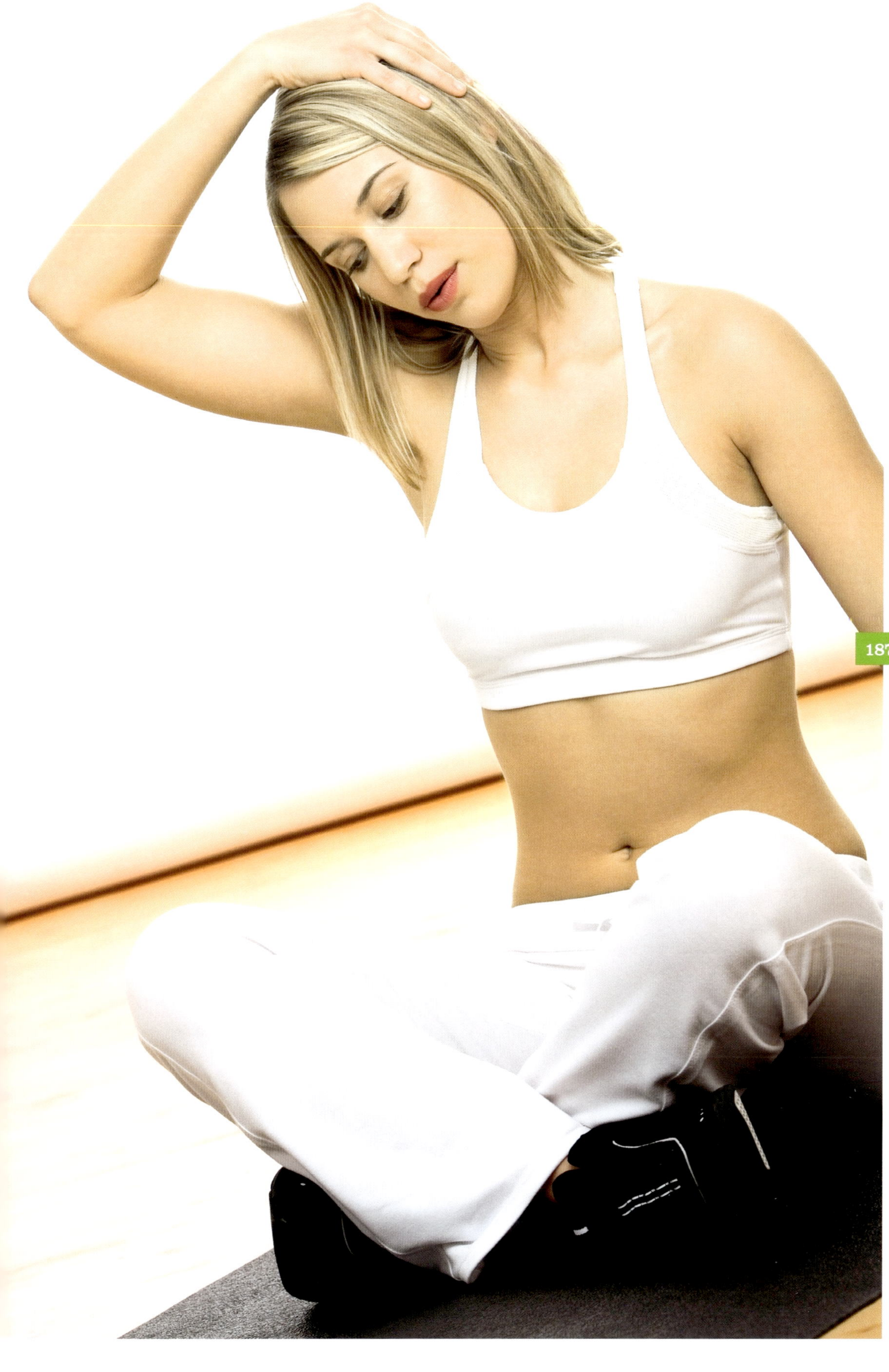

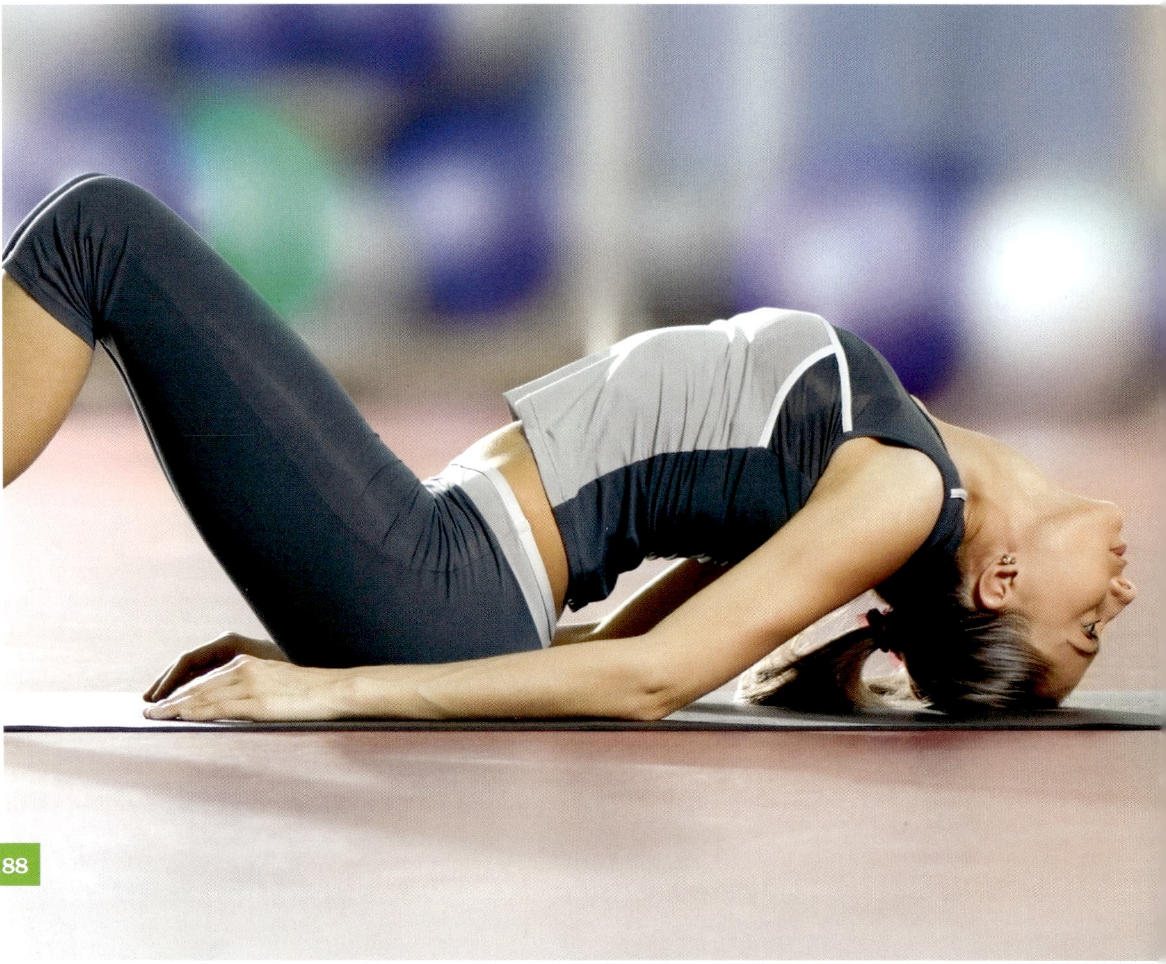

- **Gute Unterhaltung**: Soziale Kontakte und Hobbys sind genauso wichtig wie Entspannung. Falls Sie aufgrund von Schmerzen auf bestimmte Aktivitäten verzichten müssen, sollten Sie sie unbedingt durch andere ersetzen, die Ihnen ebenso Freude machen und Sie etwas ablenken.
- **Suchen Sie sich Hilfe**: Schmerzen sind für die Betroffenen auch aus psychologischer Sicht eine Belastung. Daher ist es sinnvoll, sich einem Psychologen anzuvertrauen. Mithilfe von Entspannungstechniken können Sie lernen, die Schmerzen anzunehmen und mit ihnen zu leben.

Ohrenschmerzen

Eine Ohrentzündung kann verschiedene Bereiche des Gehörgangs in Mitleidenschaft ziehen. Betrifft sie den äußeren Bereich, spricht man auch von „Schwimmbad-Otitis", da sie häufig bei Personen auftritt, die Wassersport treiben.

Außenohrentzündungen treten meistens im Sommer auf. Dabei wird der äußere Gehörgang von im Wasser lebenden Bakterien und Pilzen befallen, die den pH-Wert verändern und die Voraussetzung schaffen, dass sich entzündungsauslösende Mikroorganismen im Gehörgang festsetzen

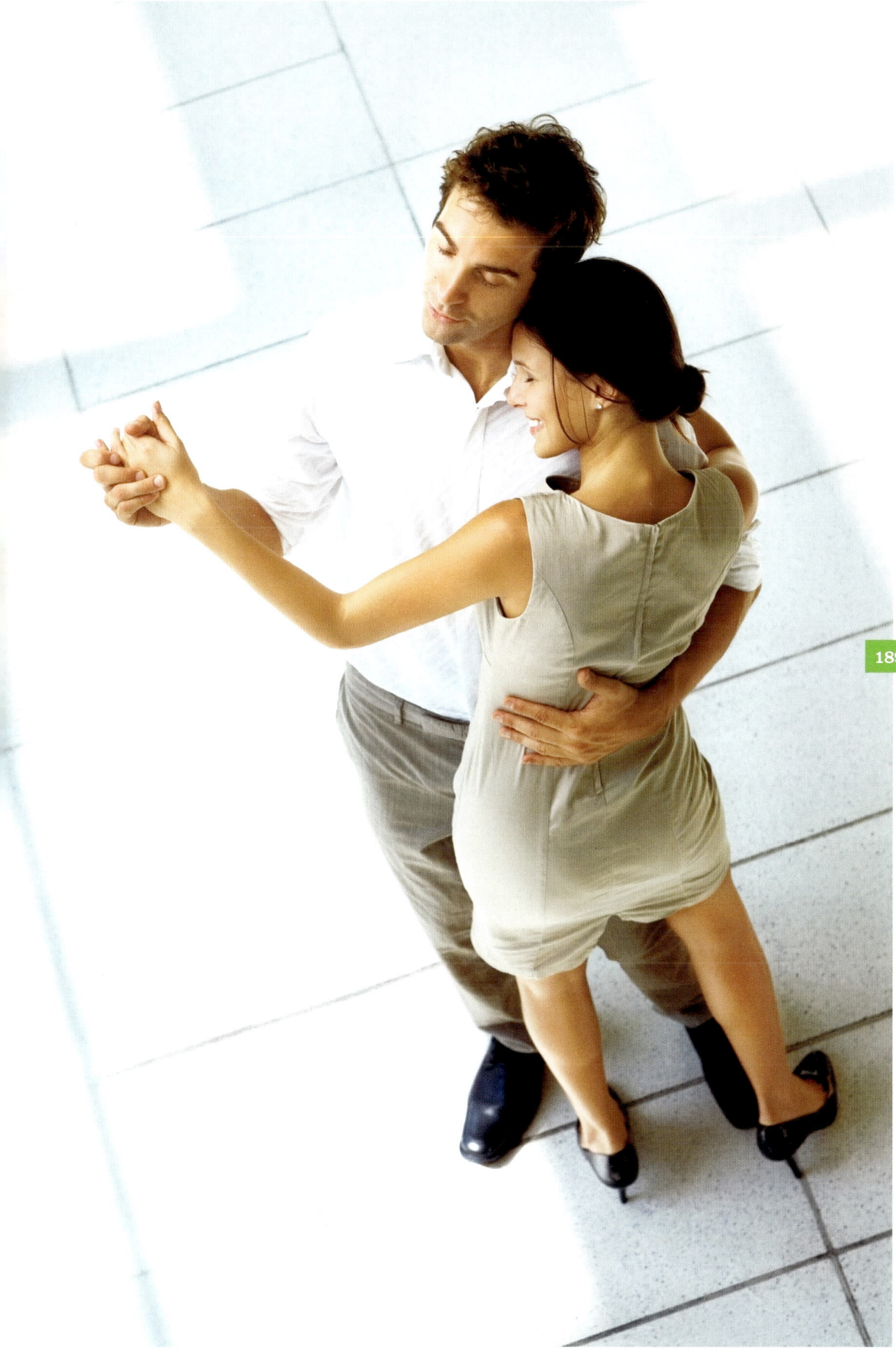

können. Hauptsächlich Kinder sind davon betroffen. Sollte sich nach dem Schwimmen oder Duschen Wasser im Ohr gesammelt haben, kann es durch Schütteln des Kopfes entfernt werden. Sollte das Verstopfungsgefühl in den Ohren weiter anhalten, kann man sich aus der Apotheke Ohrentropfen holen, die meistens etwas Alkohol enthalten. Beim Verdunsten des Alkohols entweicht meistens auch das Wasser, sodass der Gehörgang vollständig trocknen kann. Außerdem haben Ohrentropfen eine antibakterielle sowie fungizide Wirkung und harmonisieren den PH-Wert.

Die meisten Gehörgangsentzündungen im Sommer werden durch Wasser ausgelöst. Grundsätzlich birgt das Baden nicht unbedingt ein Risiko, solange das eingedrungene Wasser auch wieder entweichen kann, ohne Schaden anzurichten. Wenn es jedoch im Gehörgang verbleibt, begünstigt es das Eindringen von krankheitserregenden Mikroorganismen, die den pH-Wert verändern und dadurch Entzündungen auslösen.

Entzündungen entstehen hauptsächlich durch verunreinigtes Wasser, z. B. in Flüssen oder in Schwimmbädern. Auch wenn alle Vorsichtsmaßnahmen zur Vermeidung einer Infektion getroffen wurden, kann es dennoch ganz plötzlich zu Ohrenschmerzen kommen.

Eine Mittelohrentzündung besteht in einer fortdauernden Entzündung der Schleimhäute des Mittelohrs. Es kommt zu einer Ansammlung von Flüssigkeiten vor der Eustachi'schen Röhre, wodurch Schmerzen entstehen und das Gehör beeinträchtigt wird. Die häufigsten Ursachen sind: eine erhöhte Entzündungsanfälligkeit des Gehörgangs, eine entzündungsbedingte Gehörgangsverengung, eine mechanische oder allergische Verstopfung oder ein Befall durch bestimmte Mikroorganismen.

Bei einer Innenohrentzündung kommt es im Innenohr oder Labyrinth zu einer Entzündung. Oftmals kann nicht genau festgestellt werden, wodurch sie ausgelöst worden ist. Die Ärzte halten es für möglich, dass eine schlecht ausgeheilte Mittelohrentzündung oder ein Atemwegsinfekt die Ursache ist.

Pflanzenheilkunde

Zur natürlichen Behandlung von Ohrenentzündungen stehen verschiedene Heilpflanzen zur Verfügung. Zum Teil haben sie die Eigenschaft, unsere Abwehrkräfte zu stärken, andererseits besitzen sie eine antibakterielle und entzündungshemmende Wirkung. Viele Beschwerden, die mit einer Ohrenentzündung einhergehen, lassen sich sehr gut mit natürlichen Arzneimitteln auf pflanzlicher Basis behandeln. Die entzündungshemmenden und antiseptischen Eigenschaften der Gewürznelke und der Königskerze helfen und wirken schmerzlindernd. Vor dem selbständigen Einbringen ins Ohr sollte jedoch ein Arzt befragt werden.

- **Gewürznelken**
  Der Gewürznelkenbaum *(Eugenia caryophyllata)* ist eine tropische Pflanze, die mit dem Eucalyptus

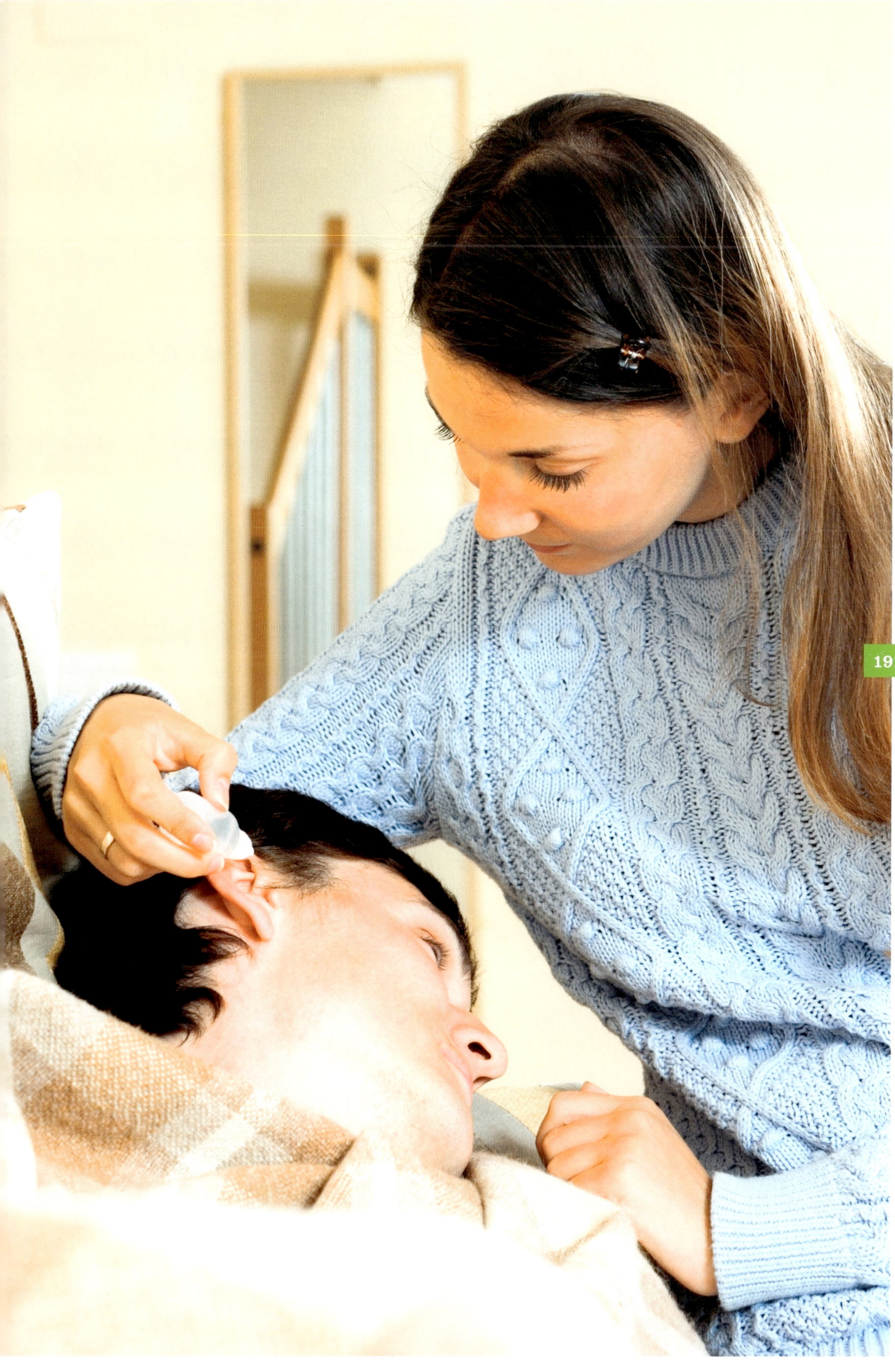

verwandt ist. Man verwendet seine getrockneten Blütenknospen, die ein effektives ätherisches Öl (reich an Eugenol und Caryophyllenen) mit antibakterieller, antiseptischer, antiviraler, entzündungshemmender und schmerzstillender Wirkung enthalten. Nelkenöl (oder auch ätherisches Nelkenöl in Olivenöl) ist gut geeignet bei Ohrenschmerzen und zur Behandlung von Infektionen des Gehörgangs. Darüber hinaus kann es auch bei Entzündungen im Mundraum, bei Zahnschmerzen, Mandelentzündung und bei Hautgeschwüren eingesetzt werden. Während Schwangerschaft und Stillzeit sowie bei Kindern unter 6 Jahren sollte auf die Verwendung von Nelkenöl verzichtet werden.

Gewürznelken werden auch in der Küche zum Würzen von Schmorbraten oder Gemüse verwendet sowie zur Herstellung von Süßigkeiten und Parfums. Außerdem verbreiten sie in Wohnräumen einen angenehmen Duft.

Als Tee aufgegossen können 3 Tassen pro Tag getrunken oder einige Tropfen bzw. etwas Nelkenpulver in Wasser gelöst und eingenommen werden.

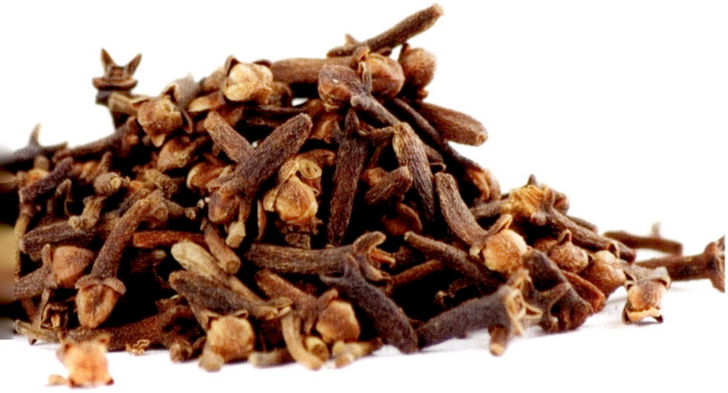

- **Königskerze**
  Die Blüten und die Blätter der Königskerze *(Verbascum thapsus)* sind dank ihrer balsamischen, schleimlösenden und hustenreizstillenden Eigenschaften ein natürliches Heilmittel zur Behandlung von Atemwegsinfekten (sowohl entzündungs- als auch allergiebedingt).

  Königskerzenöl, das durch einen Auszug aus den Blütenständen gewonnen wird, hat ebenso eine entzündungshemmende Wirkung und kann zur Linderung von Ohrenschmerzen eingesetzt werden. Es verringert die Sekretbildung in den Gehörgängen, erleichtert ihre Reinigung und wirkt entzündungshemmend. Das Öl der Königskerze ist außerdem hilfreich bei Verbrennungen, Wunden, oberflächlichen Verletzungen, Furunkeln und anderen Hautbeschwerden.

  Sind die Ohrenschmerzen erkältungsbedingt, ist die Königskerze ein gutes Heilmittel, da ihre Wirkstoffe die Bildung von Schleim verringern und das Abhusten erleichtern.

  Getrocknete Königskerze kann auch mit anderen Heilkräutern gemischt und als Tee aufgegossen werden (bis zu 3 Tassen pro Tag). Für Spülungen und Umschläge wird eine konzentrierte Abkochung hergestellt.

- **Bohnenkraut**
  Diese aromatische Pflanze kommt ursprünglich aus dem Bergland des Mittelmeerraumes. Ihr ätherisches

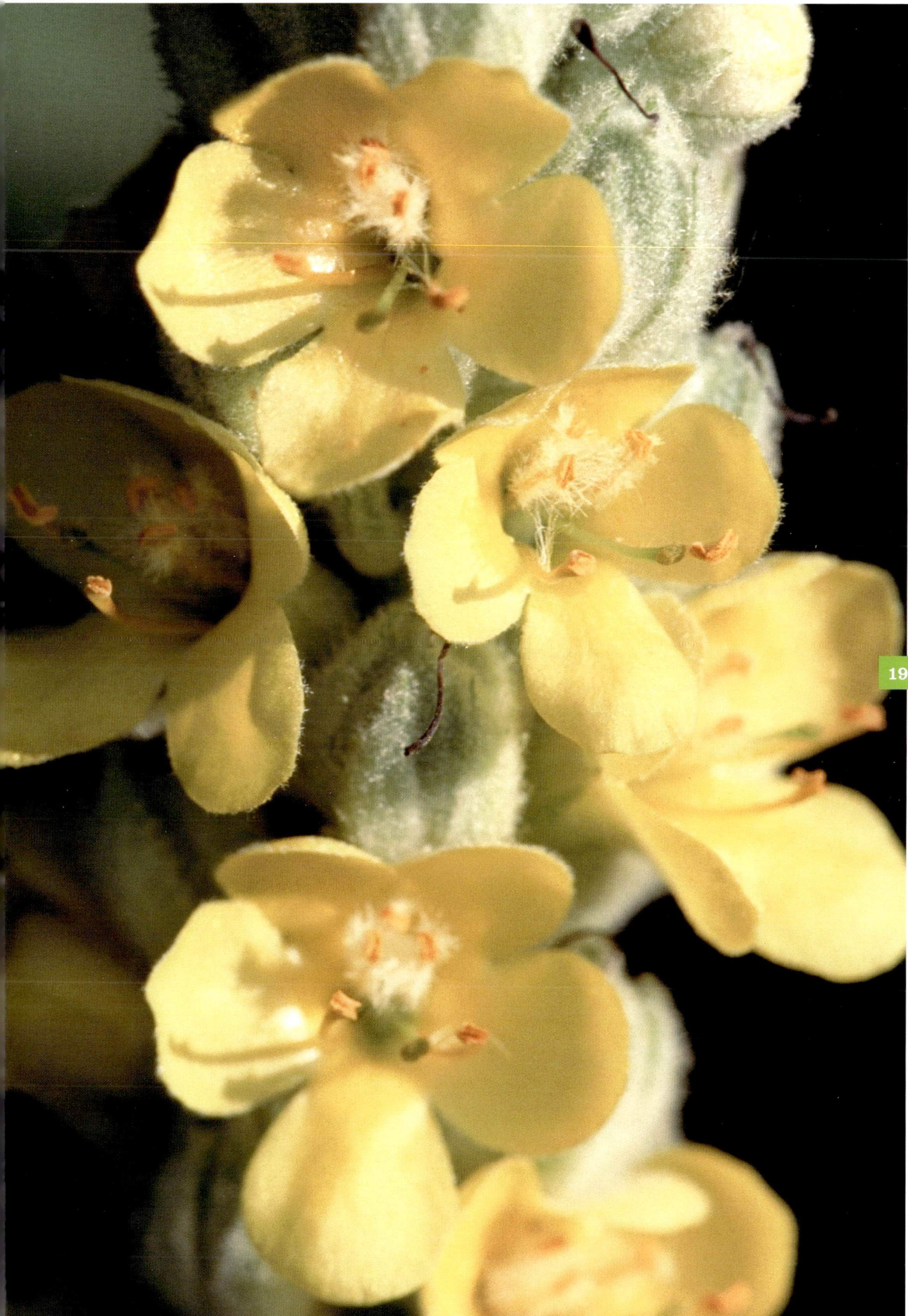

Öl ist reich an Carvacrol, Cymol und Flavonoiden, auf die seine antiseptische und antibakterielle Wirkung zurückzuführen ist. Äußerlich angewendet ist Bohnenkraut gut zur Behandlung von entzündeten Wunden, Stirnhöhlenentzündungen, Bindehautentzündungen, Augenlidentzündungen oder Ohrenentzündungen (insbesondere Mittelohrentzündung) geeignet. Einige Tropfen Bohnenkraut-Abkochung oder ätherisches Öl werden bei Mittel- oder Innenohrentzündungen ins Ohr geträufelt. Es blockiert die Wirkung von Viren, verhindert Übelkeit sowie Gleichgewichtsstörungen und lindert Schmerzen.

Teeaufgüsse aus frisch gesammelten Blütenständen gelten schon immer als verdauungsfördernd. Auch bei Ohrenentzündungen sind ein Tee aus Bohnenkraut (2 Tassen pro Tag) oder einige Tropfen eines Aufgusses hilfreich.

- **Graues Heiligenkraut**
  Der Blütenstand des Grauen Heiligenkrauts *(Santolina chamaecyparissus)* hat ähnliche Eigenschaften wie die Kamille. Beide wirken verdauungsfördernd und sind ausgezeichnete Entzündungshemmer mit antiseptischem Effekt. Äußerlich angewendet werden sie bei Entzündungen im Mundraum, am Auge und im Ohr eingesetzt. Bei Mittel- und Innenohrentzündungen wirken Graues Heiligenkraut und Kamille durch die gesteigerte Absonderung von sterilen Flüssigkeiten in den Gehörgängen entzündungshemmend und antibakteriell. Ebenso können diese Pflanzen auch bei Stirnhöhlenbeschwerden eingesetzt werden. Man bereitet 1- bis 2-mal pro Tag damit ein Dampfbad und inhaliert die heißen Dämpfe.

  Als Zusatz von isotonischen Lösungen wirkt die Essenz dieser Pflanzen reinigend auf Nase und Ohren. Als Tee zubereitet werden 3 Tassen pro Tag getrunken.

Homöopathie

Wenn eine Ohrenentzündung stressbedingt ist und man auf Antibiotika verzichten möchte, kann im akuten Stadium auf Virbucol-Zäpfchen (1 Zäpfchen alle 2 – 3 Stunden) zurückgegriffen werden. Sollten die Schmerzen nicht nachlassen, können die Zäpfchen mit Traumeel S (7 – 8 Tropfen gleichzeitig mit dem Einführen der Zäpfchen in den Gehörgang geträufelt) kombiniert werden, was für gewöhnlich eine rasche Schmerzlinderung bewirkt.

Aromatherapie

Ohrenschmerzen können auch durch Unterstützung mit ätherischen Ölen gelindert werden.

- **Lavendel**
  Traditionell wird das angewärmte ätherische Öl in den Gehörgang geträufelt, was jedoch nicht ganz ungefährlich ist, da sich Entzündungen dadurch eventuell verstärken können. Sicherer ist es, das Öl in

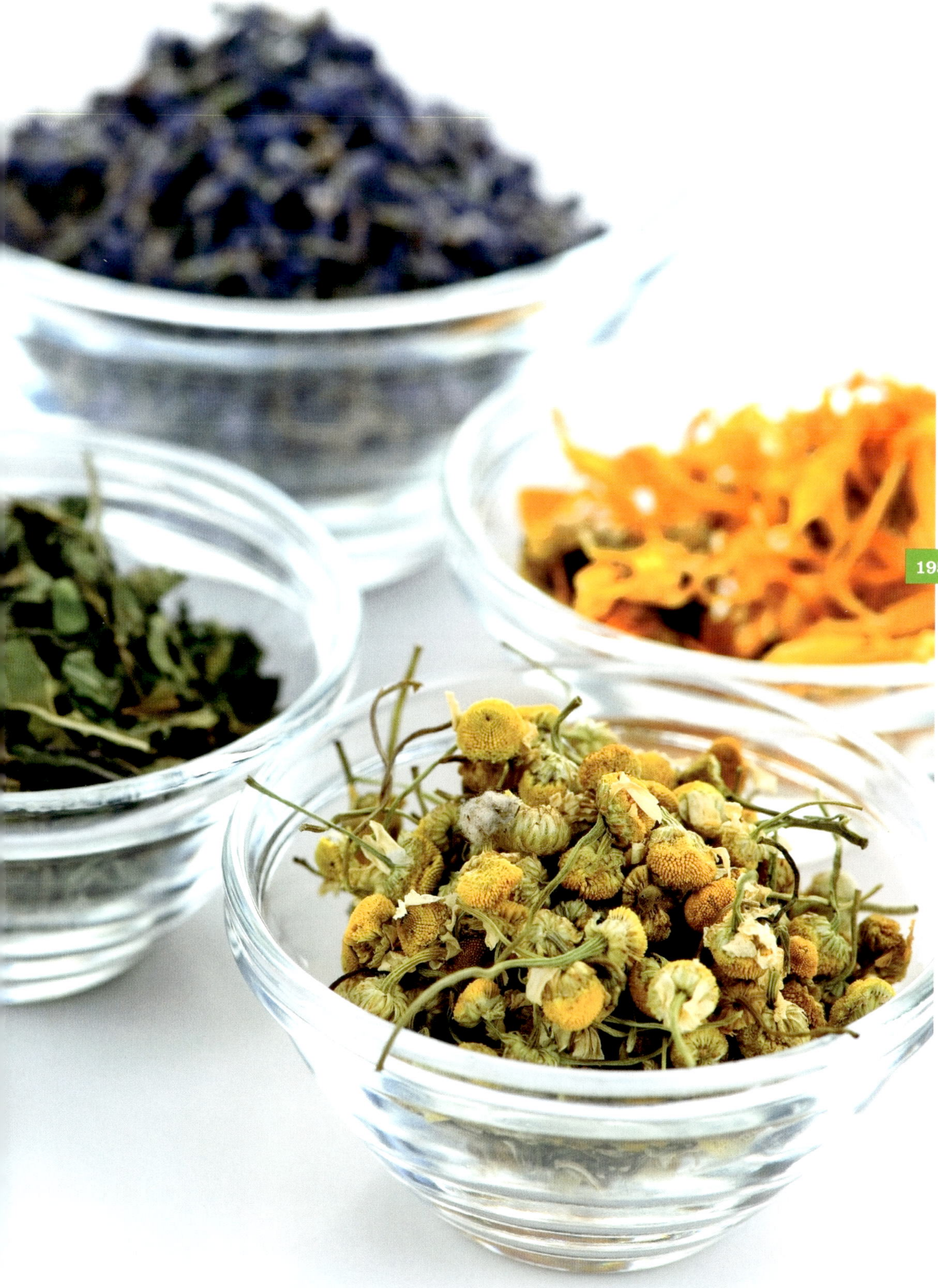

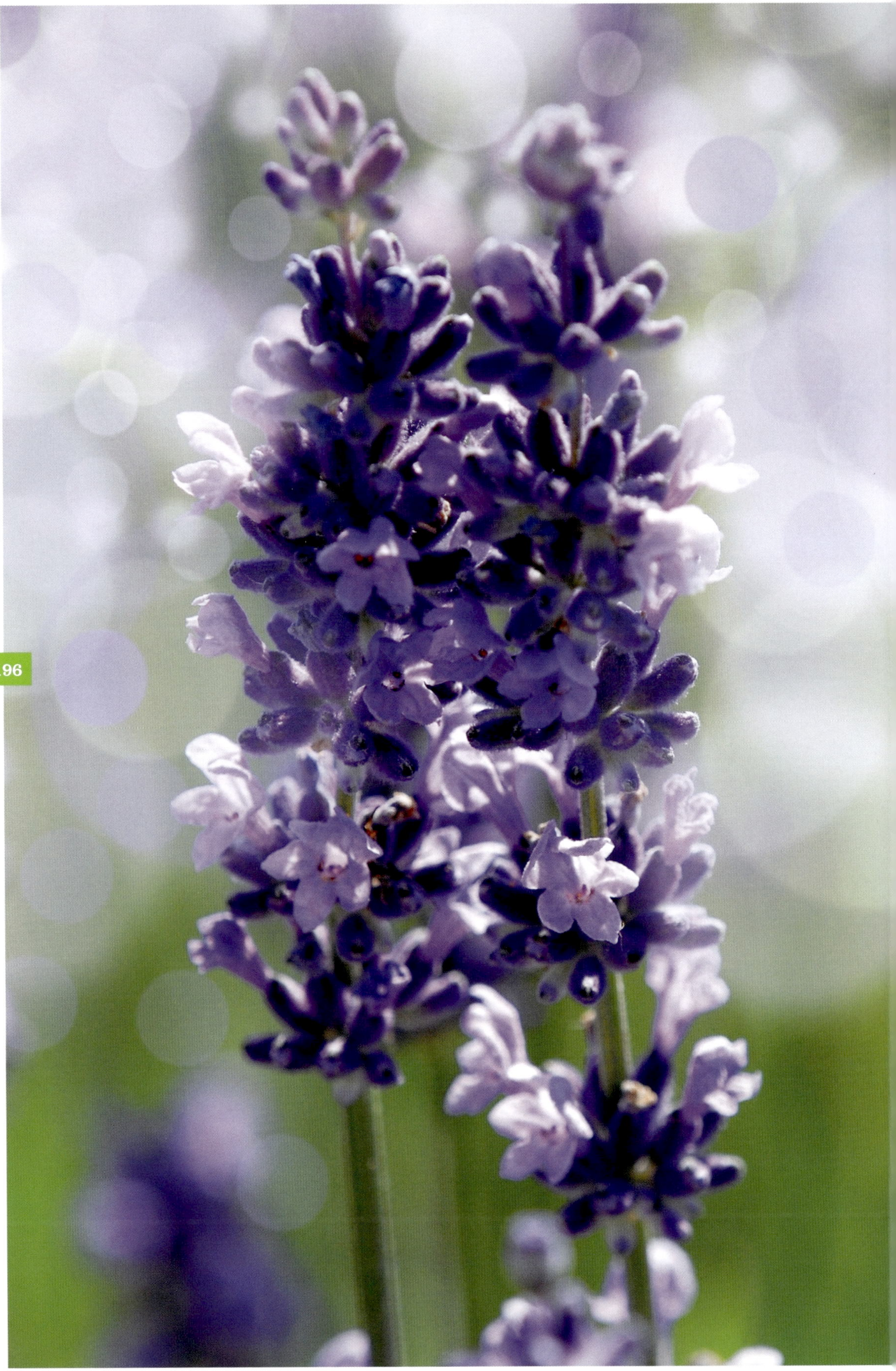

angenehmer Temperatur auf einen Wattebausch zu träufeln und den Gehörgang damit zu verschließen. Es hat beruhigende und desinfizierende Eigenschaften, die sich besonders nachts während der Bettruhe gut entfalten.

Wärme

Ein warmer Wickel oder ein warm gebügeltes Stück Baumwolle über das Ohr gelegt wirkt schmerzlindernd.

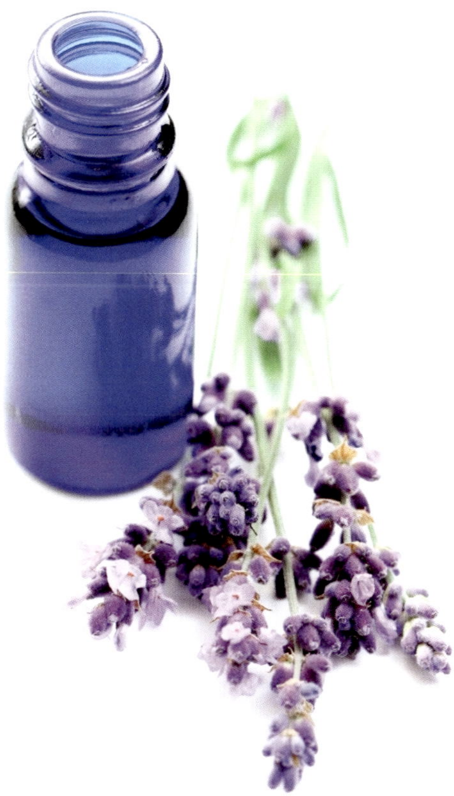

Neuropathische Schmerzen

Sie entstehen durch eine Verletzung des somatosensorischen Systems (die Körperwahrnehmung betreffend). Als Ursache liegt eine direkte Verletzung eines Nervs vor oder ein geschädigter Nerv in unmittelbarer Umgebung. Oftmals ist der Schmerz kaum lokalisierbar und nur schwer zu beschreiben (kalt, heiß, reißend, spannend, stechend, schlagend, drückend, dumpf). Er kann auch fortbestehen, obwohl die Ursache längst behoben ist (z. B. eine Narbe nach einer Operation an der Brust, an der Lunge oder an der Leiste).

Es handelt sich also um eine Form von Schmerzen, die auch ohne objektive Ursachen fortbestehen und sich dem Verständnis von Familienmitgliedern, Freunden, Arbeitskollegen und sogar Ärzten entziehen.

Ein Beispiel dafür sind die Beschwerden, die in Zusammenhang mit dem Herpes auftreten. Ursache dafür ist die Entzündung von einem oder mehreren Nerven, oftmals im Bereich der Rippen, ebenso jedoch auch an anderen Stellen des Körpers (Augen, Gesicht, Beine, Arme). Eine Linderung der Schmerzen ist hierbei sehr wichtig, um zu vermeiden, dass sie vom Gehirn abgespeichert werden. Sollten die Schmerzen mit den verordneten Arzneimitteln nicht unter Kontrolle gebracht werden, ist es sinnvoll, einen Schmerzmediziner zurate zu ziehen. Er kann Ihnen die entscheidenden Informationen vermitteln und

Die Linderung neuropathischer Schmerzen ist sehr wichtig, damit sie nicht vom Gehirn abgespeichert werden.

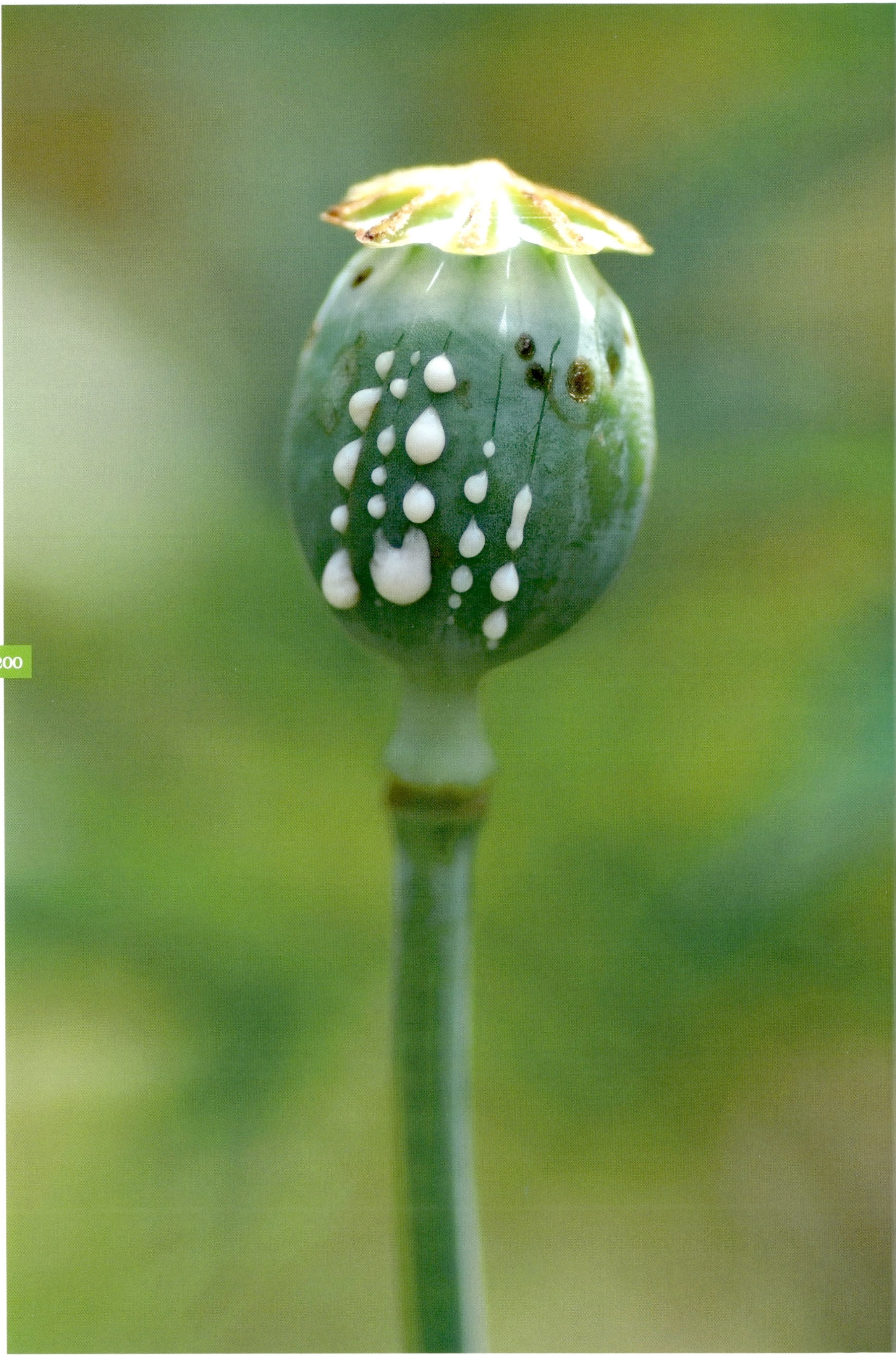

erneute Gabe von Medikamenten oder Tranquilizern behoben.

Psychische Abhängigkeit wird allgemein als „Sucht“ bezeichnet. Hierzu kommt es, wenn mit Morphium ein besonderer psychischer Zustand erreicht werden soll. Unter chronischen Schmerzpatienten (mit und ohne Krebs) kommt es in weniger als 0,2 % zur Ausbildung einer Sucht.

Sind im Verlauf einer Morphiumbehandlung höhere Dosierungen notwendig, kann einerseits eine Toleranzentwicklung vorliegen, andererseits kann der Bedarf nach einer höheren Menge auch mit dem Krankheitsverlauf in Zusammenhang stehen.

Außerdem sollte nicht vergessen werden, dass eine Arzneimittelbehandlung auf dieselbe Weise beendet werden kann, wie sie begonnen wurde: Wurden die Dosen stufenweise erhöht, können sie auch stufenweise bis zum völligen Absetzen reduziert werden – im Idealfall, wenn die Ursachen für die Schmerzen vollständig behoben werden konnten.

„Nach der Einnahme von Morphium war mir oft übel. Bedeutet das, dass ich keine Opiate vertrage?“ Die Reaktion auf die verschiedenen Opiate (Morphium, Methadon, Fentanyl, Buprenorphin, Oxycodon, Tramadol, Codein) fällt sehr individuell aus und hängt ganz davon ab, welche Anzahl an Rezeptoren im Organismus dafür zur Verfügung stehen. Wurde ein Opiat nicht gut vertragen, sollte man sie nicht grundsätzlich ausschließen, wenn die Möglichkeit besteht, dass die Schmerzen des Patienten dadurch gelindert werden.

Außer Morphium gibt es noch weitere Opiate, die teilweise synthetisch hergestellt werden. Darunter werden Fentanyl, Buprenorphin, Methadon, Tramadol und Codein am häufigsten eingesetzt. Sie können oral, transkutan (durch die Haut), über die Mundschleimhaut, intravenös oder peridural (in den Wirbelkanal) gegeben werden. Sie können schnell, langsam und ausdauernd (bis zu 72 Stunden) wirken. Für gewöhnlich werden Opiate mit lang anhaltender Wirkung mit solchen von schneller Wirksamkeit kombiniert.

Bei der Verwendung von transkutan wirkenden Opiaten (Durogesic®, Transtec®) sollten unbedingt die Anweisungen des Herstellers beachtet werden. In der Zeit der Anwendung sollte die Haut sorgfältig gepflegt werden, da sie durch die Pflaster, auf die die Inhaltsstoffe aufgebracht sind, stark beansprucht wird und es zu Hautreizungen kommen kann. Außerdem ist zu berücksichtigen, dass die Aufnahmegeschwindigkeit durch die Haut und ins Blut von der äußeren Körpertemperatur abhängt. Das in den Pflastern enthaltene Schmerzmittel wirkt nicht lokal, sondern im ganzen Körper. Bei stark erhöhter Körpertemperatur, wie z. B. bei Fieber, besteht das Risiko einer Überdosierung, was unbedingt zu vermeiden ist.

„Können Opiate auch bei anhaltenden rheumatischen Schmerzen eingesetzt werden oder nur bei Tumorschmerzen?“

Mit jedem neuen Auftreten von starken Schmerzen wächst die Bereitschaft, auf Arzneimittel zurückzugreifen – egal welchen Ursprungs sie sind.

Zahlreiche Studien über den Einsatz von Opiaten bei chronischen Schmerzpatienten, die nicht an Krebs leiden, haben gezeigt, dass es auch in diesen Fällen nicht häufiger zu Komplikationen oder Abhängigkeit kommt wie bei Krebspatienten.

Postoperative Schmerzen

In der Schmerzbehandlung steht seit kurzem eine Art Rolls Royce zur Verfügung: ein intravenöses oder peridurales Infusionssystem, das eine kontinuierliche Schmerzmittelzufuhr ohne Überdosierung durch den Patienten selbst ermöglicht. Der Einsatz dieses Verfahrens (PCA genannt, *Patient Controlled Analgesia* = patientenkontrollierte Schmerztherapie) wird aufgrund der Vorteile für den Patienten in den kommenden Jahren stark ansteigen. Auch in unserer Schmerzklinik wird dieses System eingesetzt, aufgrund der hohen Kosten jedoch nur in bestimmten Fällen.

Chronische Beckenschmerzen

Die Behandlung von chronischen Beckenschmerzen ist auch für Schmerzkliniken eine Herausforderung.

Nach der *Sociedad Española del Dolor* (Spanische Schmerzgesellschaft) besteht eine der größten Herausforderungen der Schmerzkliniken in der Behandlung von chronischen Beckenschmerzen, die durch unterschiedliche Erkrankungen im Unterleib oder am Becken bzw. in seiner unmittelbarer Umgebung hervorgerufen werden können. Viel ist darüber bisher nicht bekannt. Bei vielen Patienten (10 – 50 %) lässt sich trotz zahlreicher Untersuchungen (Röntgenuntersuchung, Bauchspiegelung) für die Schmerzen keine Ursache finden. Viele Patienten mit chronischen Schmerzen im Beckenbereich wurden in ihrer Vergangenheit Opfer von sexuellem Missbrauch. Die Behandlungsmöglichkeiten sind so vielfältig wie die möglichen Ursachen. Zunächst gilt es, die Gründe für die Beschwerden zu ermitteln und sie zu behandeln. Dabei ist eine interdisziplinäre Herangehensweise mit physiotherapeutischen Maßnahmen (Beckenbodengymnastik, Massagen usw.) und der Gabe von fallspezifisch ausgewählten Arzneimitteln zur Behandlung von neuropathischen Beschwerden (Antikonvulsiva, Antidepressiva) oder nichtsteroidalen Entzündungshemmern und/oder Opiaten zu erarbeiten. Auch psychologische Behandlungsmethoden mit Entspannungsübungen, Hypnose, Biofeedback usw. spielen hierbei eine wichtige Rolle.

Sollte dadurch keine Linderung erzielt werden, kann der Einsatz von Nervenblockern in Erwägung gezogen werden. Dabei werden der Schamnerv, der *Plexus hypogastricus* (ein Geflecht vegetativer Nerven zur Versorgung der Eingeweide des Beckens) oder die entsprechenden Ganglien blockiert. Auch eine Stimulation der Nerven am Kreuzbein

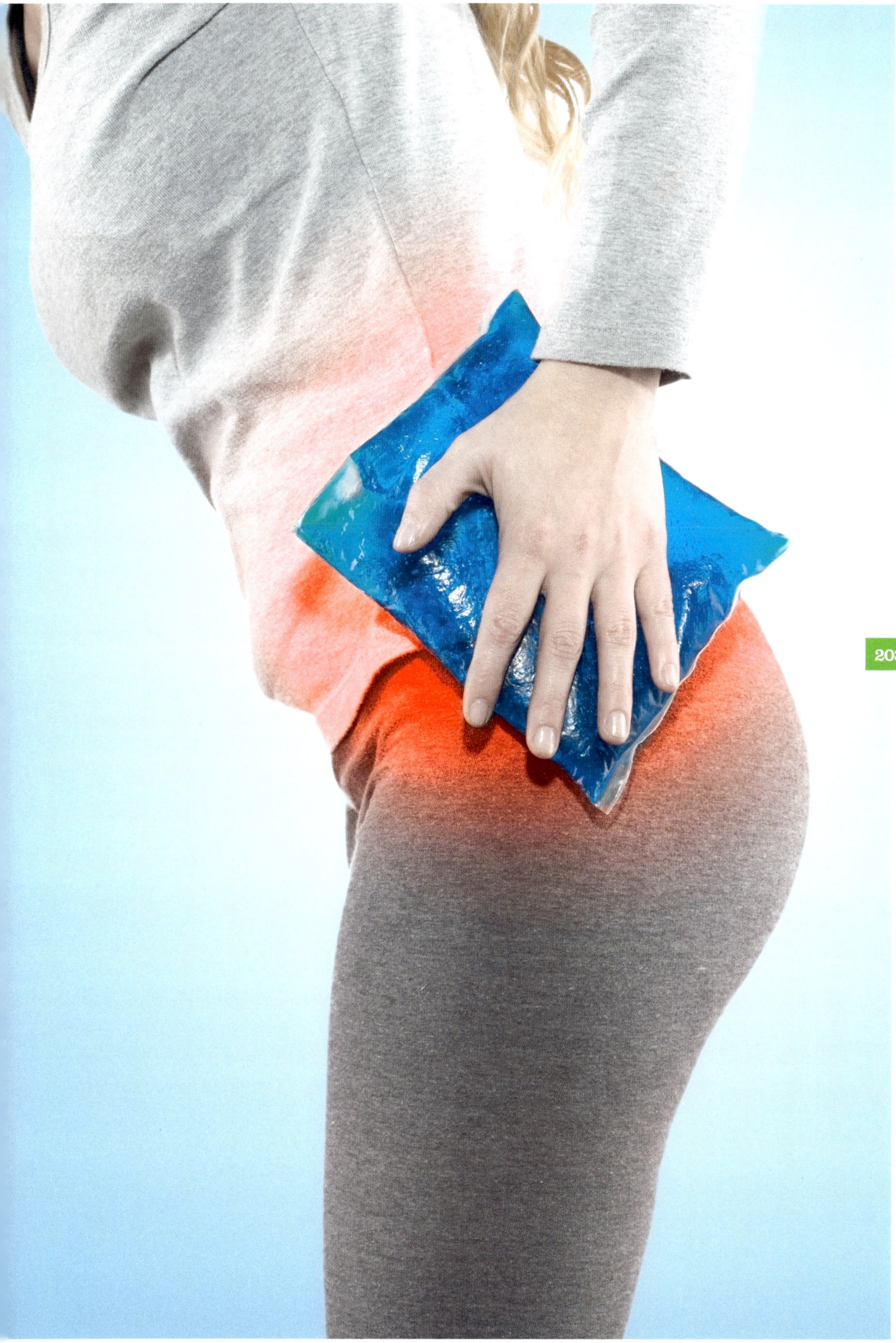

hat sich als hilfreich erwiesen, insbesondere bei Patienten mit chronischer Blasenentzündung.

Vulvodynie

Damit werden Beschwerden im Bereich von Vagina und Vulva bezeichnet, die sich über den Damm bis hin zum After erstrecken können. Dieses Syndrom gehört zu den neuropathischen Schmerzen und ist auf eine Reizung des sympathischen Nervensystems in diesem Bereich zurückzuführen.

Die Ursachen der Vulvodynie sind meistens nicht auszumachen. Oft besteht jedoch ein Zusammenhang mit operativen Eingriffen (Ausschabungen, Zangenentbindung), Vernarbungen, Entzündungen, Hautkrankheiten, Gelenkerkrankungen (Hüften, Becken) oder psychologischen Traumen, die sich auf den Beckenboden ausgewirkt und zu einer Neuropathie des Schamnervs geführt haben.

Eine sichere Diagnose ist sehr schwierig, weshalb unbedingt ein Facharzt aufgesucht werden sollte, der das klinische Krankheitsbild genau rekonstruieren und geeignete Untersuchungsmethoden empfehlen kann.

Auch die Behandlung ist Sache eines Spezialisten. Da diese Beschwerden mit neuropathischen Schmerzen in Zusammenhang stehen, können sie mit Antikonvulsiva, Antidepressiva und Tramadol behandelt werden. Zur Behandlung der damit einhergehenden Angstzustände werden auch Opiate und Anxiolytika (Beruhigungsmittel) verabreicht, jedoch mit unterschiedlichem Erfolg. Wenn sich mit Arzneimitteln keine Linderung erzielen lässt, können der Schamnerv oder einige Nerven des sympathischen Nervensystems (der *Plexus hypogastricus*, ein Geflecht vegetativer Nerven zur Versorgung der Eingeweide des Beckens, oder die entsprechenden Ganglien) blockiert werden. Besonders wichtig ist jedoch die psychologische Unterstützung der Patientinnen, ebenso die physiotherapeutische Behandlung zur Entspannung des Beckenbodens, wodurch in vielen Fällen eine Linderung der Beschwerden erzielt werden kann.

Schulterschmerzen

Schmerzen in der Schulter sind oftmals auf eine Gelenksarthrose, eine Schleimbeutelentzündung oder eine beeinträchtigte Sehne in der oberen Schultermuskulatur zurückzuführen, die bei erhöhter Belastung sehr schnell reißen kann. Die Schmerzen werden irrtümlicherweise häufig mit dem Zervikalsyndrom verwechselt, da sie seitlich des Nackens entstehen.

Osteoporose

Zu Beginn entstehen durch Osteoporose keine Schmerzen, weshalb sie auch „die stille Krankheit" genannt wird. Dazu kommt es meist später in Zusammenhang mit dadurch erfolgten Knochenbrüchen und gestauchten Rückenwirbeln. Meistens sind von Osteoporose Frauen im Alter von 60–70 Jahren betroffen.

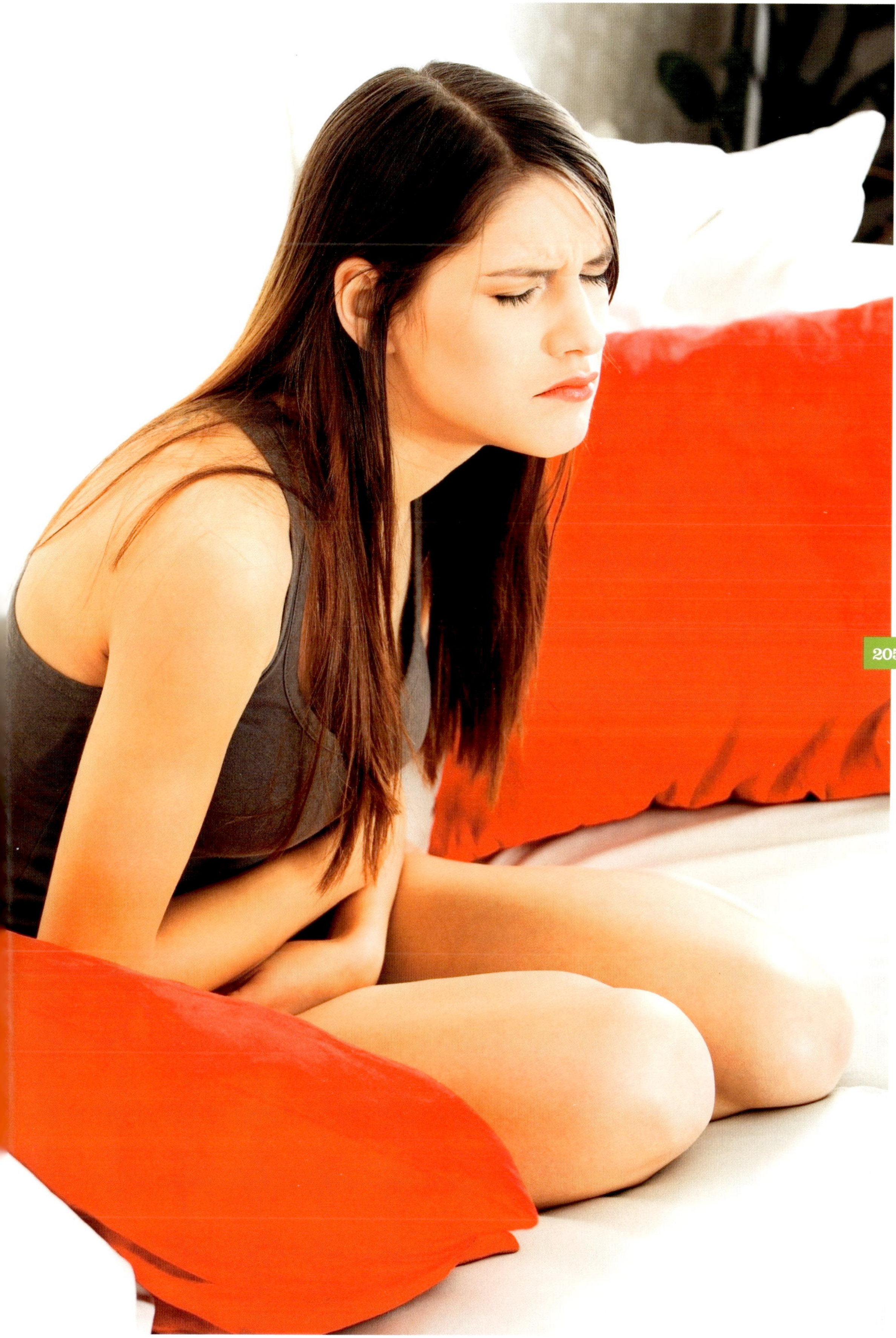

Bei Osteoporose kommt es oftmals erst nach Knochenbrüchen zu Schmerzen.

Die häufigste Ursache ist das Einstellen der Östrogenproduktion während der Wechseljahre, eine frühzeitige Sterilisation oder eine länger durchgeführte Kortikoidtherapie. Die Wirbel, die dabei in Mitleidenschaft gezogen werden und Beschwerden verursachen, sind in der Regel der 9., 10. und 11. Wirbel. Dadurch treten im Bereich der unteren Rippen Schmerzen auf, die in Abhängigkeit von den ausgeführten Bewegungen mehr oder weniger stark sein können und sich wesentlich verschlimmern, wenn mit beiden Händen schwer getragen wird.

Tennisarm

Die Schmerzen des sog. Tennisarms entstehen durch wiederholte kleine Gewebsverletzungen beim Sport (Tennis, Paddeln, Golf) und treten am äußeren Ellenbogen auf. Sie entstehen auch durch wiederholtes Tragen von schweren Lasten in bestimmten Körperpositionen: beim Anheben von Bettlägerigen oder Stützen von Körperbehinderten.

Der Tennisarm zählt zu den häufigsten Beschwerden der Arme und entsteht unter bestimmten Arbeitsbedingungen und sportlichen Aktivitäten, bei denen mit den Armen und Handgelenken stets dieselben Bewegungen ausgeführt werden. Dadurch werden im Gewebe rund um die seitlichen Gelenkhöcker entzündliche Prozesse ausgelöst, die auf die Muskeln des Ellenbogen- und des Handgelenks übergreifen. Es kommt zu Schmerzen und der Einbuße der normalen Funktionalität dieser Gelenke, was die Beweglichkeit im Alltag stark einschränken kann.

Phantomglieder

Auch in bereits amputierten Gliedmaßen können Scherzen auftreten. Der Grund dafür sind durch verkürzte Nervenstränge irrtümlich übermittelte Impulse des zentralen Nervensystems (im Rückenmark und der Großhirnrinde), die als Schmerzimpulse von nicht mehr vorhandenen Gliedmaßen verarbeitet werden. Durch traumatische Ereignisse oder einen chirurgischen Eingriff eingebüßte Gliedmaßen können eine ganze Reihe von Erscheinungen auslösen, die auf die Betroffenen erhebliche Auswirkungen haben können. Man unterteilt sie in drei Kategorien:

Phantomschmerzen

Sie treten im bereits amputierten Körperteil auf. Betroffen sind fast 90 % der Patienten, insbesondere in den ersten Monaten nach der Amputation.

Schmerzen in Phantomgliedern

Hierbei handelt es sich um neuropathische Beschwerden (Brennen, Kribbeln, ein elektrisierendes Gefühl) nach einer Amputation. Häufig hatten die

Betroffenen bereits Schmerzen vor der Amputation. Wenn sie chronisch werden, sind diese Beschwerden nur schwer unter Kontrolle zu bringen. Daher ist eine möglichst rasche Behandlung sehr wichtig.

Stumpfschmerzen

Schmerzen in einem Amputationsstumpf sind häufig auf eine Infektion, eine Lungenentzündung oder eine schlecht angepasste Prothese zurückzuführen.

Druckgeschädigte Nerven

Dadurch kommt es häufig zu vielfältigen Beschwerden. Oftmals ist die Ursache eine Operationsnarbe oder eine krankhafte Vermehrung von Bindegewebe, wodurch feine Nervenwurzeln zusammengedrückt werden und in andere Bereiche des Körpers ausstrahlen können. Das Karpaltunnel-Syndrom ist ein anschauliches Beispiel für druckgeschädigte Nerven.